Marcus Stück
Entspannungstraining mit Yogaelementen in der Schule

Kinder in Sondersituationen

Herausgegeben von der Pädagogischen Stiftung
Cassianeum in Donauwörth

Meinem Bruder Thomas Stück gewidmet

Marcus Stück

Entspannungstraining mit Yogaelementen in der Schule

Wie man Belastungen abbauen kann

Auer Verlag GmbH

1. Auflage. 1998
© by Auer Verlag GmbH, Donauwörth. 1998
Alle Rechte vorbehalten
Gesamtherstellung: Ludwig Auer GmbH, Donauwörth
ISBN 3-403-0**3092**-X

Inhalt

Danksagung

Mein Dank gilt in erster Linie Frau Prof. Dr. E. Witruk, die mir als meine Betreuerin und Doktormutter alle verfügbaren Mittel, fachlichen Ratschläge und die kreativen Freiräume zukommen ließ, damit diese Arbeit entstehen konnte. Auch Frank Marquardt, der mir in jeder Phase dieser Arbeit ein treuer und zuverlässiger Freund war sowie Eleonore Vetterlein gilt mein Dank. Die Abteilung Pädagogische Psychologie wurde durch die genannten Personen zu meinem Rückhalt und Zuhause, wo ich mich sehr wohl fühlte. Ein besonderer Dank gilt Herrn Prof. Dr. H. Schröder, der mir mit seinen reichen Erfahrungen zur Seite stand und vor allem in der Endphase dieser Arbeit, ein wichtiger Ratgeber und verständnisvoller Lehrer war. Die Betreuung bei methodischen Fragen durch Herrn Prof. Dr. H. J. Lander möchte ich ebenso würdigen, wie die Förderung und Unterstützung von Dr. K. Reschke, Dr. M. Röhr, Dr. D. Ebert, Dr. V. Mayer, Anette Grimm, Kerstin Bley und Klaus König. Mein Dank gilt Herrn Prof. Dr. K. Hecht und Dr. H. U. Balzer vom Institut für Streßforschung Berlin für die Zusammenarbeit und technische Hilfe in den letzten drei Jahren. Durch ihre betreuende Tätigkeit war es möglich, psychophysiologische Meßdaten zu erheben und auszuwerten. Auch die liebevolle und verständnisvolle Hilfe von Carmen Knorz und Birgit Schyns, die mir ihre „schnellen Computer" zur Verfügung stellten und die technische Betreuung von Carsten Zander und Wolfgang Löhrmann sowie die Fürsorge von Frau Band möchte ich an dieser Stelle hervorheben. Ein großer Dank geht an die Schulleiterin der 94. Mittelschule, Edda Röhner, an die Sekretärin Frau Meyer, an den Hausmeister dieser Schule Lutz Hülse sowie an die Lehrer und Schüler, die an dieser Untersuchung teilgenommen haben. Ohne ihre Aufgeschlossenheit und Mitarbeit wäre diese Arbeit nicht zustandegekommen. Weiteren, namentlich hier nicht erwähnten, Personen, die mir während der Zeit der Entstehung dieser Arbeit zur Seite standen, möchte ich ebenfalls Dank sagen. Im privaten Bereich möchte ich meinem Vater und meiner Mutter, meiner Freundin Maria Alejandra Villegas und Mama Olga aus Argentinien danken, die mit ihrer liebenden und motivierenden Art zur Beendigung dieser Arbeit beigetragen haben. Ein großer Dank gilt meinen Freunden Clivia Duben, Christian Wend, Anja Rödiger, Viro Schultz und Philipp Partrigde für ihre selbstlose Unterstützung vor allem in schweren Zeiten. Meiner Tochter Madlen möchte ich für ihr Verständnis danken, das sie besonders dann aufbrachte, als ihr Vater zu arbeiten hatte und nicht mir ihr zusammen sein konnte.

Vorwort

Auch im Jahr 1997 hat die Pädagogische Stiftung Cassianeum in Donauwörth einen Preis zum Thema „Kinder in Sondersituationen" ausgeschrieben. Herrn Diplompsychologen Marcus Stück wurde der Preis zuerkannt für die vorliegende Studie, die er als Dissertation am Institut für Pädagogische Psychologie der Universität Leipzig bei Frau Professor Dr. Evelin Witruk eingereicht hat.

Der Vorstand und die wissenschaftliche Jury der Pädagogischen Stiftung Cassianeum sind davon überzeugt, daß Marcus Stücks Untersuchung ganz dem Geist des Stiftungsgründers, dem bekannten Pädagogen und Verleger Ludwig Auer (1839–1914), entspricht, für *Probleme der Erziehung in Familie, Schule und Berufswelt ebenso wie bei der Selbsterziehung im Kulturleben insgesamt durch einen zeitgerecht lebendigen Austausch zwischen Wissenschaft und Praxis,* Denk- und Handlungsperspektiven aus christlichem Geist zu entwickeln und praktizierbare Lösungsvorschläge zu erproben.

Solche Probleme der Erziehung erleben wir heute vielfältig bei „Kindern in Sondersituationen". Dabei ist unübersehbar, daß die kindliche Entwicklung zunehmend *generellen* Belastungssituationen ausgesetzt ist. Erziehung in Familie und Schule ist deshalb generell zu unterstützen. Allerdings kann dies nur gelingen, wenn die Gesellschaft eine innere Lebenskultur ausbildet, also in ihren Grundüberzeugungen ein konsensfähiges Interesse am Wert des Humanum, an einem menschenwürdigen und ökologisch verträglichen Leben nicht nur postuliert, sondern nachhaltig und praktisch auch realisiert.

Zunehmend zerbrechen Familien, oft genug geschuldet dem Zeitgeist der Postmoderne, also der permanenten Mobilitätsanforderung, dem Mangel an Zeit, kurz der Erschwerung von Konzentration auf sich selbst und auf das Wesen des Lebens.

Hinzu kommt die zunehmende normative Beliebigkeit in der modernen Gesellschaft, die die Freiheit des Subjekts nicht mehr im Wechselspiel mit Bindungsfähigkeit thematisiert, sondern vom einzelnen Heranwachsenden mehr und mehr einen nur vorläufig „gebastelten" Lebenslauf erwartet und abverlangt. Erziehung wird immer öfter nur noch als „Bereitstellung von Gelegenheitsstrukturen, d.h. von Lernangeboten und Räumen" zur individuellen Auswahl definiert und ist heute in der Gefahr, sich an rasch wechselnde sogenannte moderne Leistungsstandards zu ketten und damit eine Verinselung des Subjekts zu befördern. Soziales und Kontemplativ-Konzentratives wird zunehmend thematisiert.

Wer also heute von „Kindern in Sondersituationen" spricht, muß die Irritationen und Gefährdungen der kindlichen Entwicklung in ihrer *generellen* Verbreitung bedenken und in der Erziehung wieder dem Menschen als *Personenwesen* entsprechende individuelle *und* soziale Verbindlichkeiten formulieren.

Diesbezüglich darf die Arbeit von Marcus Stück als treffendes, höchst innovatives Beispiel für Bemühungen um eine zeitgemäße Unterstützung von „Kindern in Sondersituationen" gelten. Er geht nämlich „in den Bereichen Leistung, Schule, per-

9

sönliche Entwicklung und Elternhaus" von den allgemein beobachtbaren steigenden Anforderungen an Kinder aus, die diese oft nicht mehr bewältigen können. Folgen sind häufig zwar individuell unterschiedlich ausgeprägte, aber stichwortartig allgemein bekannte Symptome wie steigende Aggressivität, Konzentrationsprobleme oder psychosomatische Störungen.

Schüler, Lehrer und Eltern sind gleichermaßen davon betroffen, daß zunehmend komplexer werdende Anforderungen in der modernen Gesellschaft und in den Unterrichtsinstitutionen auch das Schulleben insgesamt belasten. Marcus Stück entwickelt deshalb kindgemäße Übungseinheiten der indischen Methode des Yoga unter Integration bewährter Streßbewältigungsmethoden, deren hohe Wirkung und Akzeptanz bei Schülern mittels psychologischer und psychophysiologischer Meßverfahren wissenschaftlich abgesichert nachgewiesen werden.

Zweifellos hat der Verfasser mit seiner methodisch versierten und kreativ gestalteten, logisch schlüssig aufgebauten Arbeit eine höchst aktuelle Fragestellung für die Schulkultur in Haupt- und Mittelschulen aufgeschlüsselt und ein praktikables Lösungsmodell entwickelt. Unbestreitbar ist der Erkenntnisgewinn dieser Arbeit für die Forschung ebenso bedeutsam wie für die Praxis: Es wird nicht nur ein neues Verstehensmodell des kindlichen Schulstresses erarbeitet, sondern gleichzeitig auch ein innovatives und eben auch durch Lehrkräfte in der Schule effektiv und effizient anwendbares Handlungsmodell zur Stabilisierung der Persönlichkeit von Heranwachsenden vorgestellt, fernab jeder esoterischen Engführung.

Das im Rahmen der Preisverleihung vom Autor persönlich durchgeführte Praxisseminar erfuhr bei allen teilnehmenden Lehrerinnen und Lehrern, aber auch in der Presse einen überraschend großen Zuspruch. Eine praxisbezogene Handreichung von Marcus Stück zum Einsatz der Übungen in den Schulen soll deshalb bald im gleichen Verlag erscheinen und den Praktikern an die Hand gegeben werden.

Selbsttätigkeit gilt zu Recht als ein elementares Prinzip aller Erziehungs- und Bildungsprozesse. Kinder sind zu solchem Handeln gerne bereit, wenn wir Erwachsenen ihnen auf sie zugeschnittene Hilfen anbieten. Mit „pädagogischem Takt" für die Kinder und die sie begleitenden Lehrer in Schulen vermittelt Marcus Stück mit seiner wissenschaftlich abgesicherten Studie den Heranwachsenden und den Erziehenden Mut und gangbare Wege zum gemeinsamen Wagnis verantwortlicher Selbsttätigkeit gerade in der modernen Gesellschaft.

Hans-Ludwig Schmidt

1 Einleitung

Eine wichtige Anregung für dieses Dissertationsprojekt erhielt ich auf einer Weiterbildungsveranstaltung, in der ein engagierter Leipziger Schulpsychologe eindrucksvoll über die Belastungen von Schülern sechster Klassen berichtete. Ursache waren seiner Meinung nach sowohl schulische, familiäre, in der Freizeit auftretende, als auch mit der Pubertät im Zusammenhang stehende Faktoren. Diese Problematisierung wurde von mir zum Anlaß genommen, um mich in die einschlägige wissenschaftliche Literatur einzuarbeiten. In dieser spiegelt sich eine deutliche Diskrepanz wider zwischen Anforderungen an Schüler, die zudem weiter ansteigen, und Möglichkeiten der Schüler, diesen Anforderungen gerecht werden zu können.

1.1 Problemstellung

Bei der Bewältigung des Alltags sind Schüler mit einer Vielzahl von Anforderungen konfrontiert, die sich vor allem in folgenden Bereichen ergeben:

- Leistung (z. B. Leistungsdruck durch beginnenden Wettbewerb um Lehrstellen und Bildungszertifikate, Klassenarbeiten bzw. Leistungskontrollen)
- Institution Schule (z. B. zu große Klassenstärken in beengten Klassenzimmern, infolge der großen Schülerzahl sind keine differenzierten Leistungsanforderungen möglich)
- Persönliche Entwicklung (z. B. beginnende Pubertät, Identitätsprobleme)
- Soziale Entwicklung (Gruppenkonflikte, Auseinandersetzung mit Gleichaltrigen)
- Elternhaus (z. B. Konflikte mit Eltern u. a. durch Kontrolle und Leistungserwartungen, Beschäftigungssituation der Eltern, Konflikte mit Geschwistern [u. a. Engel & Hurrelmann, 1989])

Die Bewältigung der Anforderungen gelingt in den einzelnen Bereichen unterschiedlich und ist von Schüler zu Schüler verschieden. Werden die Anforderungen nicht bewältigt, so führt das zu vielfältigen Problemen und Konsequenzen. In der Literatur werden dazu u. a. folgende Befunde mitgeteilt:
Reißig und Petermann (1996) stellten eine Rangfolge der von Schülern in den sechsten Klassen in Leipziger Mittelschulen erlebten psychosozialen Belastungen auf. Relevante Problembereiche waren Schulstreß (62,7%), schlechte Zensuren (35,2%), Streit im Elternhaus (28%), seelische Belastungen (27,1%), Geldsorgen (25,3%), Ärger mit Lehrern (14,1%) sowie Suizidabsichten (3,4%). Ähnliche Ergebnisse wurden von Roßbach (1995) im Rahmen einer Untersuchung an einer Mittelschule in Chemnitz (6. bis 9. Klasse) ermittelt. Auch hier gehörte Schulstreß (57,6%) neben Problemen mit den Zensuren (45,8%) zu den am häufigsten genannten Belastungen.

In Anforderungssituationen in der Schule treten Prüfungs- und Leistungsängste auf. Besser (1/94, persönl. Mitteilung) stellte im Rahmen einer Untersuchung an einer Leipziger Mittelschule bei Prüfungsangst eine Auftretenshäufigkeit von 40% fest. Diese Angaben bestätigen sich ebenfalls in der vorliegenden Untersuchung. Dorsch (1994) betont, daß bei etwa 20% der Schüler Leistungsbeeinträchtigungen infolge von Angst anzunehmen sind. Bei Nichtbewältigung von Anforderungen können sich neben Ängsten weitere negative Emotionen einstellen. Engel und Hurrelmann (1989) untersuchten typische, die Belastungsverarbeitung begleitende Emotionen auf ihre prozentuale Auftretenshäufigkeit hin. Am häufigsten traten dabei Wut (26,1%), Ärger (20,5%), Erschöpfung (18,2%), depressive Verstimmungen bzw. Traurigkeit (17,8%), Gefühle der Überforderung (12,3%), der Angespanntheit (9,3%) und der Unzufriedenheit (7,8%) auf. Aber auch Nervosität/Unruhe (18,3%), Konzentrationsschwierigkeiten (9,6%), Schlaflosigkeit (9,5%), Alpträume (5,2%) sowie körperliche Symptome wurden als Folgen einer nicht gelingenden Bewältigung ermittelt. Zu den körperlichen Symptomen zählten u. a. Kopfschmerzen (23,4%), Magenbeschwerden (10,2%), Händezittern (8,4%) und Übelkeit (8,1%). Diese Befunde weisen auf die Notwendigkeit hin, Schülern gezielt Hilfen anzubieten. Denkbare Einflußmöglichkeiten können dabei prinzipiell an zwei Punkten ansetzen:

1. Veränderung der Bedingungen auf der Anforderungsseite (z. B. Schule, Elternhaus)
2. Befähigung der Schüler:
   a) externen Anforderungen durch kindgemäße Lösungsmethoden gerecht zu werden. Kinder können darin unterwiesen werden, wie man äußere Anforderungen (Problemlagen im Leistungs-, sozialen und organisatorischen Bereich) effizient bewältigt.
   b) internen Regulationsausgleich und damit weitgehende Persönlichkeitsstabilität als Voraussetzung erfolgreichen externalen Agierens zu erreichen. Das betrifft Emotionen, Selbstreflexionen, Aktivation, allgemeine Befindlichkeit, Muskelverspannungen. Dafür geeignete Methoden sind z. B. Entspannungsverfahren, wie Autogenes Training und Progressive Muskelrelaxation.

Herkömmliche, in der Erwachsenen-Psychotherapie entwickelte und bewährte Entspannungsverfahren erweisen sich für die mittlere Altersstufe als zu abstrakt und auch wenig attraktiv. Schüler in diesem Alter bevorzugen anschauliche, erlebnisorientierte und mit Bewegung verbundene Methoden. Hier gibt es bisher keine geprüften Verfahren, die im Rahmen der Schule nutzbar wären. Von daher könnte die aus Indien stammende Methode des Yoga einen prüfenswerten Ansatz darstellen, die auch dem körperlichen Bewegungsbedürfnis und den entwicklungsspezifischen Besonderheiten der Schüler entgegenkommt. Weitere Vorzüge des Yoga liegen u. a. in der „exotischen" Attraktivität, Anschaulichkeit, Handlungsbezogenheit und der Übertragbarkeit auf Situationen des Alltags. Wie Untersuchungen im Erwachsenenbereich zeigen, eignet sich Yoga zur Bewältigung des Belastungserlebens und negativer Beanspruchungsfolgen. Vergleichbare wissenschaftliche Studien im Kinderbereich fehlen bis heute. Auch übungsmethodische Hinweise zur praktischen Umsetzung des Yoga in der Arbeit mit Kindern sind in der Literatur kaum zu finden. Es empfiehlt sich deshalb, diese Methode für Kinder aufzubereiten und ihre Wirkungen wissenschaftlich zu untersuchen.

1.2 Ziel- und Aufgabenstellung

Zur theoretischen Verankerung dieses Projekts werden einführend theoretische Grundlagen zum Belastungs-Beanspruchungskonzept und relevante Aspekte der Beanspruchungsfolge „Streß" dargestellt. Darauf aufbauend werden Beanspruchungsfolgen im Schulkontext und Möglichkeiten ihrer Bewältigung erläutert. Dabei sollen besonders die kurz- und langfristigen Wirkungen von Entspannungsmethoden betont werden. Ausgehend von den Kritikpunkten an den existierenden Entspannungsverfahren für Kinder wird Yoga als geeignete Alternative vorgeschlagen. Es werden konzeptionelle Grundlagen des Yoga, psychologische und physiologische Wirkungen, Indikationen und Kontraindikationen und der gegenwärtige Forschungsstand zum Yoga mit Kindern sowie die Besonderheiten in der Arbeit mit Kindern dargestellt. Unter Einbeziehung des Wissensstandes zum Kinder-Yoga sowie eigener praktischer Erfahrungen, die u. a. in verschiedenen Yoga-Institutionen in Indien und im Rahmen einer Yogalehrerausbildung gesammelt wurden, soll ein strukturiertes Yogaprogramm als Kursangebot entwickelt und an Schülern der sechsten Klasse erprobt werden. Neben den Körper- und Atemübungen des Yoga sollen dabei weitere interventive Methoden (Phantasiereisen, Selbstinstruktion, konzentrative Übungen u. a. m.) verwendet werden. Dieses, auch als Entspannungstraining mit Yogaelementen bezeichnete Programm, soll mit psychologischen und psychophysiologischen Meßmethoden evaluiert werden. Dabei sollen die Wirkungen des Trainingsprogramms und die Möglichkeiten von Yoga als Regulationsmethode und Bewältigungshilfe für Belastungen und Streß geprüft werden. Außerdem hoffen wir, von der praktischen Umsetzung des Trainings her, wichtige Hinweise zur Übungsmethodik des Yoga mit Kindern zu erhalten.

2 Belastung, Beanspruchung und Beanspruchungsfolgen

2.1 Belastung und Beanspruchung

Belastungen sind Anforderungen bzw. Einflüsse, die von außen auf den Menschen einwirken und mit denen sich ein Individuum auseinandersetzen muß, um

- das Gleichgewicht zur Umwelt bzw. der Körperfunktionen zu erhalten (Homöostase),
- ein Ziel zu erreichen,
- Bedürfnisse bzw. Motive zu befriedigen.

Die subjektiven Auswirkungen einer von außen einwirkenden Belastung auf den Menschen werden als *Beanspruchungen* bezeichnet. Das bezieht sich sowohl auf psychische als auch auf physiologische Auswirkungen. Dabei handelt es sich jedoch nicht um ein einfaches Reiz-Reaktions-Verhältnis. Die Beziehung zwischen Belastung und Beanspruchung wird vielmehr durch Vermittlungs- und Rückkopplungsprozesse auf der psychophysiologischen Ebene beeinflußt. Das Beanspruchungserleben hängt dabei vor allem von den *individuellen Voraussetzungen* ab, die die Art und Weise der Auseinandersetzung mit der Umwelt bestimmen. Zu den individuellen Voraussetzungen gehören habituelle und situative Personenmerkmale (s. Tab. 2.1):

Habituelle Merkmale	Situative Merkmale
– anatomisch-physiologische Voraussetzungen, Persönlichkeitseigenschaften – Bedürfnis- und Motivstruktur – Bewältigungsressourcen – Trainings- und Anpassungszustand des Organismus wie z. B. individuelle Reaktionsweisen einzelner Organe und Organsysteme, Erfahrungen, Fähigkeiten, Fertigkeiten in Relation zur Anforderung	– aktueller Funktionszustand und Aktivitätsniveau des Organismus – situativ wirksame Einstellungen – Erfahrungen – Motivationen

Tabelle 2.1: Überblick zu individuellen Voraussetzungen (Scheuch & Schröder, 1990)

Aus der Wechselwirkung zwischen der aktuellen Belastung und den vorliegenden individuellen Voraussetzungen ergibt sich die Beanspruchung, die als psychophysische Beanspruchungsreaktion sichtbar wird. *Beanspruchungsreaktionen* sind ein Teil des komplexen Bewältigungsverhaltens des Individuums. Wenn die Beanspruchungsreaktionen über längere Zeit außerhalb des psychophysischen Homöostasebereiches auftreten, kommt es zu Beanspruchungsfolgen.

2.2 Beanspruchungsfolgen

Das Ergebnis von Bewältigungsversuchen sind *Beanspruchungsfolgen,* die sich als belastungsbedingte morphologische und funktionelle Veränderungen von längerer Dauer manifestieren. Dabei wird zwischen positiven und negativen Beanspruchungsfolgen unterschieden:

Positive Beanspruchungsfolgen sind die Erhöhung der Anpassungsfähigkeit im Sinne einer verbesserten Handlungskompetenz und psychoemotionalen Stabilität sowie die Weiterentwicklung der Persönlichkeit des Individuums.

Negative Beanspruchungsfolgen resultieren aus einer unangemessenen Bewältigung von Anforderungen bzw. Belastungen des inneren und äußeren Milieus. Es wird dabei zwischen den Beanspruchungfolgen Ermüdung (durch Überforderung), Monotonie (durch Unterforderung), Streß (durch Bedrohung; Individuum-Umwelt-Diskrepanz) und psychischer Sättigung (durch Frustration) unterschieden. Der noch zu definierende chronische Streß und die Übermüdung führen zunächst zu Erschöpfungszuständen und schließlich zu psychischen und körperlichen Symptomen.

2.2.1 Beanspruchungfolge Streß

Seine Bekanntheit verdankt der Streßbegriff H. Selye (1946, 1976), der das allgemeine Adaptationssyndrom als biologisch orientierte Erklärungsgrundlage für Streß beschrieb. Darauf aufbauend wurden eine Vielzahl weiterer Untersuchungen durchgeführt, die neben der physiologischen Komponente verstärkt den sozialen (u. a. Levi & Anderson, 1975) und den persönlichkeitspsychologisch-transaktionalen Aspekt (u. a. Lazarus, 1974; Friedman & Rosenman, 1975; Schröder, 1996) in den Blickpunkt rückten und vertieften. Im Rahmen dieser Arbeit sollen als Verständnisgrundlage folgende Streßaspekte betrachtet werden:

– Zum einen wird der von Schröder (1996) im Rahmen transaktionaler, konzeptioneller Vorstellungen beschriebene *Vermittlungscharakter von Streß zwischen Krankheit und Gesundheit* dargestellt. Dadurch sollen die Wirkungsrichtung von Streß und die Notwendigkeit interventiver Maßnahmen verdeutlicht werden.

– Zum anderen werden *psychophysiologisch-regulatorische Aspekte des Streßprozesses* (Hecht & Balzer, 1996) vorgestellt, die am Institut für Streßforschung Berlin untersucht werden. Diese Darstellung dient auch als Verständnisgrundlage für die im Training verwendeten Meßmethoden zur Erfassung von Regulationsänderungen der elektrodermalen Aktivität (EDA), die als Indikator für Streß- und Entspannungszustände fungierte.

2.2.1.1 *Vermittlungscharakter von Streß zwischen Gesundheit und Krankheit*

Schröder (1996) definiert Streß als eine zweckmäßige Zusatzregulation bzw. Alarmreaktion, die in kritischen Belastungssituationen eintritt, wenn Grundbedürfnisse auf physischer und psychischer Ebene bedroht sind und damit existentielle Konsequenzen möglich werden. Auf psychischer Ebene handelt es sich dabei um folgende Bedürfnisse:

- Umweltkontrolle (drohender Kontrollverlust, d. h. Einschätzung des Individuums, bestimmte Situationen nicht kontrollieren zu können)
- Selbstkontrolle (sich selbst nicht unter Kontrolle zu haben)
- Selbstentwicklung (sich selbst nicht entwickeln zu können)
- soziale Integration (nur auf sich selbst gestellt zu sein und keine Hilfe erwarten zu können, Erleben drohender Abkopplung bzw. Isolation).

Diese Definition basiert auf transaktionalen Vorstellungen, d. h. nicht nur bestimmte Situationen oder Ereignisse (Stressoren) lösen Streß und damit Veränderungen im psychophysischen System aus, sondern der Mensch setzt sich aktiv und bewertend mit den Belastungen auseinander. Die Person-Umwelt-Beziehung wird durch sein Handeln und die entsprechende Rückmeldung fortlaufend und dynamisch verändert.

Hinsichtlich der Qualität und Quantität von Streß als Zusatzregulation wird zwischen akutem und chronischem Streß unterschieden. Im Rahmen transaktionaler Vorstellungen beschreibt Schröder (1996) den Vermittlungscharakter von akutem und chronischem Streß zwischen Gesundheit und Krankheit und erläutert die dabei wirkenden pathogenen Transformationsglieder. Die beiden Pole „gesund" und „krank" werden dabei wie folgt definiert (s. Tab. 2.2):

Gesundheit	Krankheit
Gesundheit kann als ein transaktionaler Zustand (Balance) zwischen dem Individuum, seinem autonomen Potential zur Selbstorganisation und Selbsterneuerung und seiner sozial-ökonomischen Umwelt angenommen werden (Schröder, 1988).	KH ist Ausdruck einer gestörten Wechselbeziehung zwischen Organismus und Umwelt. KH kann an verschiedenen Prozeßqualitäten ansetzen, strahlt dann aber aus und bezieht die gesamte Lebenstätigkeit ein (somatische, psychische und soziale Ebene). Durch Spezifizierungsangaben werden Krankheiten terminologisch gekennzeichnet (Schröder & Schröder, 1986).

Tabelle 2.2: Definitionen zu Gesundheit und Krankheit (KH)

Der Destabilisierungsprozeß von Gesundheit hin zur Krankheit verläuft unter Belastungsdruck über vier Stufen (s. Abb. 2.1, S. 17):

Stufe I

Diese Stufe enthält Formen verhaltensmäßiger Routineregulation, d. h. Alltagsanforderungen können mit Handlungsroutinen bzw. den üblichen Aktivitätsprogrammen automatisch bewältigt werden. Bei Widersprüchen bzgl. der Adaption des Gesamtsystems „Mensch" an die sich ständig ändernden System-Umgebungen werden die regulativen Operationen (emotionsbasierte Regulation, kognitionsgesteuerte Handlungen) unter zentraler Kontrolle willkürlich ausgeführt.

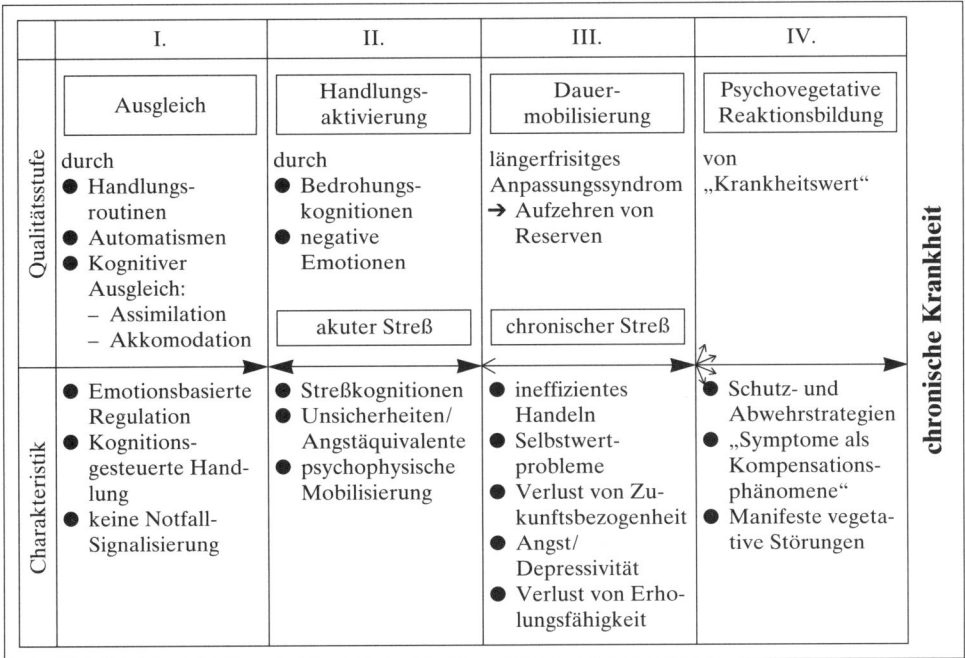

	I.	II.	III.	IV.	
Qualitätsstufe	Ausgleich	Handlungs-aktivierung	Dauer-mobilisierung	Psychovegetative Reaktionsbildung	**chronische Krankheit**
	durch ● Handlungs-routinen ● Automatismen ● Kognitiver Ausgleich: – Assimilation – Akkomodation	durch ● Bedrohungs-kognitionen ● negative Emotionen akuter Streß	längerfrisitges Anpassungssyndrom → Aufzehren von Reserven chronischer Streß	von „Krankheitswert"	
Charakteristik	● Emotionsbasierte Regulation ● Kognitions-gesteuerte Handlung ● keine Notfall-Signalisierung	● Streßkognitionen ● Unsicherheiten/Angstäquivalente ● psychophysische Mobilisierung	● ineffizientes Handeln ● Selbstwert-probleme ● Verlust von Zu-kunftsbezogenheit ● Angst/Depressivität ● Verlust von Erho-lungsfähigkeit	● Schutz- und Abwehrstrategien ● „Symptome als Kompensations-phänomene" ● Manifeste vegeta-tive Störungen	

Abb. 2.1: Stufen der Zusatzregulation und Destabilisierung unter Belastungsdruck (Schröder, 1996).

Stufe II

Wenn die Umwelt-Person-Diskrepanz nicht bewältigt werden kann und Bela-stungs- bzw. Bewältigungsbewertungen zur Identifizierung einer Bedrohungssitua-tion führen, steht das Gesamtsystem „Mensch" unter dem Druck einer zu leisten-den selbstgesteuerten und -organisierten Anpassung an die veränderten Außenbe-dingungen. Es wird ein Notfall-Programm eingeschaltet, und es kommt zur Hand-lungsaktivierung. So ergibt sich die *akute Streßreaktion* (s. Tafel 2.1, S. 18) als zweck-mäßige psychoenergetische Bereitstellungsreaktion, wodurch eine wichtige Lö-sungsvoraussetzung für die zugespitzte Lebenslage geschaffen wird. Im Rahmen der akuten Streßreaktion kommt es, gesteuert durch den Hypothalamus und das limbische System und vorwiegend vermittelt über die streßbeeinflußten Hormone (vor allem der Katecholamine: Adrenalin und Noradrenalin), zu einer Verschiebung des vegetativen Tonus zugunsten der Erregung des sympathischen Nervensystems (*Sympathikotonus, ergotroper Zustand*).

Es zeigt sich, daß die akute Streßreaktion in bestimmten Situationen sinnvoll und zweckmäßig ist, da der Organismus dadurch in einen optimalen psychophysischen Zustand versetzt wird, um die gestörte Homöostase zwischen Individuum und Umweltanforderungen wiederherzustellen. Wiederholt eintretende akute Streßzu-stände, die im Sinne einer Herausforderung definiert und zusätzlich noch mit posi-tiven Gefühlen gemeistert werden, tragen zur Fähigkeitsentwicklung, Erfahrungs-

Physiologische Abläufe während einer akuten Streßreaktion
(Linneweh & Haeberlin, 1993)

Tafel 2.1

Alarmsignale werden vom Auge, Ohr oder Tastsinn an das Zwischenhirn gemeldet. Über Nervenleitungen wird die Nebenniere angeregt, in erhöhtem Maße die Hormone *Adrenalin* und *Noradrenalin* auszuschütten. Sie gelangen in den Blutkreislauf und beschleunigen den Herzschlag, der Blutdruck steigt, der Blutgerinnungsfaktor wird erhöht und eine vermehrte Anzahl roter Blutkörperchen vergrößert das Sauerstoffangebot des Blutes. Es kommt zu einer verbesserten Durchblutung leistungsbezogener Organe (z. B. Muskulatur) und zu einer Erhöhung der Atemfrequenz. Die Zucker- und Fettreserven des Körpers werden mobilisiert und zusätzlich den Muskeln zugeführt.

---

bildung und Selbstaufwertung bei. Schröder (persönl. Mitteilung, 11/96) betont in diesem Zusammenhang, daß die Bewältigung von akuten Streßzuständen (z. B. mit Entspannungsmethoden) präventive Wirkungen hat. Die Beanspruchungsreaktion Streß zieht somit in diesem Stadium keine negativen Beanspruchungsfolgen nach sich, sondern hat positive Folgen. Dauert der akute Streßzustand über eine längere Zeit an, d. h. gelingt es nicht, die Belastungssituation in angemessener Zeit und mit vertretbarem Aufwand zu bewältigen, ergibt sich eine ungelöste, bedürfnisbedrohende Dauersituation. Es erfolgt der Übergang zu Stufe III.

Stufe III

Die normalerweise vorliegende vegetative Balance und das Gleichgewicht zwischen den Umweltanforderungen und der Person sind in dieser Stufe länger anhaltend gestört. Es kommt zu einer Dauermobilisierung der psychophysischen Reserven (zur Lösung der Problemlage), die als *chronischer Streß* bezeichnet wird. Der Versuch, die Mensch-Umwelt-Diskrepanz zu lösen, kann bei Nichtbewältigung von folgenden Phänomenen begleitet sein: verschlechtertes Selbstwerterleben, Perspektivverlust, Angst, Depressionen, Irritation der Handlungsorganisation, Zuspitzung der ungelösten Situation, Aufbrauchen der Reserven und Verlust der Erholungsfähigkeit. In dieser Stufe bauen sich bereits psychosomatische Störungen als eine pathologische Vorstufe auf. Schröder (1996) bezeichnet sie als „Makrostrategien der Widerspruchslösungen". Weitere typische Merkmale für chronischen Streß sind in Tafel 2.2, S. 19, dargestellt.

Die Flexibilität und die Anpassungsfähigkeit sind beim chronischen Streß eingeschränkt, so daß sich die Person bei ausbleibenden interventiven Maßnahmen unweigerlich auf die Stufe IV zubewegt.

Psychologische und physiologische Merkmale bei chronischem Streß
(Scheuch & Schröder, 1990)

Tafel 2.2

- Als *somatische Charakteristika* können Störungen der Homöostase der unspezifischen Regulationssysteme des Organismus (z. B. vegetatives, hormonelles System bzw. Sympathikus/Parasympathikus, katoxische/syntoxische Hormone) auftreten.
- Das *Erleben* ist charakterisiert durch das Gefühl der mangelnden Beeinflußbarkeit und Durchschaubarkeit der Situation, des Ausgeliefertseins und der fehlenden Kontrolle über die Anforderung. Es treten Gefühle von Angst, Gehetztsein, Depression, Hilflosigkeit auf. Hinsichtlich der *Befindlichkeit* sind Beeinträchtigungen in Form psychovegetativer Störungen (Herz-Kreislauf-System, Verdauungssystem, Motorik) zu beobachten.
- Im *Verhalten* zeigen sich Störungen in der motorischen Koordination, der Mimik, in sozialen Beziehungen sowie in der Zunahme gesundheitsschädigender Verhaltensweisen.
- Bezüglich der *Handlungsfähigkeit* sind eine verminderte Effektivität des Handelns, geringere Quantität und Qualität einer Leistung bis hin zur Handlungsdestruktion zu verzeichnen.

Stufe IV

Auf dieser Stufe erfolgt eine *psychovegetative Reaktionsbildung* in Form von psychischen und/oder organisch manifestierten Störungen. Diese Stufe umfaßt u. a. psychopathologische Reaktionen (Depressionen, Phobien, psychotische Entwicklungen) sowie psychosomatische Krankheiten.

Schröder (1996) ermittelte spezifische persönlichkeitspsychologische und psychophysische Wirkkomponenten, die die pathogenetische Funktion von Streß ausmachen.

Pathogenetische Transformationsglieder zwischen Krankheit und Gesundheit

Pathogene Wirkungen infolge chronischer Streßzustände sind u. a. von der *subjektiven Interpretation der Belastungssituation* abhängig. Dabei lassen sich folgende Interpretationsqualitäten unterscheiden:

- Günstig erweist sich die Einschätzung der Situation als Herausforderung.
- Weniger günstig für Langzeitbelastungen, aber bei Kurzzeitbelastungen noch vertretbar, sind Einstellungen der gedanklichen Abwehr bzw. Ignoranz.
- Ungünstig ist die feindliche Abwehr des Beanspruchungserlebens mit starken negativen Gefühlen.

– Sehr schlecht sind Zustände erlebter Hilflosigkeit (Erleben des situativen Kontrollverlustes, d. h. es besteht kein Zusammenhang zwischen der Handlung und dem Ergebnis) und Hoffnungslosigkeit (es wird perspektivisch nicht besser, meine Handlung macht es nur schlimmer).

Folgende streßrelevante pathogenetische Transformationsglieder stellen *Risikofaktoren* für Beeinträchtigungen der psychischen und körperlichen Gesundheit dar:

– *emotionale pathogenetische Transformationsglieder:*
  Negative Gefühlszustände wie Depressivität, Angst/Furcht, Ärger sowie ein wiederholtes Wechseln zwischen handlungsaktivem Aufbäumen und deprimiertem Resignieren (Sisyphussyndrom).

– *pathogene psychophysische Transformationsglieder:*
  a) psychophysische Hyperaktivität in Streßsituationen mit Einschränkungen der autonomen, endokrinen und immunologischen Reaktion sowie fehlende bzw. verzögerte Erholungsphasen
  b) erhöhte Vulnerabilität der durch Streß beeinträchtigten und belasteten endokrinen, immunbiologischen und physiologischen Regulationssysteme und damit geringere Widerstandsfähigkeit gegenüber Infektionen.
  c) Labilisierung von zwischenzeitlich erreichten stabilen Phasen bei bereits bestehenden Störungen; Reaktualisierung von schon überwundenen Störungen aus der Vergangenheit.

Die unter Punkt (b) festgestellte streßbedingte Vulnerabilitätserhöhung physiologischer Regulationssysteme wird im folgenden Kapitel vertiefend betrachtet, wenn es um die von Hecht und Balzer (1996) untersuchte Änderung der psychophysiologischen Regulation der elektrodermalen Aktivität (EDA) bei Streß- und Entspannungszuständen geht.

2.2.1.2 Psychophysiologisch-regulatorischer Aspekt von Streß

Als Konsequenz dessen, daß soziale, physikalische und chemische Belastungen Regulationsveränderungen im psychophysiologischen System hervorrufen, definieren Hecht und Balzer Streß im Kontext der psychophysiologischen Regulation (s. Tafel 2.3, S. 21).

Um diese Streßauffassung einordnen zu können, folgen einige Ausführungen zu den **Grundlagen der psychophysiologischen Regulation:**
Diese Streßdefinition betont die psychophysiologische Regulation des Menschen in der Auseinandersetzung mit den Umwelteinflüssen. Darunter wird die Fähigkeit eines Individuums verstanden, die für die Existenz erforderlichen physiologischen Kennwerte gegenüber Einwirkungen von Stressoren oder bei Störungen aus dem inneren und äußeren Milieu aufrechtzuerhalten bzw. wieder herzustellen. Bei Abweichungen von diesen Kennwerten werden durch Regelkreise Aktivitäten ausgelöst, die geeignet sind, das Gleichgewicht zwischen innerem Milieu und Umwelt wiederherzustellen bzw. die Adaptation an die sich verändernden Bedingungen

Streß-Definition im psychophysiologisch-regulatorischen Kontext
(Balzer & Hecht, 1996, S. 1)

Tafel 2.3

Streß ist eine „zeitweilige oder permanente Veränderung der individuellen psychophysiologischen Homöostase, wobei molekulare, zelluläre, organsystemische und ganzheitliche Regulationsebenen einbezogen werden können. Für die Störung der Homöostase sind streßauslösende Stimuli (Stressoren) des exogenen und endogenen Milieus verantwortlich. Zeitweilige Abweichungen von der psychophysiologischen Homöostase dienen der Adaptation und werden als Eustreß bezeichnet. Permanente Abweichungen können zur Krankheit führen und repräsentieren die gestörte psychophysiologische Regulation (Distreß)“.

---

zu sichern. Die beschriebene Regulation wird vom zentralen Nervensystem gesteuert.

Hecht und Balzer (1996) sind der Auffassung, daß alle Regulations- bzw. Homöostasevorgänge der physischen und psychischen Funktionssysteme eines Individuums mit der Umwelt in den periodischen Änderungen bzw. Rhythmen (Periodenlängen) dieser Systeme sichtbar sind. Wenn man diese Periodencharakteristiken auswertet, wird es möglich, Streß- und Entspannungszustände zu diagnostizieren. Die Perioden der Körpersysteme (u. a. analysierbar bei Hirnströmen, elektrodermale Aktivität, Herz-Kreislauf- u. a. vegetativen Funktionen, endokrinen Drüsen) reichen von 10^{-6} bis 10^8 Sekunden. Hecht und Balzer entwickelten eine computergestützte, sog. *biorhythmometrische Analyseprozedur*[1], mit deren Hilfe u. a. die Perioden der elektrodermalen Aktivität (EDA), die ein „Korrelat für geistig-emotionale Prozesse“ (Boucsin, 1988) darstellen, auf ihre Periodenlängen *(Regulationsniveau)* und auf ihre *Regulationsstabilität* hin analysiert werden können (s. Kap. 6.5.2.5). Im Rahmen der vorliegenden Arbeit wird sich besonders auf die Analyse der Perioden der EDA beschränkt, die auf einem Kontinuum zwischen 20 Sekunden bis 130 Sekunden Periodenlängen liegen (es können aber auch größere Zeitbereiche auf ihre Periodik hin untersucht werden). Dieser gewählte Zeitbereich ist deshalb für die Untersuchung von Entspannungs- und Streßzuständen interessant, da er mit der Anstiegszeit des Streßhormons Adrenalin (60 Sekunden) korreliert und somit sehr sensibel auf Veränderungen reagiert. Hecht und Balzer (1996) unterscheiden auf dieser Grundlage kurze und lange Perioden:

- kurze Perioden weisen Periodenlängen zwischen 20 und 60 Sekunden auf,
- lange Perioden weisen Periodenlängen zwischen 70 und 130 Sekunden auf.

---

1 Dabei wurde die Änderung der dominanten Periodenlänge über einen bestimmten Zeitabschnitt analysiert und eine Häufigkeitsverteilung aller in diesem Zeitintervall auftretenden dominanten Perioden errechnet. Nähere Erläuterungen s. Kapitel 6.5.2.5.

Die kurzen Perioden zeigen Erregungs- und die langen Perioden Entspannungszustände an. Kurze und lange Perioden können dabei über eine bestimmte Zeit
dominant auftreten. In diesem Fall spricht man von einer stabilen Regulation der
Perioden.

Die Gesetzmäßigkeiten bezüglich der Abhängigkeit der Periodenlängen biologischer Systeme vom aktuellen Zustand des Individuums sind bei den EEG-Perioden seit langem bekannt. In der Auswertung von EEG-Perioden (visuell oder mit
Frequenzspektralanalysen) treten lange Perioden (Theta-Delta-Alpha-Wellen:
1–12 Hz) vor allem in Phasen der Ruhe auf (Schlaf, Entspannung, Meditation),
während bei Erregung und Aktivierung kürzere Perioden (Beta-Gamma-Wellen
12–80 Hz) vorherrschen.

Hecht und Balzer (1996) werteten mit ihrer biorhythmometrischen Analyse Meß-
daten verschiedener klinischer Untersuchungen aus und fanden dabei Gesetz-
mäßigkeiten bzgl. der *Änderung der dominanten Periodenlängen über die Zeit* in
Abhängigkeit vom Zustand bzw. der Beanspruchung der untersuchten Personen.
Es ergaben sich zehn verschiedene psychobiologische Regulationszustände bzw.
Periodenverteilungen (Periodenverteilungs-Bilder 0–9, s. Anhang).

Einige ausgewählte Periodenverteilungen, die für diese Arbeit von Bedeutung sind,
werden in Tafel 2.4 vorgestellt und beschrieben. Bei der Darstellung der einzelnen
Regulationszustände wird auf die entsprechende Beanspruchung, auf den progno-
stizierten Gesundheitszustand und auf die Adaptationsfähigkeit des Individuums
Bezug genommen.

Interpretation der Periodenverteilungen durch Hecht und Balzer (1996)

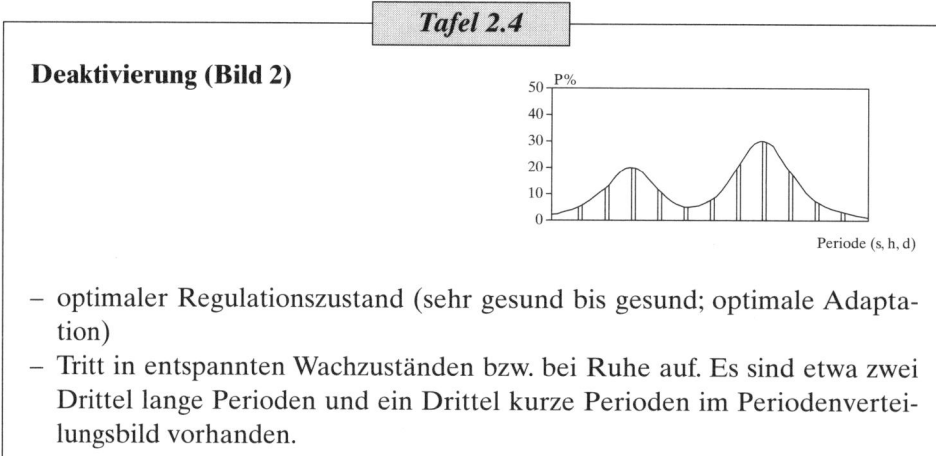

- optimaler Regulationszustand (sehr gesund bis gesund; optimale Adaptation)
- Tritt in entspannten Wachzuständen bzw. bei Ruhe auf. Es sind etwa zwei
  Drittel lange Perioden und ein Drittel kurze Perioden im Periodenvertei-
  lungsbild vorhanden.

Anmerkung: Periode (s, d, h) bedeutet Perioden mit verschiedener Dauer (Sekunden, Stunden, Tage)

Übergangszustand Deaktivierung zu Aktivierung (Bild 3)

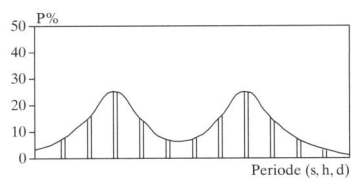

– Übergangsregulation (sehr gesund bis gesund, gute Adaptation)
– kurze und lange Perioden sind gleichverteilt

Aktivierung (akuter Streß bzw. Eustreß [Bild 4])

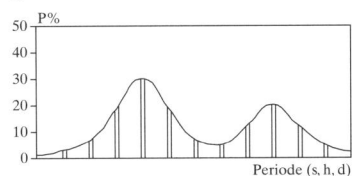

– beanspruchte Regulation (sehr gesund bis gesund; gute Adaptation)
– Die zeitweilige Verschiebung zu kurzen Perioden (hohes Regulationsniveau, Linksverteilung der Perioden) mit nur vereinzelt auftretenden
langen Perioden bedeutet akuter Streß bzw. Eustreß und zeigt die beanspruchte Regulation an. Die Dominanz von kurzen Periodenlängen ist mit
hohem Energieaufwand verbunden, was typisch für die Energiebereitstellung bei akuten Streßreaktionen ist. Die Energiebereitstellung bei akutem
Streß bewirkt laut Hecht und Balzer eine Leistungssteigerung.
Dieser Regulationszustand ist der Stufe II im Schröder-Modell
„Gesundheit – Krankheit“ zuzuordnen.

Hyperaktivierung (chronischer Streß bzw. Distreß [Bild 5])

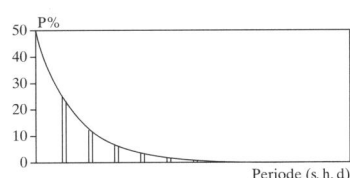

– überbeanspruchte Regulation (noch gesund, noch nicht krank, Borderline-
Zustände, Prämorbidität)
– Wenn ausschließlich kurze Perioden langanhaltend auftreten, liegt chronischer Streß vor. Zur Anforderungsbewältigung wird noch mehr Energie
bereitgestellt. Die Erhöhung der Leistungsfähigkeit durch Energiebereitstellung bedeutet aber auch eine längere Regenerationszeit zur Wiederherstellung der Energiereserven. Da bei chronischem Streß noch mehr Ener-

gie verbraucht wird und nach einer bestimmten Zeit keine Reserven mehr vorhanden sind, kommt es zur Erschöpfung. Normalerweise setzt hier automatisch die *Überbelastungshemmung* (Pawlow, 1953) mit einer entspannenden, erholenden und vor Überlastung schützenden Wirkung für den Organismus ein. Dieser Prozeß ist durch ein „Umklappen" hin zu langen Perioden und damit der automatisch einsetzenden Entspannung sichtbar (Bild 1; s. Anlage). Wenn der Körper sich erholt hat, setzt die normale Regulation wieder ein.

Dieser Regulationszustand ist der Stufe III des Schröder-Modells „Gesundheit – Krankheit" zuzuordnen.

Gestörte Aktivierung mit Krankheitswert (Bild 6, 7 und 8)

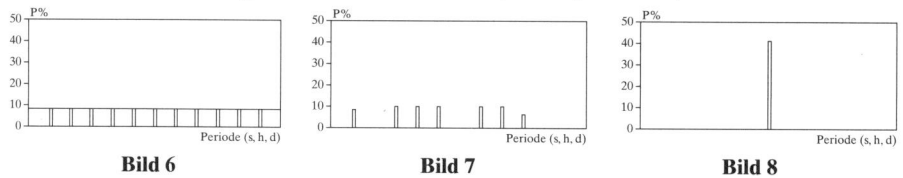

| Bild 6 | Bild 7 | Bild 8 |

- Dysregulation (Bild 6), Hyperdysregulation (Bild 7), Stereotyp Hyperdeaktivierung (Bild 8).
  (Krank bis schwerkrank; Überschreiten der Adaptationsgrenze bis zur Maladaptation)
- Kritisch wird es erst dann, wenn die *Überbelastungshemmung* zu oft aktiviert wird. Dabei ist die Beanspruchung so stark, daß es zu einem ständigen Wechsel zwischen kurzen (Streß) und langen Perioden (infolge der Überbelastungshemmung) und damit zur einer sehr instabilen Regulation der Perioden kommt.
- Die Entspannungsphase in der Überbelastungshemmung ist zu kurz und es steht nicht genügend Erholungszeit zur Wiederherstellung der Energiereserven zur Verfügung. Da die Energieressourcen zur Regulation der Individuum-Umwelt-Diskrepanz aufgebraucht sind, kommt es zur eingeschränkten Leistungsfähigkeit.
- Die Tendenz zum neurotischen Verhalten (nervöses Verhalten bzw. unkontrolliertes Verhalten) wird sichtbar und es erfolgt der Übergang zur Krankheit (u. a. Neurose). Virchow (1869, zit. nach Sudhoff, 1922) definiert (neben anderen) Krankheit unter regulationstheoretischem Aspekt als „Insuffizienz der Regulation". Diese sehr alte Definition trifft genau auf die in diesem Kontext beschriebenen gestörten Regulationsprozesse zu.
- Hecht und Balzer beschreiben auf der psychophysiologischen Ebene mehrere Stadien gestörter Regulation mit Krankheitswert. Sie reichen von der Gleichverteilung der Perioden bzw. dem Periodenchaos (Bild 6) bis hin zu

einer sehr starr ausgeprägten Vorzugsperiode, die auch nicht wechselt, wenn die Anforderungen sich ändern. Hierbei werden ungenügende Anpassungsleistungen des Individuums sichtbar (Bild 8). Als gestörte Regulation gelten weiterhin Periodenkonstellationen mit stark ausgeprägten Wechseln, die von extrem kurzen Perioden (20 Sekunden) zu extrem langen Perioden (130 Sekunden) reichen.

– Gesunde Menschen haben je nach Anforderung zwar auch Wechsel zwischen kurzen und langen Periodenlängen. Diese „Sprünge" sind jedoch kleiner. Im „Normalfall" existiert eine relativ stabile Vorzugsperiode, die unter Belastung demultiplikativ heruntergesetzt wird (z. B. von 70 Sekunden auf 30 bis 40 Sekunden [Hecht & Balzer, 1996]).

Dieser Regulationszustand ist der Stufe IV des Schröder-Modells „Gesundheit – Krankheit" zuzuordnen.

Bei der Betrachtung der hier dargestellten Regulationszustände wird deutlich, daß das Prozeßgeschehen in der Variabilität zwischen Gesundheit und Krankheit physiologische Referenzen hat und auch auf dieser Ebene beschrieben werden kann. Hecht und Balzers Streßauffassungen sind mit interaktional-regulatorischen Auffassungen auf der psychologischen Ebene kompatibel.

Eine Besonderheit der dargestellten psychophysiologischen Periodenregulation besteht darin, daß der Wechsel von kurzen zu langen Perioden innerhalb der Körpersysteme nicht fließend, sondern sprunghaft erfolgt. Diese Erkenntnis beruht auf der Anregungstheorie für schwingende Systeme (Energieerhaltungssatz) und wurde von Hecht und Balzer (1996) für Streß- und Entspannungszustände untersucht. In der Abbildung 2.2, S. 26, sind die Periodensprünge zwischen den zwei Regulationsebenen dargestellt.

Wie in der Darstellung der psychophysiologisch-regulatorischen Aspekte des Streßprozesses bereits angedeutet wurde, ist die elektrodermale Aktivität (EDA) eine besonders geeignete Meßgröße zur Erfassung von Streß- und Entspannungszuständen einer Person.

Die Regulation der elektrodermalen Aktivität als Indikator für Streß- und Entspannungszustände

Die elektrischen Hautphänomene wurden zuerst von Vigouroux (1879), Fere (1888) sowie von Tarchanoff (1890) beobachtet und beschrieben (zit. nach Clauß, 1995). Seitdem gibt es eine Vielzahl von damit zusammenhängenden Begriffen (z. B. galvanische Hautreaktion, psychogalvanische Reaktion, Hautwiderstandsreaktion, Hautpotentialreaktion bzw. -niveau, Hautleitfähigkeitsreaktion bzw. -niveau). Johnson und Lublin (1966, zit. nach Födisch & Grimmeisen, 1992) führten den Sammel-

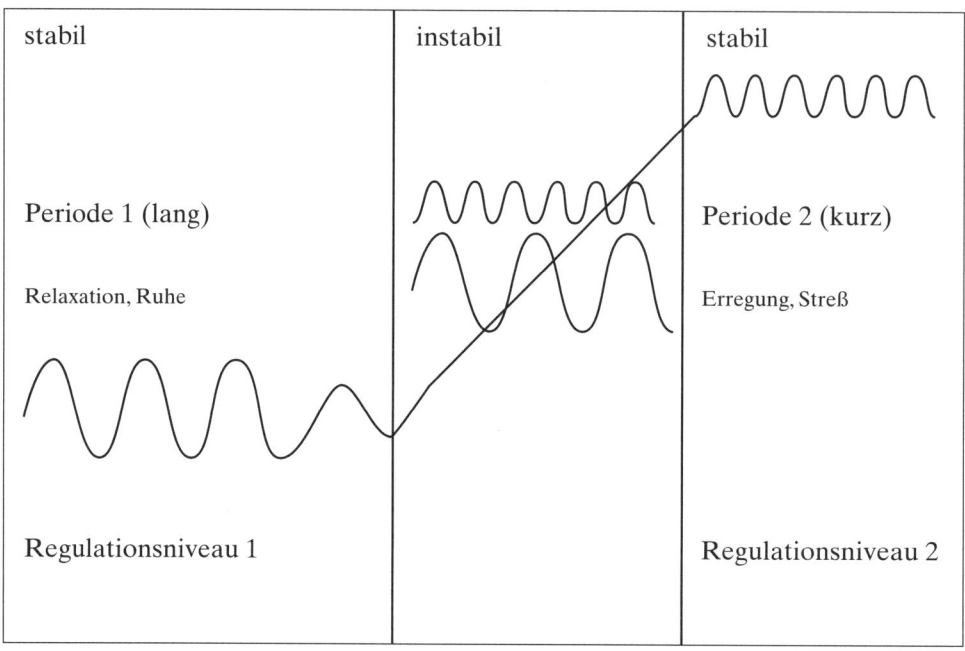

| stabil | instabil | stabil |

Abb. 2.2: Arbeitsweise biologischer Systeme (Hecht & Balzer, 1996).

Anmerkung: Hinweise zu möglichen Regulationssprüngen im Rahmen der Klassifikation der psycho-biologischen Regulationszustände (s. Tafel 2.3) sind im Anhang dieser Arbeit zu finden.

begriff der elektrodermalen Aktivität (EDA) ein, der die unter verschiedenen Bezeichnungen beschriebenen elektrischen Phänomene der Haut zusammenfaßt. Als physiologische Basis der elektrodermalen Prozesse werden u. a. die Aktivität des sekretorischen Teils der Schweißdrüsen und die damit verbundenen Permeabilitätsänderungen der Zellmembranen in der Epidermis angenommen. Die Schweißdrüsenaktivität wird hauptsächlich von der Hirnrinde (geistige Tätigkeit, Denken, Bewußtsein) bzw. vom Limbischen System (Kontrollzentrum für Emotionen) gesteuert. Deshalb stellt die Registrierung der EDA eine geeignete Methode zur Erfassung physiologischer Korrelate psychischer (geistig-emotionaler) Prozesse dar, da sie mit der Intensität sensorischer und emotioneller Stimuli korreliert. Die nervale Versorgung der Schweißdrüsen erfolgt nur über erregende cholinerge Fasern des Sympathikus. Schweißhemmende Nervenimpulse vom parasympathischen System sind nicht erforderlich, da der Schweiß nicht kontinuierlich läuft, sondern impulsartig ausgestoßen wird und sehr schnell an der Hautoberfläche verdunstet. Dieser direkte Zugang zum Erregungsniveau eines Individuums läßt die EDA als Meßmethode für Entspannungsverfahren interessant werden. Der Vorgang der Reflektion der geistig-emotionellen Prozesse durch die EDA verläuft über mehrere Stationen, die in Abbildung 2.3, S. 27, dargestellt sind.
Die EDA wird bei der von Hecht und Balzer (1996) entwickelten und in der vorliegenden Untersuchung angewendeten Meßmethode als Hautwiderstands- bzw.

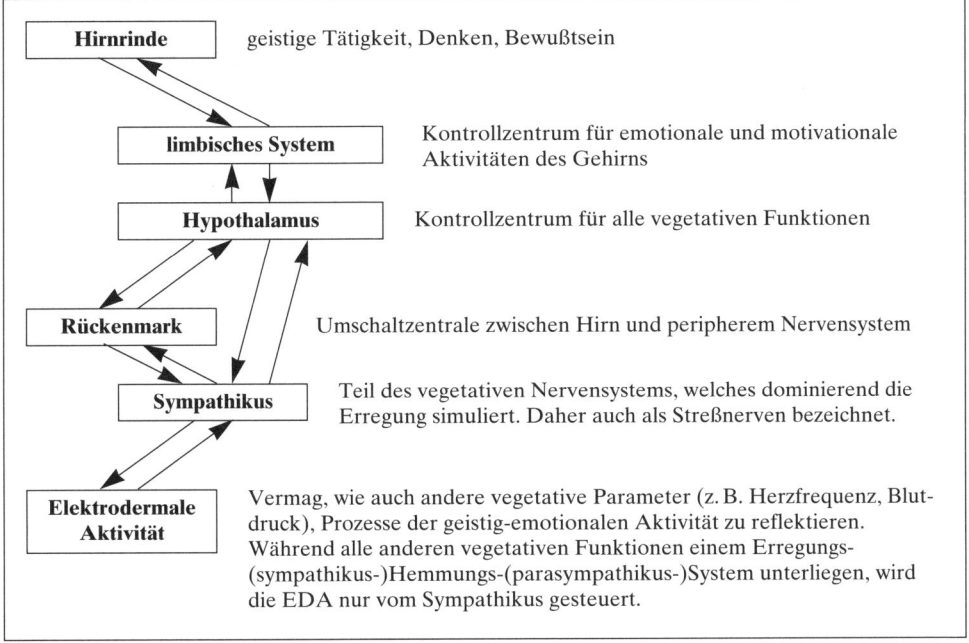

Abb. 2.3: Vereinfachtes Schema zur Reflexion von geistig-emotionalen Prozessen durch die elektrodermale Aktivität (Hecht & Balzer, 1995)

Hautleitfähigkeitsänderung (Kehrwert des Hautwiderstandes) mit dem Meßgerät „Himen" (s. Kap. 6.3.3.1) gemessen. Mit der biorhythmometrischen Analyse werden das Regulationsniveau und die Regulationsstabilität der EDA bzgl. Entspannung und Erregung bestimmt. Diese Informationen werden dann zum einen für den Streß-Entspannungs-Test (SET), d. h. für die Messung des psychophysiologischen Verhaltens beim Umgang mit einem Stressor (Bestimmung der Streßbelastbarkeit, s. Kap. 6.5.2.5) genutzt. Zum anderen können damit aber auch die Entspannungsverläufe in den Sitzungen des Entspannungstrainings mit Yogaelementen abgebildet werden (s. Kap. 6.5.2.6).

Nach dieser einführenden Betrachtung zu verschiedenen Streßaspekten sollen im nächsten Kapitel die Konsequenzen einer nicht gelingenden Bewältigung von Belastungen und daraus resultierendem Streß, speziell bei Schülern, dargestellt und erläutert werden.

2.2.2 Beanspruchungsfolgen im Schulkontext

Die Folgen der unangemessenen Bewältigung von Belastungen können sich bei Schülern nach Lauth und Kazdin (zit. nach Hurrelmann, 1994) u. a. in

– emotionalen Störungen (Ängste, Minderwertigkeitsgefühle),
– motivationalen Störungen,
– Verhaltensstörungen (soziale Kontaktschwierigkeiten, Aggressivität),

– Aufmerksamkeitsproblemen bzw. Konzentrationsschwächen,
– psychosomatischen Störungen

manifestieren.

2.2.2.1 Emotionale Störungen

Der Emotionsregulation kommt eine wichtige Rolle hinsichtlich der Folgen für Krankheit und Gesundheit zu. Positiv gerichtete Emotionen und Gefühle, wie z. B. Wohlbefinden, Lust, Freude, Entspanntheit, Zufriedenheit und Glück (Kastner, 1994), fördern bzw. optimieren auch die positiven Beanspruchungsfolgen. Negative Emotionen, wie z. B. Haß, Neid, Minderwertigkeitsgefühle, Bedrücktheit, Kummer, Schuldgefühle, Einsamkeit, Langeweile, Ärger, Wut, Angst bzw. Ängstlichkeit (Kastner, 1994; Schröder, 1992), können als Auslösebedingungen für negative Beanspruchungsfolgen bzw. gesundheitliche Beeinträchtigungen angesehen werden. Umgekehrt lösen Fehlbeanspruchungen natürlich auch negative Emotionen aus. Auf zwei Emotionsqualitäten (Angst und Minderwertigkeitsgefühle), die als Folge von Fehlbeanspruchungen angesehen werden, soll vertiefend eingegangen werden.

a) Angst

Angst kann als ein zentrales „Fehlbeanspruchungsgefühl" (Kastner, 1994) bezeichnet werden, das bei der Lösung komplexer Probleme die Bewältigungsfähigkeiten reduziert. Wieczerkowski (1974) stellt fest, daß Schüler, die unter Ängsten leiden, sich selbst auch als leistungsschwächer einschätzen. Lockau (1977, zit. nach Seitz & Rausche, 1992) fand Korrelationen zwischen Angst (Prüfungsangst, Manifeste Angst) und Minderwertigkeitsgefühlen sowie sozialer Unsicherheit bzw. Scheu und Zurückhaltung im Sozialkontakt.

Die Art der Angst einer Person kann im Sinne eines vorübergehenden Zustandes, z. B. bei Prüfungen als *Prüfungsangst* [Zustands- oder *State-Angst* (Spielberger, 1966; Gärtner-Harnach, 1972)], definiert werden. Im anderen Fall gibt es die Angst als Persönlichkeitsmerkmal [*Trait-Angst* oder Manifeste Angst (Cattell & Scheier, 1961; Spielberger, 1966)]. D. h. jemand, der ängstlich ist, besitzt eine starke Neigung zu Angstgefühlen, unabhängig vom angsterzeugenden Reiz. Catell und Schreier (1961) isolieren faktoranalytisch verschiedene Variablen, die zwischen persönlichkeitsgebundener und situationsspezifischer Angst unterscheiden:

– Der Faktor „Trait-Angst" ist durch die Variablen wie „sich leicht und oft über etwas ärgern" oder die „Tendenz, häufig peinlich berührt zu sein" definiert.

– Der Faktor „State-Angst" ist durch die physiologischen Variablen, wie Pulsfrequenz oder systolischer Blutdruck, gekennzeichnet.

Spielberger (1966) geht davon aus, daß Angst zwar durch situationsspezifische äußere Reize ausgelöst wird, daß es aber von der persönlichen Angstbereitschaft des Individuums abhängt, in welchem Grade diese Reize zu einem akuten Angstzustand führen.

Die *Schulangst* ist eine spezielle Sammelbezeichnung für das Erleben von Ängsten vor und während des Schulbesuchs (Dorsch, 1994). Zur Symptomatik von Schulangst sind schulbedingte Verhaltensstörungen (z. B. Leistungsabfall, Schulunlust bzw. Schulverweigerung, Schlafstörungen), aber auch kaum merkliche Reaktionen (Nervosität, Handschweiß, Herzklopfen) zu zählen. Einen Teilbereich der Schulangst stellt die Leistungsangst bzw. Angst vor Prüfungen im Sinne der State-Angst dar. In der Prüfungsangstforschung werden zwei Komponenten der Leistungsangst unterschieden:

– die „worry"-Komponente (kognitive Komponente, Besorgtheit, Problemgedanken während einer Prüfungssituation; sich Sorgen machen über mögliches Versagen) und
– die „emotionality"-Komponente (emotionale und physiologische Begleiterscheinungen von Aufgeregtheit in Prüfungssituationen; erhöhte Erregung).

Leistungsbeeinträchtigungen werden von Wine (1981), Liebert & Morris (1967) und Schnabel (1995) als Folge der „worry"-Komponente gesehen, die als sekundäre Wirkung auch eine Erregungssteigerung („emotionality"-Komponente) nach sich ziehen kann.

Es zeigt sich, daß die epidemiologischen Angaben in der Literatur je nach definitorischer Abgrenzung der Schulangst und der eingesetzten Erhebungs- und Meßmethoden (Fragebögen, Beurteilungsratings u. ä.) zwischen 5% und 60% schwanken (Dorsch, 1994). Wie die Untersuchung im Rahmen der Evaluation des Entspannungstrainings an einer Leipziger Mittelschule zeigte, ist die Schulangst (hier besonders die Prüfungsangst) von der Auftretensrate her eine ernst zu nehmende Störung. Die Prävalenzrate lag dort bei etwa 43,6%. Das heißt, 48 der 110 mit dem Angstfragebogen für Schüler (AFS, Wieczerkowski, 1974) untersuchten 12jährigen wiesen kritische Werte (T $\geq$ 60) in den Subskalen *Prüfungsangst* oder *Manifeste Angst* auf. Dabei ergaben sich keine erheblichen Unterschiede zwischen Mädchen (39,6%) und Jungen (46,8%). Ähnliche Ergebnisse fanden sich bei einer Untersuchung von Besser (persönl. Mitteilung, 1/94) an einer anderen Leipziger Mittelschule, der eine Prävalenzrate von 40% feststellte.

Die Interventionsmöglichkeiten reichen von psychoanalytischen oder verhaltenstherapeutischen Verfahren bis hin zu speziell ausgearbeiteten Programmen zur Schulangstreduktion (u. a. Strittmatter, 1993). Bei interventiven Ansätzen zur Schulangstreduktion kommt es neben der situationsbezogenen Linderung der Erregung („emotionality"-Komponente) vor allem auf das „Stoppen" der Problemgedanken („worry"-Komponente) an, da diese den Schüler von der eigentlichen Aufgabe ablenken. Das kann z. B. erreicht werden durch *„Gedankenstops"* bzw. *Selbstinstruktionen.* Alle Verfahren zur Angstbewältigung haben u. a. das Ziel, Entspannung zu erreichen, da ein entspannter Körper mit dem Affekt „Angst" unvereinbar ist.

Ein für das Entspannungstraining mit Yogaelementen interessanter Zusammenhang besteht zwischen der privaten Selbstaufmerksamkeit und der Angstintensität. Auf diesen Wirkungszusammenhang soll an dieser Stelle hingewiesen werden, da das Entspannungstraining durchaus zu einer Sensibilisierung der privaten Selbstaufmerksamkeit beitragen kann und somit unerwünschte Nebeneffekte bzgl. der Angst möglich sind (s. Tafel 2.5).

Zusammenhang zwischen Angst und privater Selbstaufmerksamkeit

Tafel 2.5

Die private Selbstaufmerksamkeit bezieht sich in Abgrenzung zur öffentlichen Selbstaufmerksamkeit auf die bewußte Selbstreflexion des psychischen und physischen Zustandes einer Person (u.a. Körperempfindungen, Gedanken, Einstellungen, Voreingenommenheiten). Infolge einer erhöhten Selbstaufmerksamkeit erfahren wir mehr über die inneren Vorgänge, nehmen uns differenzierter wahr und intensivieren die Gefühlsstärke (Filipp, Aymanns & Braukmann, 1986). Auch Schwarzer (1993) nennt als die wichtigsten Wirkungen von privater Selbstaufmerksamkeit neben einer verbesserten Selbstkenntnis eine Affektintensivierung.

Schwarzer (1993) ist der Ansicht, daß Meditation eine Steigerung der privaten Selbstaufmerksamkeit bewirkt. Diese Auffassung sollte nicht so verstanden werden, daß eine ausgewogene private Selbstaufmerksamkeit kontraindiziert sei. Im Gegenteil, sie wird im Rahmen von Streßbewältigungsprogrammen (Schröder & Reschke, 1996) angestrebt, um in Belastungssituationen Streßsymptome wahrzunehmen und geeignete Bewältigungsstrategien einzuleiten. Sie sollte auch im Yoga Bestandteil des Übens sein.

b) Minderwertigkeitsgefühl

Bei Minderwertigkeitsgefühlen handelt es sich um eine Art der Selbstbewertung, bei der sich der Betroffene vor allem auf einen Vergleich seiner selbst mit anderen stützt. Dabei hat er das Gefühl, den anderen gegenüber unterlegen, d.h. minderwertig zu sein, wobei sich diese Haltung im Sinne von Rotter und Hochreich (1979, zit. nach Seitz & Lausche, 1992) stabilisiert hat und auch an zukünftige soziale Vergleiche herangetragen wird. Personen mit einem ausgeprägten Minderwertigkeitsgefühl nehmen die anderen positiver wahr als sich selbst (z.B. die anderen sehen besser aus, sind mutiger, haben bessere Einfälle, sind sportlicher, stärker, wissen mehr, es gelingt ihnen mehr), halten sich für weniger leistungsfähig, ausdauernd und meinen, sie seien ängstlicher als andere. Sie bewundern andere, weil sie etwas besser können und wünschten, daß sie so wie sie wären (Seitz & Lausche, 1992). Diese Erlebnisse seelischer und körperlicher Unzulänglichkeiten sind demnach auch als Folge von Fehlbeanspruchung zu sehen. Vor allem Adler (zit. nach Dorsch, 1994) hat darauf aufmerksam gemacht, welche Bedeutung Minderwertigkeitsgefühle bei der Entstehung seelischer Leiden bzw. Neurosen haben. Als interventive Strategien sollten u. a. Maßnahmen ergriffen werden, die horizontale Vergleichsprozesse, bei denen der Betreffende seine Leistungen mit denen anderer vergleicht, ausschließen. Dieses in der Schule erlernte Verhalten ist durch eine, den vertikalen Vergleich unterstützende Verhaltensweise zu ergänzen, wonach die Person ihre Verbesserungen aufgrund eigener Anstrengung in den Blickpunkt rückt. Dieser vertikale Vergleichsprozeß kann u. a. durch das Fokussieren der Wahrnehmung auf die individuellen Verbesserungen der Kinder beim Yogaüben gefördert werden. Außerdem gibt es die Hypothese, daß Entspannung auch Einfluß auf Bewertungen und Gedanken nimmt und somit u. a. „verspannte Unterlegenheitskognitionen" verändert.

2.2.2.2 Motivationale Störungen

In engem Zusammenhang mit dem Beanspruchungserleben von Schülern stehen Störungen in der Schulmotivation (Schulunlust, Lernverweigerung, Schulverdrossenheit), die als ein Indikator für das Erleben einer Fehlbeanspruchung durch den Schüler angesehen werden. Der Schüler hat das Gefühl, keine Kontrolle mehr über die Anforderungen zu besitzen bzw. sie nicht mehr erfüllen zu können. Schlechte Schüler führen daher ihre Mißerfolge unveränderbar auf mangelnde Begabung zurück, was die Schulunlust, aber auch Schulangst und das Gefühl der Hilflosigkeit verstärkt. In einer Untersuchung von Wieczerkowski (1974) stellten sich Schüler mit stärkerer Schulunlust auch als passiver und inkonstanter im Unterricht, leistungsschwächer, negativ gegenüber dem Unterrichtsstoff eingestellt und geringer motiviert zum Lösen schwieriger Aufgaben dar. Das beschriebene Fehlbeanspruchungserleben durch den Schüler tritt jedoch bei erfolgreicher Belastungsbewältigung zurück (Lotz, 1984).

2.2.2.3 Verhaltensstörungen

Als Beispiele für negative Beanspruchungsfolgen sind auf der Verhaltensebene u. a. soziale Kontaktschwierigkeiten und aggressives Verhalten zu nennen.

a) Kontaktschwierigkeiten

Die Überwindung der Scheu und Zurückhaltung im Sozialkontakt bzw. der sozialen Unsicherheit hängt ebenso wie die Ausprägung von sozialen Kompetenzen eng mit der Belastungsbewältigung zusammen. So bezeichnen u. a. Lazarus und Folkman (1984) die Fähigkeit zu sozialen Kontakten und den Grad sozialer Unterstützung als Ressourcen, um Belastungen bewältigen zu können. Auch Scheuch und Schröder (1990) führen im Zusammenhang mit Streßbewältigung die sozialen Fähigkeiten zur Mobilisierung sozialer Hilfen an.
Kohn (zit. nach Gräser & Reinert, 1980) unterstreicht, daß sowohl sozial scheues als auch initiativloses Verhalten erfolgreiches Lernen behindern. In der ständigen Beurteilungssituation des täglichen Unterrichts durch den Lehrer ist ein sozial inkompetenter Schüler benachteiligt. Seine Unsicherheit bzw. Scheu wird als Nichtkönnen ausgelegt und seine Zurückhaltung wird oft als Desinteresse gedeutet. Er wird häufiger übersehen und damit seltener am Unterrichtsgeschehen beteiligt (Lotz, 1984).

In mehreren Untersuchungen zeigte sich, daß ängstliche und zurückgezogene Schüler als weniger sympathisch von ihren Mitschülern eingeschätzt wurden (Jacobs & Strittmatter, 1979). Die sozial inkompetenten Schüler wiesen zudem eine pessimistische Einschätzung des eigenen Selbst (negatives Selbstbild) auf, was Schulangst begünstigt (Dörner, 1981).

In einem Erklärungsmodell von Krohne (1976) wird von der Schulangst und dem daraus resultierenden verstärkten Anschlußbedürfnis bei folgender Zurückweisung dieses Bedürfnisses durch die Mitglieder der peer-group auf verstärkte aggressive Tendenzen mit anschließender sozialer Isolierung geschlossen. Es konnte nachgewiesen werden, daß die Erhöhung der sozialen Kompetenz wesentlich zum Wohlbefinden der Schüler beiträgt (Lotz, 1984). Dieser Aspekt sollte deshalb auch in Interventionsprogrammen zur Belastungsbewältigung beachtet werden.

b) Aggressivität

Der größte Teil der aggressiven Verhaltensweisen bei Schülern ist situativ bedingt und kann durch minimale Anlässe (Schlüsselreize) ausgelöst werden. Diese situativ bedingten Verhaltensweisen sind impulsiv und wenig gesteuert. Sie stellen psychische Entladungen dar, die von dem Schüler selbst oft gar nicht als aggressiv, derb oder roh erlebt werden (Kessel & Göth, 1984). Aggressives Verhalten tritt dabei oft als Reaktion auf eine wirkliche oder auch nur scheinbar drohende Minderung der eigenen Macht oder auf Frustrationen hin (Frustrations-Aggressions-Hypothese) in Erscheinung. Schwarzer (1993) stellt einen für das Entspannungstraining interessanten Zusammenhang bei der Aggressionsgenese zwischen den psychologischen Komponenten Ärger sowie privater Selbstaufmerksamkeit und aggressivem Verhalten her (s. Tafel 2.6).

Zusammenhang zwischen Ärger, privater Selbstaufmerksamkeit und Aggressivität (Schwarzer, 1993)

Tafel 2.6

Ist jemand ärgerlich und wird er zusätzlich noch selbstaufmerksam, so steigert sich der Ärger. Da Ärger und Aggression eng miteinander zusammenhängen, kann es dadurch zu aggressiven Verhaltensweisen kommen. Aus Befragungen von Personen mit Aggressionstendenzen wurde bestätigt, daß sie selbstaufmerksamer auf internale Veränderungen hin sind. Auf ein ausgewogenes Verhältnis zwischen der Innen- und Außenorientierung sollte im Zusammenhang mit der Durchführung des Entspannungstrainings geachtet werden.

Hurelmann (1994) nennt als Auslösefaktoren für aggressives Verhalten das Scheitern an den schulischen Leistungsanforderungen, infolgedessen das Selbstwertgefühl beeinträchtigt und mit aggressivem Verhalten kompensiert wird. Das kann zu Entfremdungsgefühlen, Gefühlen der Normlosigkeit und Distanz zu schulischen

Wertstrukturen führen. Als ein wichtiger vermittelnder Faktor erweisen sich dabei Konflikte im Elternhaus wegen des Scheiterns der Schüler an Schullaufbahnanforderungen. Durch eine zu hohe Leistungserwartung und -kontrolle der Eltern gerät der Schüler unter Druck, der über das „aggressive Ventil" freigesetzt wird.

Aggressives Verhalten kann sich in den primitivsten äußerlich sichtbaren Reaktionen (schlagen, treten) bis zu subtilen Reaktionen (entwerten, herabsetzen) äußern. Auch das aggressive Dominanzstreben mit äußerlich sichtbaren Normüberschreitungen bei der Durchsetzung von eigenen Wünschen und Bedürfnissen ist ein häufig anzutreffendes Phänomen im Schulbereich. Dieser aggressiven Ichdurchsetzung kann durch das Erlernen von Gelassenheit und Ausgeglichenheit entgegengesteuert werden. Wenn der Schüler es versteht, sich in den Situationen, in denen er aggressiv reagiert, selbst zu beruhigen bzw. zu entspannen, d. h. weniger impulsiv zu reagieren, dann werden damit die aggressiven Impulse internal besser kontrolliert. Im Zusammenhang mit dem in dieser Arbeit entwickelten und untersuchten Entspannungstraining mit Yogaelementen soll darauf hingewiesen werden, daß Yoga Gewaltlosigkeit in Gedanken, Worten und Taten (ahimsa) betont und in seinen Übungen umsetzt.

2.2.2.4 Aufmerksamkeitsprobleme bzw. Konzentrationsschwäche

Fehlende Aufmerksamkeit bzw. Konzentrationsfähigkeit ist ein Risikofaktor im Hinblick auf Leistungsschwierigkeiten und den damit verbundenen sozialen Folgeerscheinungen in der Schule. Durch Konzentrationsprobleme können im Unterricht Informationen nicht tiefer verarbeitet bzw. kognitive Schemata höherer Ordnung nicht entwickelt werden. Viele Formen schulischer Leistungsstörungen sind mit Störungen der Konzentration, d. h. mit Leistungsminderungen bei Aufgaben, die ein kontinuierliches Bemühen über einen längeren Zeitraum voraussetzen, verbunden. Die Leistungseinschränkungen sind durch Auffälligkeiten in der Arbeitsweise (flüchtiges, ungenaues, fehlerhaftes Arbeiten, Nichtbeachten und Vergessen von Instruktionen, Minderleistungen bei erhöhten Anforderungen, Leistungsabfall bei zeitlich längerer Beanspruchung) und im Verhalten (mangelnde Mitarbeit, unregelmäßige Aufgabenzuwendung, Nebeninteressen, Ablenkbarkeit, Unruhe, Disziplinschwierigkeiten) charakterisiert.

Das Methodenspektrum zur Intervention bei Konzentrationsstörungen umfaßt neben verhaltenstherapeutischen Formungs- und Aufbautechniken, Selbstkontroll- und kognitiven Verfahren verschiedene traditionelle Entspannungsmethoden (u. a. Autogenes Training, Progressive Muskelrelaxation). Auch Yoga trägt zur psychomotorischen, affektiven und vegetativen Harmonisierung als Voraussetzung für verbesserte Konzentrationsleistungen bei.

2.2.2.5 Psychosomatische Störungen

Psychosomatische Störungen sind körperlich manifestierte Störungen oder Beschwerden, deren Ursachen in psychischen Konflikten sowie Spannungs- und negativen Gefühlszuständen liegen. Sie sind ein Indikator für das aktuell beeinträchtigte subjektive Wohlbefinden des Schülers (Holler-Nowitzki, 1994). Als psychische Bedingungsfaktoren für die psychosomatischen Störungen konnten Ängste (wie z. B. Schulangst [Dietel, 1984; Bäuerle & Kury, 1980]), Schulstreß (Bäumler, 1979), verdrängte Konflikte, Fehlkonditionierungen, endogene Depressionen, neurotische Fehlentwicklungen (Dorsch, 1994) ermittelt werden.

Bei der Genese psychosomatischer Störungen kann eine allgemeine Regulationsschwäche des vegetativen Nervensystems mitverantwortlich sein (Claus, 1985). Das Beschwerdebild psychosomatischer Störungen beinhaltet allgemeine Befindlichkeitstörungen vor allem in funktionellen Körperbereichen [Herz-Kreislaufsystem, Verdauungstrakt, Atmung, Muskulatur und Skelett (s. Tafel 2.7)].

Typische Symptome für psychosomatische Störungen (zit. nach Holler-Nowitzki, 1994; Dorsch, 1994)

Tafel 2.7

Kopfschmerzen, Nervosität/Unruhe, Konzentrationsstörungen, Herzjagen, Herzbeschwerden, Übelkeit, Magen-Darm-Beschwerden, Schwindel, Ohnmacht, Atembeschwerden, Kreuz- oder Rückenschmerzen o. a. Leibschmerzen, Fieber, Schlafstörungen, Tics und Bewegungsanomalien, funktionelle Anästhesie und Lähmung einzelner Gliedmaßen, Funktionsbeeinträchtigung einzelner Organe, beginnende Eßstörungen, Enuresis sowie Enkopresis.

Engel und Hurrelmann (1989) stellten eine Rangfolge von im Kinder- und Jugendbereich typischen Beschwerden auf, die sie als „psychosomatische Streßsymptome" bezeichnen (s. Abb. 2.4, S. 35). Dabei dominieren mit Abstand Kopfschmerzen und Nervosität bzw. Unruhe. Auch Schwindelgefühle sind sehr verbreitet. Auf der anderen Seite gehörten Alpträume, Gewichtsverlust wegen Beunruhigung zu den seltenen Ereignissen.

Alexander (1971) vermutet, daß langandauernde psychosomatische Störungen im Sinne eines Prozeßgeschehens allmählich zu schweren organischen Störungen führen können, die mit morphologischen Veränderungen einhergehen. Psychosomatische Beschwerden werden erst dann klinisch auffällig, wenn es zu chronischen Beschwerden und Beeinträchtigungen kommt (z. B. chronischer Husten, Gelenkschmerzen, Schlafstörungen, Kopfschmerzen). Unter präventionstheoretischen Gesichtspunkten sollte bereits vor oder im frühen Stadium der beginnenden psychovegetativen Reaktionsbildung (*Stufe III bei Schröder;* s. Kap. 2.2.1.1) mit therapeutischen Maßnahmen begonnen werden. In diesem frühen Stadium sind die zugrundeliegenden Konflikte und psychosozialen Spannungen noch in relativer zeitlicher Nähe und es hat noch keine organische Verselbständigung stattgefunden.

Entspannungsmethoden eignen sich dabei als präventive Maßnahmen, um körperliche und psychische Spannungen abzubauen. Psychische Spannungen bedingen im-

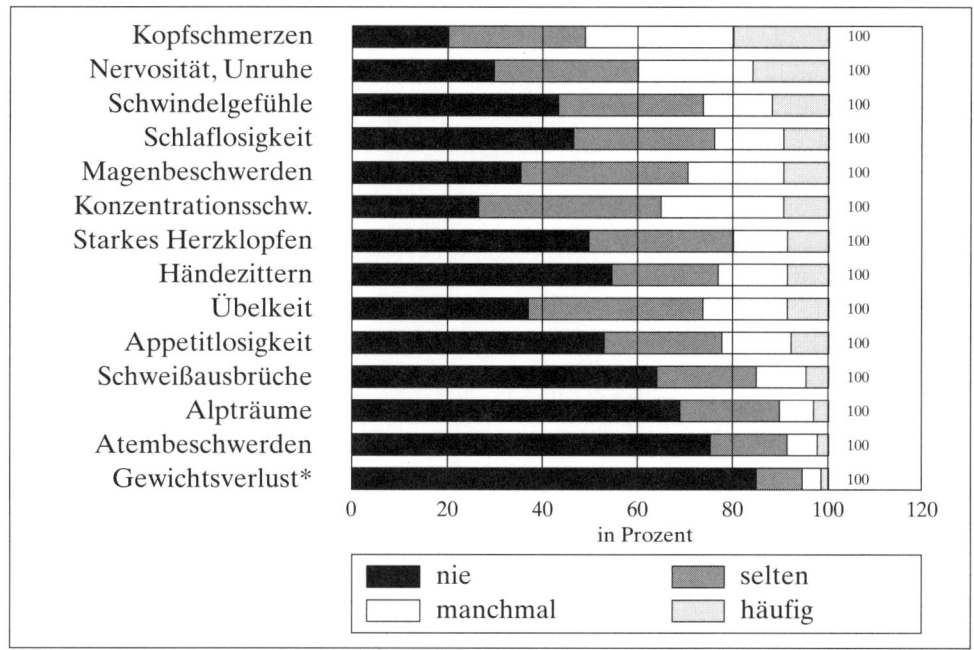

Abb. 2.4: Psychosomatische „Streßsymptome" im Vergleich (Engel & Hurrelmann, 1989)

mer auch Spannungen bzw. Überlastungen von Organen und dem vegetativen System und umgekehrt. Insofern ist auch das vorliegende Entspannungstraining mit Yogaelementen als Methode zu verstehen, um im Vorfeld erste organische Schädigungen bzw. die physische Manifestierung psychosomatischer Krankheiten zu verhindern.

Die dargestellte Symptomatik negativer Beanspruchungsfolgen im Schulkontext verdeutlicht die Notwendigkeit des Einsatzes von Methoden zur Bewältigung von Belastungen, Beanspruchungen und Beanspruchungsfolgen.

3 Bewältigung von Belastungen, Beanspruchungen und Beanspruchungsfolgen

3.1 Konzeptionelle Ansätze zur Bewältigung

3.1.1 Bewältigung im Rahmen des Coping-Konzepts von Lazarus

Als Coping definiert Lazarus (zit. nach Franz, 1989) alle kognitiven, emotionalen, behaviouralen und physiologischen Reaktionen und Aktivitäten, die Menschen unternehmen, um Belastungen und kritische Lebensereignisse zu meistern. Das Bewältigungsverhalten wird von zwei Bewertungsprozessen ausgelöst, die von der Situation, von den Coping-Fähigkeiten (Persönlichkeitsbesonderheiten) und den Coping-Ressourcen (soziale Unterstützungssysteme, Geld oder Besitz materieller Hilfsmittel) der Person abhängen:

Primäre Bewertung:

Eine Situation, Anforderung oder ein Ereignis wird zunächst im Hinblick auf die subjektive Bedeutsamkeit eingeschätzt. Sie kann für das Individuum entweder unbedeutend sein oder als bedrohlich, schädigend sowie herausfordernd erlebt werden.

Sekundäre Bewertung:

In einem zweiten Bewertungsprozeß beurteilt das Individuum seine eigenen Bewältigungsmöglichkeiten. Das Individuum muß sich selbst die Fähigkeit zuschreiben, mit einem gewissen Grad an Anstrengung und mit seinen Bewältigungskompetenzen die anstehenden Probleme unter Kontrolle bringen zu können. Kann es das, ist die Streßphase zu Ende, und die Aufgabe wird kompetent, routiniert erledigt. Wenn eingeschätzt wird, daß eine Anforderung aufgrund mangelnder Kompetenz nicht gelöst werden kann, beginnt der eigentliche Bewältigungsvorgang.

Diese beiden Bewertungsprozesse stehen in ständigem Austausch, wobei die sekundäre Einschätzung der primären sogar vorausgehen kann. Sie laufen wiederholt ab, solange die streßinduzierende Bedingung besteht und bestimmen gemeinsam in der Person-Umwelt-Transaktion die Qualität des individuellen Streßerlebens. Die primäre und sekundäre Bewertung löst folgende Emotionen aus (s. Tafel 3.1, S. 37).

Begleitende Emotionen bei den primären und sekundären Bewertungsprozessen

---

Tafel 3.1

Angst, Furcht, Aufgeregtheit und Besorgnis:

Im Falle einer Auseinandersetzung mit einer Anforderung, die als bedrohlich eingeschätzt wird, tritt Angst, Furcht, Aufgeregtheit oder Besorgnis als begleitende Emotion auf. Der Betreffende spürt die Angst und entnimmt daraus die Gewißheit, daß seine Bewältigungskompetenzen nicht ausreichen, um die Anforderung zu meistern. Das Coping hat somit auch eine angstbeseitigende Funktion.

Ärger, Traurigkeit, Resignation, Hilflosigkeit bzw. Niedergeschlagenheit:

Im Falle der Situationsbewertung als Schädigung bzw. Verlust, was sich z. B. auf Verlusterlebnisse, Schulversagen und der damit zusammenhängenden Beeinträchtigung des Wohlbefindens bezieht, wird mit Ärger, Traurigkeit, resignativen Gefühlszuständen und Hilflosigkeit bzw. Niedergeschlagenheit reagiert. Der Schüler wird sich zunehmend bewußt, der Situation nicht mehr gewachsen zu sein. Damit wird jegliche Initiative als erfolglos beurteilt und Versagen scheint vorprogrammiert zu sein.

Zuversicht, Interesse, Neugier und Hoffnung:

Die Beurteilung einer Situation als Herausforderung, d. h. die subjektive Erwartung, die eigenen Fähigkeiten erfolgreich zur Bewältigung der Situation einsetzen zu können, wird als Chance zur Erweiterung der eigenen Kompetenzen angesehen. Diese Einschätzung fördert die Aktivität und Ausdauer bei der Bewältigung. Empfindungen wie Zuversicht, Interesse, Neugier, Hoffnung treten auf.

Aus diesen Formen des individuellen Bewältigungsverhaltens lassen sich zwei Coping-Strategien, die im Bewältigungsprozeß angewendet werden, ableiten:

– **problemorientiertes-instrumentelles Coping (externales Coping):**
 Bei dieser Strategie geht es um die Beeinflussung der streßerzeugenden Bedingungen durch die Person. Das Individuum soll dazu befähigt werden, „die Problemstruktur der eingetretenen Lage zu analysieren, darauf bezogene Kompetenzen zu gewinnen, zur rechten Zeit handelnd einzugreifen und im Gesamtkontext verfügbare Ressourcen zu mobilisieren" (Schröder, 1996, S. 17). Das kann z. B. durch problemlösendes Handeln oder durch Veränderungen des Kommunikationsverhaltens, der Situation, eigener Werte sowie des Tagesablaufs erreicht werden. Bei Schülern ist das z. B. das Erlernen von kindgerechten Problemlösungsstrategien oder eines Zeitmanagements.

– **emotionszentriertes-palliatives Coping (internales Coping):**
 Dabei geht es um die Beeinflussung und Regulierung des inneren Milieus (u. a. kör-

perlich emotionale Reaktionen in akuten Belastungssituationen, Muskelverspannungen, Selbstreflexionen), um Streßzustände, aber auch negative Beanspruchungsfolgen zu bewältigen. Ziel der Einflußnahme ist es u. a., die psychoenergetische Bereitstellungsreaktion in Belastungssituationen, gemäß dem Yerkes-Dodson-Gesetz, auf einem mittleren Aktivierungsniveau zu halten und eine leistungsmindernde Über- bzw. Unterstimulation zu verhindern. Schröder führt dazu aus (Schröder, 1996, S. 18):

„... es wird neben der aufgabenbezogenen Vorbereitung eine internale Einregulierung angestrebt, die das Individuum zum Zeitpunkt einer Aktion (z. B. Prüfung oder Wettkampf) optimal handlungsfähig macht. Es nützt nichts, wenn einem external gut vorbereiteten Schüler, der alles gelernt hat, zum Zeitpunkt der Prüfung vor innerer Erregung nichts mehr einfällt."

Die beschriebene internale Regulation wird unterstützt u. a. durch Entspannungsverfahren, innere Dialogführung, Ablenkung, sportliche Betätigung, Senkung des Anspruchsniveaus. Die emotionszentrierten Techniken wirken palliativ (lindernd) und können gesundheitsschädigende Folgen begrenzen.

Das Bewältigungsverhalten eines Menschen kann aus vier Handlungs- bzw. intrapsychischen Aktivitäten bestehen. Diese „Formen der Belastungsbewältigung" sind in der nachfolgenden Tafel 3.2, dargestellt.

Formen der Belastungsbewältigung nach Lazarus (1974)

Tafel 3.2

Informationssuche:
Dient zum Erlangen von Hinweisen zur Änderung der Sichtweise auf das Problem.

---

direkte Aktion:
Dient zur unmittelbaren Veränderung von Belastungsbedingungen (*instrumenteller Aspekt*) bzw. auch zur direkten Regulierung negativer Emotionen beim Auftreten von Belastungen (*palliativer Aspekt*), z. B. durch das Durchführen von Entspannungsübungen wird Wohlbefinden erreicht.

Aktionshemmung:
Es handelt sich hierbei um das Unterlassen uneffektiver Verhaltensweisen.

---

intrapsychische Bewältigungsprozesse:
Kognitive Prozesse zur Regulation von Emotionen, zur Wiederherstellung des Wohlbefindens, zur Selbstentspannung bzw. positiven Veränderung der Situationswahrnehmung (Ablenkung, Bagatellisierung, Leugnung, Intellektualisieren, Selbstermutigung).

Bei der Bewältigung von Streßsituationen sollte sowohl intrapsychisch als auch external angesetzt werden. Das wird notwendig, um sich

– kundig und handlungsfähig zu machen, um so die Gefahr unter Kontrolle zu bringen;
– hinsichtlich Gefühlslage, Erregung und Aktiviertheit in einen selbstkontrollierten Zustand zu bringen, um auch psychophysisch zum Handeln in der Lage zu sein (internales Coping) und nicht zum entscheidenden Zeitpunkt vor übermäßiger *vitaler Involviertheit* zu versagen.

Dabei ist zu beachten, daß eine alleinige *Emotionsreduktion* (z. B. Angstbewältigung) ohne Bearbeitung der auslösenden Ursachen eine nur *symptomatische Erleichterung* bringt und keine kausale Wirkung hinterläßt. Um diese zu erreichen, müßten z. B. Bedingungen in der Schule (Umweltseite) geändert werden. Dieser Hinweis ist für die Abschätzung der interventiven Effekte des Entspannungstrainings mit Yogaelementen bedeutsam, da hier besonders der emotional-palliative Aspekt angesprochen wird. Lazarus (1974) betont, daß bei einem Mißerfolg der Bewältigungsanstrengungen des Individuums mit dem Auftreten von Streßreaktionen zu rechnen ist, die auf der physiologischen, kognitiven, emotionalen und/oder motorischen Verhaltensebene auftreten können. Langfristig ergeben sich Probleme für den Gesundheitszustand des Betroffenen. Außerdem löst das Ergebnis der Coping-Bemühungen einen Bewertungsprozeß aus, der zur Neubewertung der ursprünglichen primären und sekundären Einschätzung führen kann. Dieser Neubewertungsprozeß ermöglicht die kontinuierliche Adaptation des Systems an die sich immer wieder verändernde Person-Umwelt-Transaktion (s. Abb. 3.1).

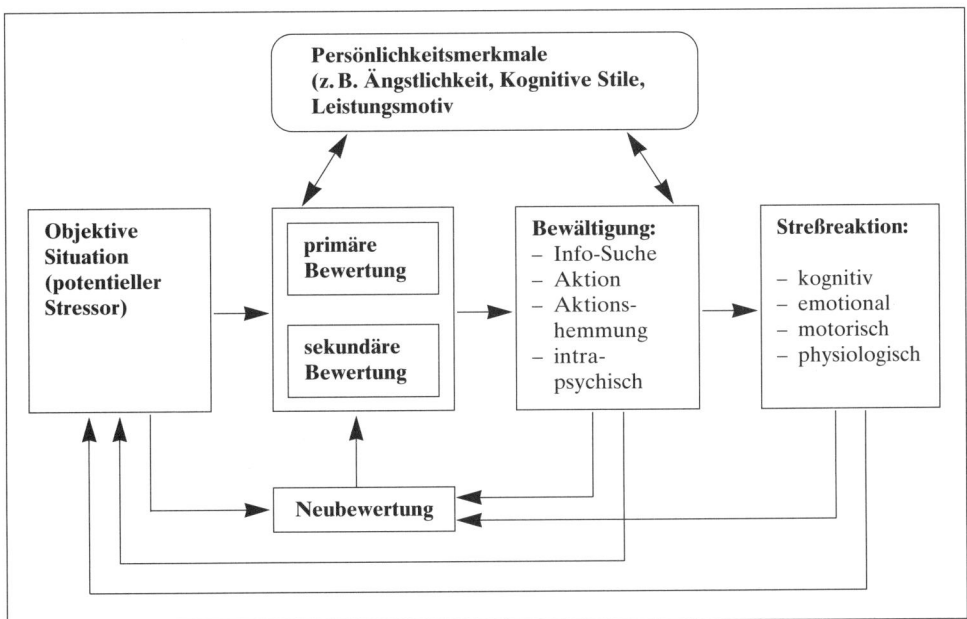

Abb. 3.1: Transaktionales Streßkonzept von Lazarus (nach Knobloch, Niehues & Walschek, 1995)

Ressourcen einer Person als Voraussetzungen zur Bewältigung von Belastungen:

Wenn die Ressourcen einer Person unzureichend sind, tritt bei Belastungen eine Überforderung der Bewältigungskapazität ein, was zu Streßreaktionen und letztendlich auch zu psychischer Auffälligkeit bzw. Krankheit führen kann. Diese Aussagen werden in der Diathese-Streß-Hypothese beschrieben. Vorhandene Bewältigungskapazitäten werden darin als Ressourcen und fehlende Ressourcen als *Vulnerabilitätsfaktoren* bezeichnet. Es gibt verschiedene Klassifikationen von Ressourcen (s. Tab. 3.1):

Autoren	Art der Ressourcen
Hautzinger (1990, zit. nach Schwarzer, 1993)	– *personelle Ressourcen* (Selbstkontrolle, Selbstbeurteilungen, Attributionsstile) – *instrumentelle Ressourcen* (Handlungswissen, Aktivitätsrepertoire, Problemlösefertigkeiten) – *soziale Ressourcen* (soziale Unterstützung, materielle und ideelle Hilfen)
Pearlin & Schooler (1978, zit. nach Franz, 1989)	– *soziale Ressourcen* (soziale Unterstützung) – *psychologische Ressourcen* (Selbstachtung, das Fehlen einer selbstabwertenden Einstellung, das Gefühl, das eigene Leben meistern zu können) – *spezifische Bewältigungsreaktionen* (Verhaltensweisen, Denkweisen und Wahrnehmungen, die die Menschen tatsächlich anwenden, wenn sie vor Lebensproblemen stehen)
Jerusalem & Schwarzer (1989)	*personelle Ressourcen* – Selbstwirksamkeitserwartung, d. h. die Selbstüberzeugung, aufgrund der eigenen Kompetenzen mit unterschiedlichen Problemen erfolgreich umgehen zu können (Individuen mit hoher Selbstwirksamkeit schätzen Problemsituationen eher als Herausforderung ein und sehen darin einen Nutzen bzw. eine persönliche Chance). – Ängstlichkeit ist ein wichtiger Vulnerabilitätsfaktor einer Person für Belastungen, da ängstliche Personen auf Anforderungen mit Aufgeregtheit reagieren und somit eher zu Bedrohungs- als zu Herausforderungswahrnehmungen tendieren
Lazarus & Folkman (1984)	– *Ressourcen der Person* (u. a. internale Kontrollüberzeugung, hohes Selbstwertgefühl, geringe Depressivität, Optimismus sowie hohe Kompetenzerwartung und geringe Ängstlichkeit, soziale Unterstützung [nicht nur als externe Ressource, sondern als eigene Fähigkeit zu sozialen Kontakten und zur Erlangung von sozialer Unterstützung]) – *instrumentelle Ressourcen* wie Intelligenz, spezifische Fähigkeiten, Wissen, Gesundheit, finanzielle Mittel und soziale Unterstützung
Scheuch & Schröder (1990)	– *interne Coping-Ressourcen* wie psychophysische Stabilität, soziale Fähigkeiten zur Mobilisierung sozialer Hilfen – *externe Coping-Ressourcen:* soziales Unterstützungsnetz, Partnerverständnis und materielle Voraussetzungen.

Tabelle 3.1: Ressourcen bei der Bewältigung von Belastungen

Das „Salutogenic model" von Antonovsky (1987) zielt auf sog. *protektive Ressourcen* und die Stärkung des Individuums und seiner Gesundheit ab, um der Herausforderung durch Streßreize besser gewachsen zu sein. Zu diesen protektiven Ressourcen zur Herausbildung einer widerstandsfähigen Persönlichkeit (*„hardiness"*, u. a. Kobasa, 1990) zählt die Beherrschung von Relaxationsmethoden.

3.1.2 Selbstregulatorische Aspekte der Streßbewältigung

Die menschliche Regulationsaktivität besteht aus zwei miteinander verbundenen Funktionskreisen: der umweltgerichteten Regulation und der Selbstregulation (s. Abb 3.2). Im Streßkonzept von Lazarus werden sie auch als externales und internales Coping bezeichnet.

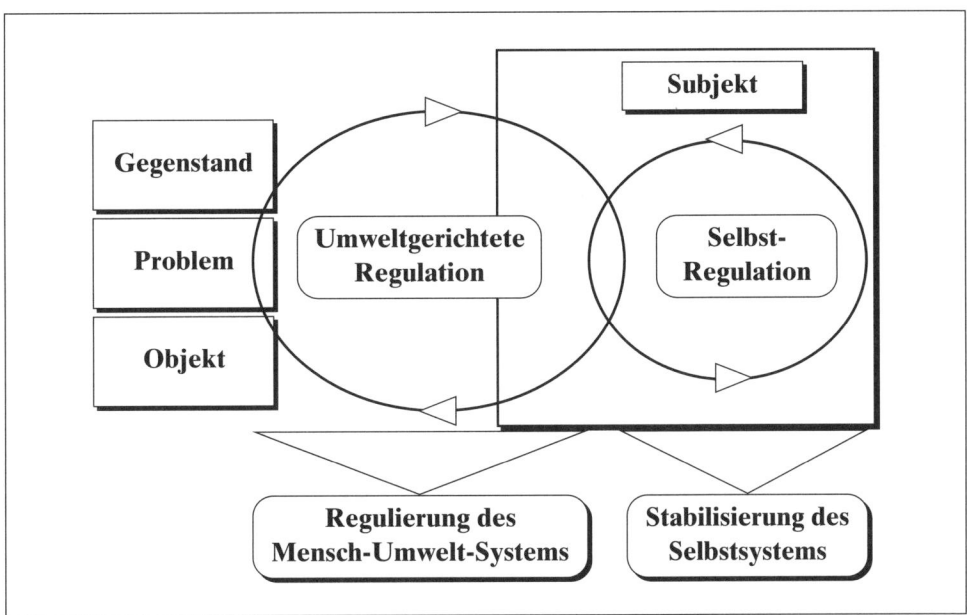

Abb. 3.2: Zwei Hauptakzente menschlicher Regulationsaktivität (Schröder, 1997)

Die *umweltgerichtete* (externale) *Regulationsaktivität* hat die Regulierung des gegenstandsgerichteten und problemorientierten Mensch-Umwelt-Bezuges zum Ziel. Es wird dabei vor allem die Anforderungsbewältigung reguliert.

Die *Selbstregulation* (internale Regulation) hat die Organisationsstruktur und Funktionsfähigkeit der psychophysischen Einheit „Mensch" zu garantieren (Schröder, 1997). Sie ist eine auf die eigene Emotionalität, aber auch kognitive und physiologische Ausgleichsprozesse (Homöostase) bezogene Aktivität. Die dadurch erreichte Stabilisierung des Selbstsystems ist Voraussetzung für erfolgreiches externales Agieren. Aktivitäten zur Stabilisierung des Selbstsystems sind u. a. alle unter dem emotionszentrierten-palliativen Coping (internales Coping) im Kapitel 3.1.1 gefaßten Aktivitäten (Entspannungsmethoden, innere Dialogführung, Selbstinstruktionen, formelhafte Vorsätze, Ablenkung, sportliche Betätigung, Senkung des Anspruchsniveaus).

Schröder (1997) benennt in Auswertung neuester Erkenntnisse der Emotions- und Streßbewältigungsforschung emotionsbezogene Interventionsziele, die für Trainingsprogramme zur Verbesserung der Selbstregulation gelten können (s. Tafel 3.3):

Emotionsbezogene Lern- und Interventionsziele (Schröder, 1997)

┌─ **Tafel 3.3** ─┐

1. Ausgewogenheit gegenstandsgerichteter und ichgerichteter Regulations-aktivitäten
2. Eigene Gefühlszustände wahrnehmen, beschreiben und in Worte fassen lernen
3. Erkennen der Quellen und Motive eigener Gefühle (Informationsgehalt von Gefühlen entschlüsseln und nutzen lernen)
4. Dialog zwischen kognitiver und emotionaler Regulationsebene erlernen („Hoch- und Runterschalten", Reinterpretation, Validierung und Relativierung von Gefühlszuständen)
5. Früherkennung eines situativen Gefühlsaufbaus (Sensibilisierung) und zeitige Gegensteuerung
6. Bremsung von eskalierenden Gefühlsaufladungen (Stops)
7. Negative Gefühlslagen (z. B. Spannungen, Druck, Verunsicherungen) vor-übergehend „aushalten" lernen.
8. Eigenen bevorzugten Stil des Gefühlsausdrucks erkennen. Günstige Formen des Gefühlsausdrucks erfahren und nutzen lernen
9. Geeignete Techniken zur unmittelbaren Veränderung aktueller Gefühls-lagen verfügbar haben

Kanfer (zit. nach Perez & Baumann, 1990) stellt kognitive Prozesse der Selbstregulation (von ihm auch als Selbstkontrolle bezeichnet) in den Mittelpunkt seiner Interventionsbemühungen (u. a. Selbstmanagement-Training; Kanfer, Reinecker & Schmelzer, 1996). Den Prozeß der Selbstregulation stellt er sich folgendermaßen vor *(Selbstregulations-Modell von Kanfer)*: Beim Vorliegen einer speziellen Konfliktsituation unterbricht das Individuum eine weitgehend automatisierte Verhaltenskette und richtet die Aufmerksamkeit auf das eigene Verhalten. In einem ersten Schritt werden Informationen über momentane Handlungen eingeholt (*Selbstbeobachtung*). Diese Informationen werden in einem zweiten Schritt mit bestimmten Kriterien bzw. Standards verglichen (*Selbstbewertung*). Das Ergebnis des Bewertungsprozesses führt in einem dritten Schritt zu positiven oder negativen Konsequenzen für das Verhalten (*Selbstverstärkung*). Der Prozeß kann mehrmals durchlaufen werden, bis eine Reaktion den persönlichen Standards entspricht und das Individuum zu seinem üblichen Verhaltensfluß zurückkehrt.

Auch Hecht und Balzer (1996) äußern sich (im Rahmen ihrer psychophysiologischen Forschungen zur Messung von Regulationsprozessen) zur Selbstregulation und ihrer Bedeutung bei der Bewältigung von Streß (s. Tafel 3.4).

Definition Selbstregulation (Hecht & Balzer, 1996, S. 3)

```
                        ┌────────────────────┐
                        │     Tafel 3.4      │
┌───────────────────────┴────────────────────┴──────────────────────┐
```

„Was ist Selbstregulation? Wir wissen bereits, daß die psychischen und körperlichen Prozesse schwingend in einem Regulationsgleichgewicht, das man Homöostase nennt, gehalten werden und daß bei Veränderungen der Umwelt, bei Anforderungen oder Überforderungen usw. das Regulationsgleichgewicht verändert wird. Beim Gesunden ist die Regulation so eingestellt, daß sie stets wieder in das Regulationsgleichgewicht zurückgeführt wird. Diesen Vorgang nennt man Selbstregulation. In Fällen des Eustreß, in denen die Anspannung längere Zeit dauert, stellt sich noch in der kleinsten Erholungsphase die Selbstregulation, die individuelle Homöostase, wieder her. Deshalb ist es zweckmäßig, daß man im Laufe eines streßreichen Tages mehrmals kurze Entspannungspausen von 10 Minuten Dauer einlegt (Minischlaf). Wer so seine Selbstregulation nutzt, wird stets seine Gesundheit und Leistungsfähigkeit erhalten."

Die o. g. Ansichten von Hecht und Balzer (1996) basieren auf der *Sanogenese*-Definition (Hecht & Baumann, 1974; Pawlenkow, 1973) bzw. dem Synonym *Salutogenese* [(u. a. Antonovsky, 1978; Uexküll, 1990) s. Tafel 3.5]:

Sanogenese-Definition (Hecht & Baumann, 1974; Pawlenkow, 1973)

```
                        ┌────────────────────┐
                        │     Tafel 3.5      │
┌───────────────────────┴────────────────────┴──────────────────────┐
```

Unter Sanogenese verstehen wir einen funktionellen Komplex von Schutz- und Anpassungsmechanismen, die in den dynamischen Organismus-Umwelt-Beziehungen in Abhängigkeit jeweils vorherrschender Reiz-Reaktions-Konstellationen mit dem Ziel mobilisiert werden, die Optimierung der Regulationsprozesse im Organismus aufrecht zu erhalten oder bei Störungen wiederherzustellen. Sanogenetische und pathogenetische Prozesse stehen in einem Regulationsgleichgewicht zueinander. Überwiegt die Sanogenese, dann liegt Gesundheit vor, überwiegt die Pathogenese, dann kommt es vermittelt durch prämorbide Phasen und Frühstadien zur Krankheit.

Als Maßstab für das Funktionieren der Selbstregulation legen Hecht und Balzer das Verhältnis zwischen der Leistungsanforderung und dem Leistungsvermögen zugrunde. Wenn es durch Anforderungen oder Überforderungen des Leistungsvermögens zu einem Ungleichgewicht kommt, sind laut Hecht und Balzer drei Stufen der Selbstregulation möglich, die in Tafel 3.6 dargestellt sind:

Stufen der Selbstregulation (Hecht & Balzer, 1996)

Tafel 3.6

1. Das vorhandene Fitneßvermögen wird genutzt
(*vgl. die Noten der BSS 1–6).

Es erfolgt eine Leistungssteigerung durch Veränderung des gesamten Regulationsniveaus. Damit wird die Belastung nicht als solche wahrgenommen. Dies ist bei Menschen mit einer hohen psychophysischen Kondition der Fall. Sie haben durch Training bzw. durch eine gesunde Lebensweise oder infolge einer guten genetischen Konstitution eine gute bzw. sehr gute Selbstregulation und können entsprechend gut bis sehr gut mit Streß umgehen.

2. Die Regulation des Individuums hilft sich selbst
(*vgl. die Noten der BSS 7–10).

Das Regulationssystem entwickelt Strategien, die die Beanspruchung des funktionellen Systems bei Belastung vermindern oder vermindern sollen. Das geschieht z. B. durch Mobilisierung von Energiereserven, wie dies in der akuten Streßreaktion (Eustreß) geschieht. In diesen Fällen bietet die Selbstregulation einen guten Schutz gegen Überforderung und Krankheit (Trend zu kürzeren Perioden). Das wird u. a. erreicht durch Willenskraft, Ehrgeiz und Motivation. Die Selbstregulation kann damit solange aufrechterhalten werden, bis die Energiereserven aufgebraucht sind. Mit täglich einer bis drei Entspannungspausen von jeweils 10 Minuten oder mit einem 10minütigem Minischlaf kann die Selbstregulation wieder aufgebaut werden und beugt Überbeanspruchung, Überforderung und Krankheit vor. Geschieht dies nicht, kommt es früher oder später zum partiellen oder vollständigen Ausfall der Selbstregulation (Nach ihrer Auffassung stellt diese auch als „Minischlaf" bezeichnete Erholungsphase die effektivste Methode zur psychischen Erholung dar. Die physische Erholung findet dort jedoch nicht statt. Sie ergibt sich erst im Tiefschlaf).

3. Die Selbstregulation setzt partiell oder ganz aus
(*vgl. die Noten der BSS 11–16).

Das durch Anforderungen bzw. Belastungen entstandene Ungleichgewicht kann mit den eigenen Regulationsmechanismen bzw. mit eigener Kraft nicht beseitigt werden (chronischer Streß bzw. Distreß). Infolgedessen muß die Selbstregulation durch therapeutische und präventive Maßnahmen neu aufgebaut bzw. gestärkt werden. Es besteht dringende Verbesserungsnotwendigkeit im Umgang mit Streß. Je nach Lage der Dinge sollten verschiedene Entspannungstechniken angewendet bzw. die ganze Lebensweise überdacht und möglichst verändert werden.

Anmerkung: * In Klammern sind die mit dem *Streß-Entspannungs-Test (SET)* erreichten Bewertungs-Noten der Berliner Streßskala (BSS) bzgl. der Qualität der Regulation des psychophysischen Verhaltens beim Umgang mit dem Stressor dargestellt. Zum besseren Verständnis soll der SET im folgenden kurz vorgestellt werden:

Im Ergebnis des SET kann das psychophysische Verhalten einer Person beim Umgang mit einem Stressor bzw. die Streßbelastbarkeit auf einer 16stufigen Skala, der Berliner Streßskala (BSS, Hecht & Balzer, 1996), eingeschätzt werden. In der Berliner Streßskala werden drei Qualitäts-Gruppen untergliedert: Der Umgang mit dem Stressor (Streßbelastbarkeit) ist:

I. Sehr gut bis gut (BSS-Werte 1–6)
II. Mittelmäßig (BSS-Werte 7–10) Wer in diese Gruppe eingestuft wird, sollte unbedingt etwas zur Verbesserung seines Umgangs mit Streß tun. Hier besteht ein akuter Verbesserungsbedarf.
III. Unzureichend (BSS-Werte 11–16) Für Vpn dieser Gruppe besteht das dringende Erfordernis, den Umgang mit Streß zu verbessern.

Es wird bei der Betrachtung der vorgeschlagenen Aktivitäten in der Tafel 3.6 deutlich, daß die Auffassungen von Hecht und Balzer zum Begriff „Selbstregulation" sowohl externale als auch internale Regulationsaktivitäten einschließen und damit weiter, als in der Psychologie üblich, gefaßt ist [Diese Einschätzung wird ebenfalls von Schröder geteilt (persönl. Mitteilung, 1/97)]. Zu den Methoden der Selbstregulation werden von Hecht und Balzer Entspannungsmethoden gezählt, wie das folgende Zitat zeigt (Hecht & Balzer, 1996, S. 4):

„Die Selbstregulation kann man durch das Bewußtsein beeinflussen. Diese Erkenntnis nutzt man bei der Verwendung verschiedener Entspannungsmethoden bzw. Versenkungstechniken, wie z. B. Yoga, Meditation und der Hypnose. Wer das Autogene Training beherrscht, verbessert mit seinen Übungen bewußt die Selbstregulation."

(Balzer hebt hervor [persönl. Mitteilung, 10/96], daß der Einsatz der „Selbstregulationsmethoden" jedoch voraussetzt, daß man seine Streßsymptome erkennt.)

Den Stellenwert, den die *Entspannung* zur internalen Regulation, zur Linderung und Bewältigung von Beanspruchungsfolgen und Streßzuständen hat, wurde in den bisherigen Kapiteln herausgearbeitet. Im weiteren Verlauf der Arbeit sollen Grundlagen der Entspannung unter dem speziellen Aspekt der Streßbewältigung weiterführend betrachtet werden.

3.2 Entspannung und Bewältigung

Für die Funktionstüchtigkeit eines Organismus ist u. a. die Balance zwischen Anspannungs- und Entspannungsphasen wichtig. Zu lange Entspannungs- bzw. Passivitätsphasen sind für den Organismus ebenso unnatürlich und schädigend wie Belastungen, die die Kräfte des Körpers übersteigen. Bei den in Kapitel 2.2 beschriebenen Beanspruchungsfolgen besteht die Gefahr, daß sich die Balance zugunsten der Aktivitätsphasen verschiebt und die, das Wohlbefinden der Schüler fördernde, Entspannung zu kurz kommt. Dadurch ist kein ausreichender Schutz des Organismus vor Überbeanspruchung vorhanden. Der Einsatz von Entspannungsverfahren, wie z. B. das Autogene Training (AT) oder die Progressive Muskelrelaxation (PMR), bietet die Möglichkeit, das innere Milieu, dessen Gleichgewicht aufgrund der Mensch-Umwelt-Diskrepanz gestört ist, zu regulieren bzw. die Homöostase aufrechtzuerhalten. Ohm (1996) ist der Auffassung, daß Entspannungsverfahren zur Bewältigung von erlebten Belastungen (Beanspruchungen) und von Schulstreß beitragen. Dabei werden Bewältigungs-Strategien vermittelt, die sowohl die kurzfristige Kontrolle unangenehmer Gefühle erlauben, als auch langfristig eine günstigere Anpassung an Belastungssituationen ermöglichen.

3.2.1 Grundlagen von Entspannung

Begriffsbestimmung:

Der Entspannungszustand wird von Wundt (1914) mit den Grunddimensionen der „Erregung – Beruhigung", „Lust – Unlust" und „Spannung – Lösung" beschrieben. Vaitl (1993, S. 27) bezeichnet Entspannung als einen *spezifischen psychophysiologischen Prozeß, der sich auf dem Kontinuum von Aktiviertheit – Desaktiviertheit zum Pol eines fiktiven Basalwertes hin bewegt und durch Gefühle des Wohlbefindens, der Ruhe und Gelöstheit gekennzeichnet ist"*. Psychophysiologisch kann er als ein kurzfristiger (phasischer) und langfristiger (tonischer) Zustand reduzierter vegetativer und motorischer Aktivität im Sinne einer psychophysischen Erregungsreduktion definiert werden. Der Zustand der Entspannung sollte nicht als Sonderzustand, sondern als ein *Reaktionsmuster* (*Entspannungsreaktion* [Vaitl, 1993] bzw. *relaxation response* [Benson, 1975]) verstanden werden, das zum Verhaltensrepertoire des Menschen gehört.

Entspannungsreaktion:

Durch die Entspannungsreaktion wird es dem Individuum z. B. möglich, die infolge einer akuten Belastungssituation entstandenen Streßreaktionen zu kompensieren und somit den Organismus vor Überlastung zu schützen. Die Entspannungsreaktion im Kontrast zur Streßreaktion wird in der Tafel 3.7, S. 46, näher beschrieben. Die Entspannungsreaktion wird u. a. durch Entspannungsverfahren ausgelöst und ist durch folgende physiologische und psychologische Merkmale gekennzeichnet:

a) Physiologische Merkmale der Entspannungsreaktion (Vaitl, 1993; Wuttke, 1987):
   - neuromuskuläre Veränderungen (Abnahme des Muskeltonus, Veränderung der Reflextätigkeit)
   - kardiovaskuläre Veränderungen (periphere Gefäßerweiterung, geringfügige Verlangsamung des Pulsschlages, Senkung des arteriellen Blutdrucks)
   - respiratorische Veränderungen (Verlangsamung der Atemfrequenz, Gleichmäßigkeit der einzelnen Atemzyklen, Abnahme des Sauerstoffverbrauchs)
   - elektrodermale Veränderungen (Zunahme der Hautleitfähigkeit)
   - zentralnervöse Veränderung (Veränderung der hirnelektrischen Aktivität)

Entspannungsreaktion als Antagonist zur Streßreaktion

Tafel 3.7

Die vegetativen Funktionssysteme des Organismus dienen u. a. der Energieversorgung des motorischen Apparates, der die Anforderungen der Umwelt zu bewältigen hat. Die Parameter des vegetativen Systems, wie z. B. Kreislauf, Atmung und Stoffwechsel, passen sich dabei der Motorik an. Diese Anpassungsleistung kann in einem Kontinuum zwischen zwei Reaktionslagen (auch als vegetativer Tonus, vegetativer Arbeitspunkt bezeichnet) erfolgen:

– Zum einen gibt es die *ergotrope Reaktionslage* (auch als Sympathikotonie, Notfall- bzw. *akute Streßreaktion* bezeichnet), die mit der Erregung des Sympathikus (sympatho-adrenerges System) und der damit zusammenhängenden vegetativen Aktivitätserhöhung bzw. Leistungssteigerung verbunden ist.

– Zum anderen gibt es die *trophotrope Reaktionslage* (Vagotonie, vegetativer Ruhetonus, *Entspannungsreaktion,* relaxation response).

Es wird angenommen, daß die Entspannungsreaktion ein der Streßreaktion entgegengesetztes Kontrasterlebnis darstellt und somit als Schutzmechanismus vor Fehlbeanspruchung und zur Schonung bzw. Erholung des Individuums aufzufassen ist (Ebert, 1996).

– Dilatation der glatten Muskulatur der Arterien, dadurch vermehrte Durchblutung von Haut und inneren Organen

b) Psychologische Merkmale der Entspannungsreaktion:
   – affektive Indifferenz (Affekte und Emotionen lassen sich kaum noch provozieren)
   – mentale Frische (nach den Übungen stellt sich ein Gefühl des Ausgeruhtseins sowohl in körperlicher als auch in geistiger Hinsicht ein)
   – die Außenreize verlieren immer mehr die Fähigkeit, eine Reaktion auszulösen
   – Veränderung von Gefühlen, Bewertungen/Gedanken sowie von Verhalten (s. Abb. 3.3, S. 48, Schröder & Reschke, 1996).

Folgende Auslösefaktoren für Entspannung lassen sich definieren:

Entspannung durch passive Konzentration:

Entspannungseffekte werden u. a. durch die passiv orientierte Konzentration auf die Inhalte der jeweiligen Entspannungsmethode ausgelöst:

– Petermann und Petermann (1993) stellen fest, daß bei sozial unsicheren Kindern und bei aggressiven bzw. hyperaktiven Kindern die *Aufmerksamkeitslenkung* (passive Konzentration) auf die Inhalte der Entspannungsübung auch die körperliche Angespanntheit verringert und so zur Desensibilisierung beiträgt.

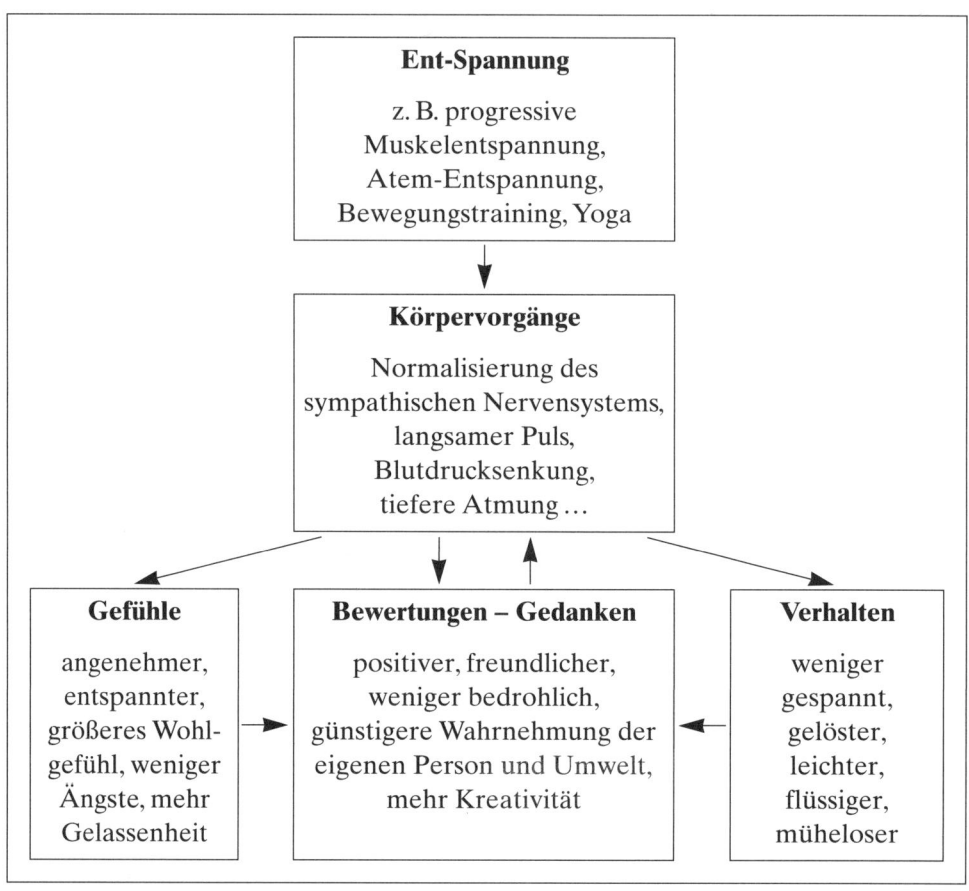

Abb. 3.3: Wirkung von Entspannung (Schröder & Reschke, 1996)

– Schultz (1936) bezeichnet die Einheit von passiver Konzentration und den dadurch ausgelösten vegetativen Prozeß als *„konzentrative Umschaltung".*
– Ebert (1986) stellte im Rahmen seiner Forschungen zu den physiologischen Aspekten des Yoga sowie in Auswertung der Befunde zu Entspannungsverfahren (AT, PMR) und zur „realaxation response" (Benson, 1975) fest, daß bei allen Zuständen der Entspannung der psychische Auslöser die *passive Konzentration bei Wachheit* ist. Daraus leitete er seine Auffassungen zur psychophysiologischen Triade ab (s. Abb. 3.4).
Die passive Konzentration auf die Übungen des Autogenen Trainings oder des Yoga löst vegetative und motorische Tonussenkungen aus. Umgekehrt steigern die vegetativen und motorischen Tonussenkungen die passive Konzentration. Ebert betont, daß der kausale Zusammenhang dieser Phänomene bisher nicht erklärt werden kann (persönl. Mitteilung, 11/96).

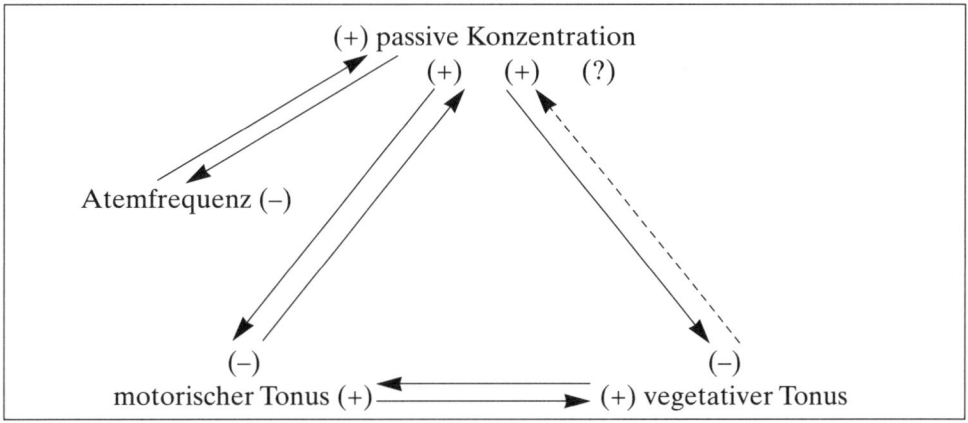

Anmerkung: (+) Intensitätssteigerung;
(−) Intensitätsminderung

Erläuterungen zur Abbildung: Eine gesteigerte passive Konzentration (+) vermindert die Atemfrequenz (−); eine Atemfrequenzminderung (−) steigert die passive Konzentration (+). Der Doppelpfeil zwischen Atemfrequenz und motorischem Tonus zeigt an, daß beide Qualitäten sich gegenseitig bedingen. Passive Konzentrationssteigerung (+) vermindert den motorischen Tonus (−). Ein verminderter motorischer Tonus (−) steigert umgekehrt die passive Konzentration (+). Motorische Tonuserhöhung (+) bedeutet vegetative Tonuserhöhung (+), bei Senkung des motorischen Tonus (−) kommt es auch zur Senkung des vegetativen Tonus (−). Gesteigerte passive Konzentration (+) vermindert den vegetativen Tonus (−) in Richtung Vagotonie. „Ob es umgekehrt möglich ist, daß ein verminderter vegetativer Tonus die passive Konzentration steigert, ist noch nicht bewiesen" (Ebert, persönl. Mitteilung, 12/96).

Abb. 3.4: Psychophysiologische Triade (Ebert, persönl. Mitteilung, 11/1996)

Entspannung durch Senkung des Muskeltonus:

Entspannung kann durch systematisches An- und Entspannen der Muskulatur erreicht werden (wobei die passive Konzentration ebenfalls eine Rolle spielt). Nach einer systematisch gesteigerten Aktionsspannung weist dabei die Muskulatur eine stärkere Bereitschaft zur Tonussenkung auf. Dieser Effekt wird bei der PMR und im Yoga genutzt. Durch die muskuläre Tonussenkung wird die psychogene Überlagerung der Muskulatur (infolge von Streß und Angst) in Form eines erhöhten Tonus zeitweise beseitigt (s. Tafel 3.8, S. 50).

Neben den o. g. Effekten der Entspannungsreaktion sowie deren Auslösemechanismen werden in der Literatur eine Vielzahl von Befunden zu den langfristigen Wirkungen zu verschiedenen Entspannungsverfahren mitgeteilt. Die Darstellung einiger dieser Befunde ist für das Verständnis der Wirkmöglichkeiten und Potenzen von entspannungsinduzierenden Verfahren von Bedeutung.

3.2.2 Langfristige Wirkung von Entspannungsverfahren

Durch regelmäßiges Üben der verschiedenen Entspannungsverfahren kann langfristig eine Verminderung der sympatho-adrenergen Erregungsbereitschaft erreicht werden (Vaitl, 1993).

Zusammenhang zwischen Muskeltonus und psychischen Belastungen

Tafel 3.8

Es besteht ein empirisch gut abgesicherter Zusammenhang zwischen psychischer Erregtheit, Angst, Unruhe, Gespanntheit und Gehemmtheit einerseits und der Tonuserhöhung der Muskulatur andererseits (Clauß, 1985). Wolpe (1958) ist der Ansicht, daß die somatische Angstreaktion sich u. a. in einem diffus gesteigerten Muskeltonus äußert und durch Entspannung (z. B. PMR) symptomspezifisch beseitigt werden kann. Dadurch wird eine spannungsfreie Gewöhnung an den angsterzeugenden Stimulus möglich (vgl. *Systematische Desensibilisierung* nach Wolpe).

Ebert (1986) stellt fest, daß durch die längerfristige Ausführung von Yoga und durch regelmäßige Meditation eine langfristige Verschiebung des vegetativen Ruhetonus in Richtung Vagotonus (trophotroper Zustand, Entspannung) gelingt. Diese Aussage wird durch Untersuchungen bestätigt (s. Tab. 3.2).

Parameter	Untersucher	Vpn	Übungs-dauer	vor dem Training	nach dem Training
HF in Ruhe (Min^{-1})	Udupa, Sing & Settiwar, 1971 Dhanaraj, 1974 Michailov, Ebert, Neu & Ebert, 1980	12 17 5	3 Monate 6 Monate 6 Wochen 3 Monate	66,6 – 56,7 82	62,3 62,2 53,6 79
HF-Steigerung nach Belastung (Min^{-1})	Udupa et al., 1971 Gopal et al., 1973 (zit. nach Funderburk, 1977)	12 keine Angaben	3 Monate Ungeübte Geübte	55,8 24,2 –	59,3 – 16,9
Atemfrequenz in Ruhe (Min^{-1})	Udupa et al., 1971 Dhanaraj, 1974 Gopal et al., 1973 (s. o.)	12 17 keine Ângaben	3 Monate 6 Wochen Ungeübte Geübte	16,8 11,3 23,1 –	16,6 10,1 – 9,9
autonomer Index (willk. Einheit)	Gharote (1971, zit. nach Funderburk, 1977)	keine Angaben	2 Monate	64,6	78,1

Tabelle 3.2: Durch längeres Yogatraining erreichte Veränderungen einiger Parameter des vegetativen Ruhetonus (Mittelwerte) (zit. nach Ebert, 1986)

Anmerkung: Eine Verstärkung des Vagotonus spiegelt sich in einer erhöhten autonomen Indexzahl von Garothe (1971, zit. nach Funderburk, 1977) wider. Der autonome Index beinhaltet u. a. sublinguale Körpertemperatur, Speichelflußmenge, palmarer und volarer Hautwiderstand, diastolischer Blutdruck, Herzfrequenz.

Es läßt sich anhand der Befunde zu den langfristigen Entspannungswirkungen zweifelsfrei nachweisen, daß sich die Auffassung, wonach Yoga als Entspannungsmethode nutzbar ist, als richtig erwiesen hat. Daß Yoga neben der Entspannungswirkung mehr zu leisten vermag, wird im Kapitel 4 erörtert.

Zu den langfristigen Effekten der Entspannungsmethoden AT und PMR konnten folgende in Tabelle 3.3 skizzierte Befunde eruiert werden.

Autoren	Kurzdarstellung der Befunde
Autogenes Training	
Eberlein (1972); Krampen (1992)	Befunde bzgl. der Reduktion psychosomatischer Reaktionen und der subjektiven Problembelastung
Kluge (1977)	Verringerung von Einschlafstörungen
Scheilbal (1979)	Positive Veränderungen in Persönlichkeitsvariablen, wie Nervosität, Depressivität und Gelassenheit
Labhardt (1982)	Nachweis der Reduzierung der Angst- und Streßreaktion u. a. mit psychophysiologischen Meßmethoden
Carruthers (zit. nach Ohm, 1996)	Signifikante Reduktion der Herzfrequenz, des Blutdrucks, positive Veränderung biochemischer Faktoren (Verringerung der Blutfette), Steigerung des Lebensgefühls, stabile Effekte in katamnestischer Untersuchung sechs Monate nach Kursabschluß
Progressive Muskelrelaxation	
Decker; Williams & Hall (1982)	Abbau von psychologischen und physiologischen Streßsymptomen und Veränderung irrationaler streßinduzierender Überzeugungen
Gangster, Mayes, Swime & Tarp (1982)	Achtwöchiges Trainingsprogramm (PMR und Elemente der kognitiven Verhaltenstherapie) mit 79 Vpn. In der VG (im vgl. zur KG) geringere Adrenalinausschüttung und niedrigere Depressionswerte. Stabile Effekte in Nachuntersuchung (vier Monate später) (Wiederholung dieser Ergebnisse in einer anderen Stichprobe gelang nicht)
Kiecolt-Glaser (1985)	Entspannungstraining mit PMR und geleiteter Visualisierung (Dauer: ein Monat/dreimal pro Woche) führte zur Stärkung des Immunsystems, d. h. Stärkung der Selbstheilungskräfte (im Vgl. zur KG wurde eine signifikant erhöhte Aktivität der natürlichen Killerzellen festgestellt)
Ricketts & Galloway (1984)	Abnahme der stark ausgeprägten Prüfungsangst in VG (n = 61 Studenten) gegenüber KG (Prüfungsleistung wurde dadurch nicht verbessert)

Tabelle 3.3: Langfristige Effekte des AT und der PMR im Erwachsenenbereich

Die genannten Effektstudien wurden im Erwachsenenbereich vorgenommen, lassen jedoch eine prognostische Wirksamkeit auch für den Kinder- und Jugendbereich erwarten.

Im *schulpsychologischen Kontext* wurden Studien vor allem zum AT für Kinder durchgeführt, obwohl die Anzahl bei weitem nicht so groß ist wie bei den Erwachsenen. Für die PMR und für weitere noch zu nennende Entspannungsverfahren für Kinder und Jugendliche exisitieren nur wenige Befunde.

Untersuchungen zu Entspannungsverfahren für Kinder und Jugendliche:

Einige Untersuchungen sind in der Tabelle 3.4 dargestellt:

Autoren	Kurzdarstellung der Befunde
Hochmuth (1992)	Effektstudie zum Autogenen Training und Progressiver Muskelrelaxation für Eltern-Kind-Gruppen in einer Erziehungsberatungsstelle (200 Vpn). Einbeziehung der Eltern als Co-Therapeuten. *Ergebnisse:* Realisierung der inneren Ruhefindung bei den Kindern, normgerechtere Verhaltenssteuerung, Steigerung der Konzentrationsfähigkeit, Anstieg der Leistungsbereitschaft und Aktivität, erfolgreiche Symptombehandlung der Verhaltensstörungen in 66% der Gesamtpopulation, Eltern sind als Co-Therapeuten eine Erfolgsstütze für ihre Kinder. Vergleich zwischen AT und PMR ergab Gleichwertigkeit bzgl. der Behandlungserfolge von Verhaltensstörungen.
Luthe & Schultz (1969); Kröhner & Langenbruch (1982)	Verbesserungen der Konzentrationstestleistung im d2-Test bei Schülern infolge des AT, was in der Studie von Langenbruch (1982) auch anhand von Elterneinschätzungen untermauert werden konnte.
Polender (1982)	Effektstudie mit geistig behinderten Kindern, positive Auswirkungen des AT auf die Konzentrationsfähigkeit sowie auf die psychomotorische Leistung.
Kröner & Steinacker (1980)	Kontrollgruppenvergleichsstudie mit 80 zehnjährigen Schülern; Abbau von manifester Ängstlichkeit und Prüfungsängstlichkeit infolge von AT (hochneurotische Vpn mit stärkeren Effekten als die weniger neurotischen Vpn).
Frey (1978)	Leistungsverbesserungen bzgl. der Abnahme von Rechtschreibfehlern bei Legasthenikern, die zusätzlich zum Förderunterricht am AT teilnahmen.
Krampen (1992)	200 Schüler der 5. bis 7. Klasse wurden von ihren Lehrern in die Grundübungen des AT eingewiesen, die sie vier Wochen unter Anleitung übten. Am Ende dieser Zeit wurde ein reguläres Diktat durchgeführt, an dessen Ende für vier Minuten Entspannungsübungen des AT durchgeführt wurden. Danach hatten die Schüler Gelegenheit zu einer Fehlerkorrektur ihres Diktates, bevor sie abgaben. Gegenüber der KG (n = 199) ergaben sich in der Versuchsgruppe (VG) folgende statistisch signifikanten Vorteile: weniger Fehler, bessere Noten im Diktat, mehr richtige Selbstkorrekturen, weniger falsche Selbstkorrekturen.

Tabelle 3.4: Effektstudien zum AT mit Kindern

Nach Auswertung der Untersuchungen zu Entspannungsverfahren im Kinder- und Jugendbereich muß konstatiert werden, daß hier weniger Untersuchungen als im Erwachsenenbereich vorliegen. Die praktische Nutzung der in diesem Altersbereich gebräuchlichen Entspannungsmethoden ist steigerungsfähig.

3.2.3 Entspannungsverfahren für Kinder und Jugendliche

Bisher verwendete Entspannungsverfahren sind:

– Autogenes Training (AT)
– Progressive Muskelrelaxation (PMR)
– Biofeedback-Verfahren
– Kombinierte Entspannungsverfahren mit Imagination, wie z. B.: Phantasiereisen zur Entspannung (Teml, 1988), Bildgetragene Kurzentspannung (Petermann & Petermann, 1991) und Relaxation and Mental Imagery-RMI (Kohen, 1984).

Für die Bewältigung von aktuellen Streßzuständen ist in Verbindung mit den genannten Entspannungsmethoden der Einsatz von *Selbstinstruktionen* bzw. formelhaften Vorsätzen interessant. Diese Selbstinstruktionen stellen ein verhaltenstherapeutisches „Werkzeug" dar, um negative Selbstgespräche bzw. Problemgedanken („worry"-Komponente), z. B. während einer Prüfung oder in einer Konfliktsituation, zu „stoppen" oder durch konstruktive Gedanken zu ersetzen. Petermann und Petermann (1993) betonen, daß Selbstinstruktionen bzw. formelhafte Vorsatzformeln effektiv in das Vorgehen, besonders bei den kombinierten Verfahren mit Imagination, integriert werden können. Einige Selbstinstruktionen, die sich für die Arbeit mit Kindern eignen, sind in der Tafel 3.9 dargestellt.

Beispiele für Selbstinstruktionen (Hannsz, 1992; Petermann & Petermann, 1993)

> **Tafel 3.9**
>
> Stop – ruhig und klar geht's wunderbar.
> Nur ruhig Blut, dann geht alles gut.
> Konzentriert geht's wie geschmiert.
> O weh, jetzt schnell eine Idee.

Für die o. g. Entspannungsverfahren konnten die im folgenden Kapitel dargestellten Indikationsbereiche, Grenzen und Kontraindikationen gefunden werden.

3.2.4 Indikationen und Kontraindikationen von Entspannungsverfahren für Kinder und Jugendliche

Indikationen:

Die genannten Entspannungsverfahren sind präventiv einsetzbar, womit eher unspezifische Wirkkomponenten zur Geltung kommen. Es erfolgt eine allgemeine Aktivitätsreduktion, was der Streßregulation im Schulkontext und der Bewältigung von akuten und chronischen Belastungen zuträglich ist (Petermann & Petermann, 1993). Die Tabelle 3.5 zeigt typische Indikationsbereiche von Entspannungsverfahren bei Kindern und Jugendlichen.

Wirkungsebenen	Indikationsbereiche
Somatischer Bereich	– Asthma bronchiale – Akute und chronische Schmerzen: Kopfschmerz, Migräne
Motorischer Bereich	– Expansive Verhaltensstörungen: aggressives Verhalten, Aufmerk- samkeits- und Konzentrationsstörungen, Hyperaktivität
Kognitiv-affektiver Bereich	– Verhaltenshemmungen: Ängste, Phobien, Zwänge

Tabelle 3.5: Indikationsbereiche von Entspannungsverfahren für Kinder und Jugendliche
(Petermann & Petermann, 1993)

Als weitere Indikationsbereiche für Kinder und Jugendliche in Abhängigkeit vom jeweils eingesetzten Verfahren konnten in der Literatur gefunden werden:

– *Imagination* zur Behandlung von *ängstlichen Kindern* (King, Cranstoun & Josephs, 1989; Ross & Petermann, 1987),
– *Selbsthypnose-Entspannungsverfahren* zur Behandlung des *Tourette-Syndroms* ([multiple motorische Tics] Kohen & Botts, 1987)
– *Imaginative Entspannungsmethoden* als Interventionsmethode bei *aggressiven und hyperaktiven Kindern* (Petermann & Petermann, 1991).

Luthe und Schultz (1969 zit. nach Krampen, 1992) geben folgende Indikationen für den Einsatz von Entspannungsmethoden im schulpsychologischen Bereich an:

– Verbesserung des Lern- und Leistungsverhaltens (z. B. erhöhte Leistungsmotivation, Selbstdisziplin und Konzentrationsfähigkeit)
– Beseitigung von neurotischen Tendenzen und Manifestationen (z. B. allgemeine Ängstlichkeit, Prüfungsängstlichkeit, emotionale Labilität)
– Verbesserung des Sozialverhaltens (als Effekte des Übens in der Gruppe)
– positive Beeinflussung der Persönlichkeitsentwicklung (über eine Verbesserung der Selbstwahrnehmung und der Wahrnehmung eigener Entwicklungsmöglichkeiten)
– Beseitigung psychosomatischer Symptome und Störungen (Schlafstörungen, Kopfschmerzen)

Kontraindikationen:

Die vorliegenden Erfahrungen bzgl. der Altersgrenze zeigen, daß die Entspannungsverfahren erst ab etwa 9 Jahren eingesetzt werden sollten. Jüngere Kinder könnten Übungsprobleme aufgrund erhöhter Ablenkbarkeit, fluktuierender Aufmerksamkeit und Angst bekommen, da sie nicht erfassen können, was mit ihnen mit welchem Ziel passiert (Ohm, 1996). Aber auch bei älteren Kindern kann es passieren, daß sie selbst nach wiederholtem Üben keinen entspannten Zustand erreichen. Sie haben Vorurteile oder negative Assoziationen, und bei dem Versuch, sich zu entspannen, reagieren sie paradox (Ängste, paradoxer Anstieg der Muskelspannung, erhöhte Erregung, Ansteigen der Herzfrequenz, unangenehmes Empfinden von Schwere und Wärme) (Lazarus & Mayne, 1990). Die Ängste, auch als *Relaxation*

Induced Anxiety (Heide & Borkovec, 1983) bezeichnet, beziehen sich u. a. darauf, die Kontrolle zu verlieren, hilflos zu sein bzw. auf das Gefühl mit einer undefinierten Bedrohung konfrontiert zu werden. Mit diesen Nebenwirkungen sollte verantwortungsbewußt umgegangen werden. Jede Art von Zwang zur Entspannung ist zu vermeiden (z. B. müssen die Augen nicht geschlossen sein), und das Vorgehen bzw. die Ziele der entsprechenden Entspannungsinduktion sollten dem Kind transparent sein. Manchmal ist es notwendig zu verdeutlichen, daß Entspannung keine zu erbringende Leistung darstellt und daß diese Haltung im Gegenteil nur hinderlich sei.

Zusätzlich zu den o. g. Nebenwirkungen sind vor der Durchführung eines Entspannungstrainings die nachfolgend genannten Kontraindikationen zu beachten (s. Tafel 3.10). Bei allen Entspannungsmethoden gibt es dabei ähnliche Kontraindikationsstellungen.

Kontraindikationen von Entspannungsverfahren

Tafel 3.10

- Langen (1973) geht von absoluten Kontraindikationen bei beginnenden endogenen Psychosen, Zwangssyndromen und bei kardial dekompensierten Patienten aus.
- Lehrer (1986) berichtet bei „small-airway"-Asthmatikern von negativen Effekten durch Entspannungsverfahren. Die Entspannung bedingt eine parasympathische Aktivierung, die die Atemwege verengt, wobei beim „small-airway"-Asthma im Gegensatz zum „large-airway"-Asthma Atembeschwerden auftreten können.
- Biermann (1975) nennt Krankheitsbilder, wie Anorexia nervosa, jugendlicher Hypochonder, psychosenahe Ich-Störung Schizoider als kontrainduziert.
- Nach einer Empfehlung des ICAT (International Committee for Coordination of Clinical Application and Teaching of Autogenic Therapy) ist das AT u. a. kontraindiziert bei folgenden Krankheitszuständen: Akute Psychosen, Postpsychotische Zustände, Involutionspsychosen, Frühstadien der Schizophrenie, Gewisse Formen der Epilepsie, Psychische Dämmerzustände, Blutende peptische Ulzera (König & Schaeffer, 1979).

Da bisher keine spezifischen Indikationen und Kontraindikationen für Yoga mit Kindern vorliegen, sind die hier dargestellten Aspekte ein Anhaltspunkt bei der Durchführung des Entspannungstrainings mit Yogaelementen.

Die Beschäftigung mit Yoga für Kinder im Rahmen eines Entspannungstrainings wurde u. a. motiviert durch die kritische Reflexion über die Ausnutzung der existierenden Entspannungsmöglichkeiten in der Schule und die dabei sichtbaren Grenzen dieser Verfahren.

3.2.5 Kritische Analyse der Entspannungsmöglichkeiten im Schulkontext

Insgesamt ist zu konstatieren, daß dem Erlernen von Entspannung in der schulischen Alltagspraxis kaum Beachtung geschenkt wird. Für die Vermittlung von Entspannung gibt es zwei Ansatzpunkte:

– Ein erster Zugang ist, Lehrer hierfür zu gewinnen und zu befähigen. Bei einer Einweisung in die Prinzipien und Methoden der Entspannung könnten Lehrer entsprechende Fähigkeiten im Unterricht gezielt einsetzen. Oft fehlt hier jedoch die Einsicht, wie notwendig und effektiv beispielsweise eine fünf- bis zehnminütige Entspannungsphase im Unterricht sein kann (s. Tafel 3.11).

Untersuchungsergebnisse zum optimalen Verhältnis von Aktivität und Entspannung

---
Tafel 3.11

– Hecht und Balzer (persönl. Mitteilung, 9/1996) fanden im Rahmen tierexperimenteller Forschungen zur Selbstregulation, daß der Organismus dann das optimale Leistungsniveau erbringt, wenn er in einer 45minütigen Arbeitsphase (entspricht einer Schulstunde) etwa sieben Minuten Zeit zur Entspannung hat. Dieses im Tierexperiment gefundene Ergebnis wartet noch auf eine Bestätigung im Humanbereich. Hecht und Balzer (1996) bieten als eine Methode zur Verbesserung der Selbstregulation den 5 bis 10minütigen Kurzschlaf („Minischlaf") an.
– Studien zur Pausengestaltung (u.a. Ulich, 1991) belegen, daß mehrere kleine Entspannungspausen einen größeren Erholungswert aufweisen als wenige längere Pausen. Dieser Befund zeigt eine Aufgabe des Lehrers auf, nämlich Möglichkeiten für mehrere kleine Entspannungspausen im Schulalltag zu schaffen. Wenn das in den regulären Pausen nicht möglich ist, so könnte es zu Beginn oder am Ende des Unterrichts geschehen.

Alltagsbeobachtungen in der Mittelschule zeigen, daß der geforderte An- und Entspannungsrhythmus oft nicht eingehalten wird. Pausen zwischen den Unterrichtsstunden sind zwar vorhanden, werden jedoch nur selten zur Entspannung genutzt. Da es fast unmöglich ist, in Pausen Entspannung zu finden, sollte es zum obligatorischen Bestandteil von Schulstunden gehören, etwas Zeit zur Entspannung einzuplanen und Schülern entsprechende Angebote zu vermitteln. Dazu gehören z. B. das Durchführen von Atemmeditationen und Phantasiereisen und das Einüben von palliativ-emotionalen Coping-Techniken, die in Belastungssituationen (z. B. bei Klassenarbeiten) oder in Konfliktsituationen eingesetzt werden können.

– Eine zweite Möglichkeit besteht darin, in den Schulen Entspannungskurse zur Streßbewältigung anzubieten. Wie sich in der vorliegenden Arbeit zeigt, stehen die meisten Schüler diesen Angeboten aufgeschlossen gegenüber, da sie merken, wie sie davon profitieren. Es muß jedoch kritisch angemerkt werden, daß die herkömmlichen Methoden (AT, PMR, kombinierte Entspannungsverfahren mit Imagination) für Kursangebote in der Schule wenig geeignet sind. Dem alterstypischen Bewegungsbedürfnis der Kinder und ihrer spielerischen Veranlagung wird mit diesen eher passiven, abstrakten und wenig handlungsbezogenen Entspannungsverfahren zu wenig Beachtung geschenkt. Nach der ersten Begeisterung kommt bei Kindern Langeweile auf, die dann meist in Frustration über das „Rumliegen" umschlägt. Es erscheint deshalb notwendig, neue Wege und Zugänge für die Entspannungsvermittlung im Schulkontext zu finden.

Einen interessanten Ansatz stellt dabei Yoga dar, „... *der[2] hauptsächlich im Erwachsenenbereich seit nicht allzu langer Zeit in Form von Entspannungstechniken in Europa eindringt"* (Dorsch, 1994, S. 882).

Yoga wird von der Psychologie und Medizin zunehmend zur Kenntnis genommen. Besonders im Erwachsenenbereich gibt es wissenschaftlich evaluierte Yogaprogramme, wobei die Wirksamkeit des Yoga in verschiedenen Bereichen, darunter auch als Methode zur Streßbewältigung bzw. zur Behandlung von Symptomen als Folge von Streß, nachgewiesen wurde (vgl. Kap. 4.4.6).

Ausgehend von den o. g. kritischen Reflexionen über existierende Entspannungsmethoden und angesichts der nachgewiesenen Wirkungen des Yoga im Erwachsenenbereich sollte der Yoga für den Einsatz bei Kindern adaptiert und auf seine Wirkungen hin untersucht werden. Yoga ist vermutlich eine affektive Regulationsmethode für Kinder, die insbesondere zur Bewältigung von Beanspruchungen und Streßzuständen und auch zur präventiven Vermeidung von Streß einsetzbar sein dürfte. Yoga weist spezielle didaktisch-methodische Merkmale auf, für die Kinder besonders offen sind:

- Attraktivität (interessante Methode aus dem östlichen Kulturkreis),
- anschaulicher, phantasievoller und erlebnisorientierter Charakter der Körper- und Atemübungen des Yoga (es macht einfach Spaß zu üben),
- Handlungsbezogenheit (Yoga kommt dem Bewegungsbedürfnis der Kinder entgegen),
- leichte Anwendbarkeit der Körper- und Atemübungen des Yoga im Alltag (kann überall geübt werden).

---

2 Yoga wird in Fachbüchern mit „der und das Yoga" bezeichnet. Hier in der Arbeit wird *der Yoga* verwendet.

4 Yoga

Yoga ist eine althergebrachte Methode aus Indien, die seit Beginn dieses Jahrhunderts zunehmend auch in Europa Beachtung findet. Einige angesehene Persönlichkeiten der westlichen Psychologie und Medizin, wie z. B. Jung, Freud und Schultz, ließen sich von dieser indischen Methode inspirieren. J. H. Schultz entwickelte, durch Yoga angeregt, das Autogene Training.

4.1 Yoga und Autogenes Training

Sharma (1983) schreibt, daß sowohl Yoga als auch AT Verbesserungen der mentalen und physischen Funktionen bewirken. Die beiden Methoden beinhalten körperliche und meditative Übungen, die zu ähnlichen physiologischen Veränderungen der Herzfrequenz, der Atmung, des Blutdruckes, im EKG und EEG führen. Yoga und AT benutzen jedoch ein verschiedenes Vokabular und besitzen unterschiedliche Sichtweisen. Fuchs (1990) gibt in seiner Dissertation über die Entwicklung des Yoga in Deutschland einen genauen historischen Abriß über das Verhältnis von Schultz, dem Begründer des AT, zum Yoga. Die folgenden Aussagen beziehen sich auf seine Recherchen:

Daß sich Schultz mit dem AT bewußt dem Yoga anschließt, erwähnt Jung in seinen gesammelten Werken zu „Yoga und der Westen" (1963). Schultz hatte intensiveren Kontakt zu dem Yoga-Forscher Hauer, den er 1930 auf dem „V. Allgemeinen Kongreß für Psychotherapie" in Baden-Baden kennenlernte, wo Hauer einen Vortrag über Yoga „im Lichte der Psychotherapie" hielt. Hauer (1930, S. 5) stellt fest:

„Der bei dem Kongreß ebenfalls anwesende Schöpfer des Autogenen Trainings J. H. Schultz bat mich um ein Kolloquium über Yoga in einem kleineren Kreis, das anregend verlief."

Schultz (1931) veröffentlichte in der ersten Ausgabe der Zeitschrift „Yoga" einen Artikel („Autogenes Training – Selbstbericht") und kündigte in diesem Zusammenhang sein Hauptwerk zum AT (erschienen 1932 in Leipzig) an. In diesem Werk bestätigt er die Verbindung seiner Technik mit dem Yoga in einem eigenen Yoga-Kapitel und im Vorwort, indem er sagt, daß *„Verbindungen unserer Arbeit mit Suggestion, Hypnose, Yoga, Gymnastik und Pädagogik wesentlich sind."* (Schultz, 1931, S. 134). Schultz propagiert dabei sein AT als „rationales Pendant zum mystisch angehauchten Yoga" (Fuchs, 1990, S. 77).

In einem Artikel „Oberstufe des AT und Raja-Yoga", in dem er Licht- und Farbwahrnehmungen seiner Probanden beschreibt, bemerkt Schultz am Ende:

„In diesem Sinne darf das Autogene Training als psychophysiologisch rationalisierter und systematisierter Yoga bezeichnet werden, womit allerdings nur ein Teilbereich des Yoga gemeint ist." (1932, S. 34).

Fuchs (1990, S. 77) interpretiert diese Aussagen so, daß dadurch die „Grenze zwischen Yoga und Autogenem Training verwischt wurde und beide Systeme eng verknüpft sind". Bemerkenswert ist die veränderte Sichtweise von Schultz kurz vor seinem Tod. So äußerte er sich 1967 (S. 166) in einem Vortrag über „Autogenes Training und Yoga": *„Es wird besonders von Journalisten sehr oft behauptet, das Autogene Training käme vom Yoga. Das ist sachlich falsch; das Autogene Training hat sich aus der ärztlichen, europäischen Hypnose entwickelt."*

Er findet Unterschiede in der Sitzhaltung, die im Yoga mehr von aktiven Spannungen „durchsetzt" sei sowie in der Atem-Einstellung (Pranayama[3]), die im AT „empfangend" ist und im Yoga durch Aktionen des Übenden „dirigiert" wird (Schultz, 1974, S. 178). Laut Schultz ergeben sich vor allem Gemeinsamkeiten in der Oberstufe des AT und Yoga.

Zusammenfassend ist festzustellen, daß sich Schultz bei der Erarbeitung seiner Methode vom Yoga inspirieren ließ. Es ist müßig, darüber zu spekulieren, welche Teile vom AT nun zum Yoga gehören. Und doch sind die Betrachtungen in diesem Kapitel erforderlich, will man Yoga nicht immer wieder als *„mystische Psychotechnik"* (Heiler, zit. nach Schultz, 1974, S. 177) interpretieren.

4.2 Begriffsdefinition des Yoga

Yoga gehört zum altindischen Kulturerbe. Erste bildliche Zeugnisse von Meditierenden in yogischer Sitzhaltung datieren aus der Induskultur (2500–1800 v. u. Z.). Es wird angenommen, daß in dieser Zeit sog. *Rishis* (Seher) schon Versenkungstechniken praktizierten, um das Bewußtsein zu erweitern und damit Erkenntnis zu erlangen. Aus diesen Erfahrungen heraus hat sich *Yoga* neben fünf weiteren indischen Weltanschauungen bzw. *Darshanas* (Mimamsa, Vedanta, Samkhya, Vaisheshika und Nyaya) im Sinne eines Selbsterfahrungssystems entwickelt. Neben den Versenkungstechniken zur Erweiterung des Bewußtseins und der philosophischen Betrachtung der Welt wurde auch die Art der Lebensführung einbezogen. Das Yoga-Wissen wurde zunächst von Lehrer zu Schüler mündlich überliefert, bevor es später niedergeschrieben wurde. Als schriftliche Quellen des Yoga gelten die *Upanishaden* (ca. 500 v. u. Z.), die *Bhavagad Gita* (ca. 400 v. u. Z.) und die *Yoga-Sutren von Patanjali* (ca. 200 v. u. Z.).

Yoga als Begriff wurde in den *Upanishaden*, d. h. den philosophischen Kommentaren zu den *Veden* („Hymnen vom Wissen"; das älteste überlieferte Schriftdokument Indiens), wörtlich übersetzt als *„Anjochen"* des Bewußtseins bzw. der Gedanken oder als Zügelung der Sinne definiert und interpretiert. Unsere Gedanken als Bestandteil des Bewußtseins wurden dabei mit „wilden Ochsen" verglichen, die mit verschiedenen, in den Upanishaden beschriebenen Techniken „angejocht", d. h. zur

---

3 Stufe der Atem-Regulierung im Yoga (Bezeichnung in der altindischen Schriftsprache *Sanskrit*).

Ruhe gebracht werden können. Ein Ziel ist es dabei, die Unwissenheit *(Avidya)* zu überwinden und das Wesen des Daseins zu begreifen.

Die *Bhavagad Gita* belegt und erläutert im Rahmen eines philosophisch-ethischen Lehrgedichts die breite Durchdringung aller Lebenssphären mit verschiedenen Yogarichtungen *(Raja-Yoga, Jnana-Yoga, Karma-Yoga, Bhakti-Yoga)*. Diese Yogarichtungen unterscheiden sich in der spezifischen Technik der auszuführenden Übungen, im Herangehen an das Problem der geistigen und körperlichen Selbstschulung bzw. im Gegenstand der Konzentration (s. Tafel 4.1).

Überblick zu den verschiedenen Yogarichtungen

Tafel 4.1

- *Raja-Yoga* ist der königliche Yoga, in den andere Richtungen einfließen. Ziel ist die Meisterung des Geistes.
- *Jnana-Yoga* ist der Yoga der Erkenntnis. Durch Meditation und Kontemplation wird der Frage nachgegangen: „Wer bin ich?".
- *Karma-Yoga* ist der Yoga des täglichen bewußten Handelns und selbstlosen Tätigseins.
- *Bhakti-Yoga* stellt den Yoga der Hingabe bzw. Demut gegenüber eines anbetungswürdigen Objektes dar und wird oft in religiösem Zusammenhang gesehen.

Die erste große systematische Zusammenfassung des existierenden Yogawissens in Schriftform erfolgte ca. 200 v. u. Z. durch die *Yoga-Sutren* von Patanjali. Die Yoga-Sutren enthalten in vier Kapiteln mit 196 kurzen Merksprüchen das wichtigste Wissen über Yoga, unabhängig von der Religion des Übenden. Sie haben somit eine atheistische Ausrichtung. In den *Yoga-Sutren* sind u. a. wichtige Hinweise zur Lebensweise, zur Übungspraxis und zur Funktionsweise des Denkens in Verbindung mit der Atmung und dem Körper enthalten.

Patanjali (zit. nach Bäumler, 1985, S. 21) definiert Yoga im Yoga-Sutra I/2 als:
„yogas citta vrtti nirodhah[4]".

Übersetzt werden kann es als das Verlangsamen *(Nirodhah)* der wählenden Bewegung des Denkens *(citta-vrtti)* oder als das „zur-Ruhe-bringen" der geistig-seelischen Bewegungen bzw. Gedanken. Das Ziel stellt dabei die Kontrolle und Beherrschung der geistig-psychischen Fähigkeiten dar. Es wird deutlich, daß es im Yoga um bestimmte Erfahrungen der konzentrativen Versenkung mit unterschiedlichen Ausprägungsgraden geht. Für das Erreichen dieser Versenkungszustände gibt es im *klassischen Yoga (Raja-Yoga; achtgliedriger Yoga)* einen Übungsweg, der aus acht miteinander verflochtenen Gliedern (Astangas) besteht.

---

4 Zitate von Patanjali werden in dieser Arbeit in Sanskrit dargestellt, danach ins Deutsche übersetzt und interpretiert.

4.3 Glieder des klassischen Yoga

Der achtgliedrige, klassische Übungsweg des Yoga wurde von Patanjali (zit. nach Bäumler, 1985) in den Yoga-Sutren systematisch zusammengefaßt und beschrieben. Patanjali hat zum ersten Mal auf nicht-religiöse und aus heutiger Sicht wissenschaftliche Weise das bis zu diesem Zeitpunkt (200 v. u. Z.) angesammelte Wissen bzw. die Erfahrungen zum Yoga schriftlich niedergelegt. Die acht Glieder sind als ein zusammenhängendes System von Übungs- und Verhaltensregeln aufzufassen, um seelisch-geistige Bewegungen zur Ruhe zu bringen und konzentrative Versenkungszustände zu erreichen. Die Glieder bilden dabei keine Übungshierarchie, die nacheinander abgearbeitet werden soll, sondern sie stellen ein geschlossenes System von gleichzeitig aufeinander bezogenen und sich ergänzenden Elementen dar. Die Glieder des klassischen Yoga sind in der Tafel 4.2 erläutert:

Glieder des klassischen Yoga (Patanjali, zit. nach Bäumler, 1985)

Tafel 4.2

1. Glied – **Yama** (Verhaltensempfehlungen gegenüber anderen; Yoga sutra II/30):

Beinhaltet fünf allgemeingültige Verhaltensempfehlungen *(Yamas)*, die die Beziehung zu anderen fördern und unterstützen sollen: *Ahimsa:* Gewaltlosigkeit in Worten und Taten, *Satya:* Wahrhaftigkeit, *Asteya:* Nicht-Stehlen, *Bramacharya:* Mäßigung und Beherrschen der Triebe, Bedürfnisse im Sinne einer vernünftigen Selbstdisziplin, *Aparigraha:* Sich unabhängig machen von materiellen Besitzgütern, sie jederzeit loslassen können, dennoch für das, was einen umgibt, Verantwortung übernehmen.

2. Glied – **Niyama** (Verhaltensempfehlungen gegenüber sich selbst; Yoga-Sutra II/32):

Bezieht sich auf fünf Verhaltensgewohnheiten *(Niyamas)* sich selbst gegenüber. *Sauca:* Sauberkeit des Körpers und der Umgebung, gesunde Ernährung, *Samtosa:* Zufriedenheit durch positive, konstruktive Gedanken (Forderung: „Ersetze jeden negativen Gedanken durch einen positiven", Vermeidung von Ärger, Gier, Bosheit und Neid; Zufriedenheit entwickeln durch innere Freude und Unabhängigkeit von materiellen Dingen), *Tapas:* Ausbildung von Geduld, Ausdauer und Willenskraft, *Svadhyaya:* Studium der Schriften und Überprüfung ihrer Wahrheit durch Selbststudium, sich beobachten und kennenlernen, *Ishwara Pranidhana:* Liebe, Hingabe, Überwindung der Ich-Bezogenheit und Streben nach Wahrheit.

3. Glied – **Asana** (Körperhaltungen; Yoga-Sutra II/46):

Dieses Glied behandelt die Körperhaltungen (Asana) des Yoga, die nach Patanjali „fest und bequem sein sollen" *(Yoga-Sutra II/46)*. Der Begriff *Asana* leitet sich aus der Sanskrit-Wurzel *„as"* ab, was „sitzen" heißt. Sinn bzw. Hauptziel der Asana ist die Erreichung der Harmonisierung von Körper und Geist und die Vorbereitung auf die weiteren Glieder, besonders der Meditation. Eine nähere Ausführung zu den Asana sind im Kapitel 4.4.1 zu finden.

4. Glied – **Pranayama** (Atemstudium; Yoga-Sutra II/49 bis II/53):

- Das *Yoga-Sutra II/49* definiert Pranayama als *„tasmin sati svasa-prasvasayor gati-vicchedah pranayamah"*. Wörtlich übersetzt heißt es „Ausdehnung, Verlängerung des *Prana"*. Mit Prana ist im traditionellen Sinne eine Lebensenergie gemeint, die mit der Atmung aufgenommen und reguliert wird.
- Vielfach wird dieses Glied auch als Stufe der *Atemregulierung* bezeichnet.
- Im *Yoga-Sutra II/50* wird beschrieben, wie die Atemregulierung ablaufen sollte. Sie soll gleichmäßig (durch Zählen) erfolgen und besteht aus den Vorgängen des Ausatmens, Einatmens und Anhaltens (Kumbhakha). Weiter wird betont, daß die Atemregulierung lang und subtil ist und daß Ort, Dauer und Zählung der Atmung dabei beobachtet werden. Typische Pranayama sind Ujjayi, Nadi Shodhana, Bhastrika, Kapalabhati.
- Im *Yoga-Sutra II/53* wird schließlich das Ziel der Atemregulierung durch Patanjali erläutert. Durch die Atemregulierung entsteht die Fähigkeit zur Konzentration des Denkens *(„dharanasu ca yogyata manasah")* und es wird auf die Glieder 5 und 6, nämlich auf die Meditation vorbereitet. Grof (1987) verdeutlicht die Bedeutung von Atemtechniken für Bewußtseinsveränderungen. Auf die Bedeutung des Atmens für die Entspannung und Beruhigung der Gedanken sowie auf spezielle Atemtechniken für Kinder und Jugendliche wird in den Kapiteln 4.4.3 und 4.5.3 hingewiesen.
- Das Üben der Asana bereitet die Atemregulierung vor.
- Ebert (1986) definiert die Pranayama-Stufe als die Beherrschung der Bewegung des Aus- und Einatmens.
- Blitz (1983, S. 26) interpretiert Pranayama wie folgt:
  „Wenn die Asana recht geübt worden ist, so hat man das Verlangen, sich zu setzen und bewegungslos zu werden. Man kommt mit seiner Atmung in Kontakt, die unseren Pulsschlag tief innen widerspiegelt".

5. Glied – **Pratyahara** (Zurückziehen der Sinne; Yoga-Sutra II/54 und II/55):

Hier geht es um das Zurückziehen der Sinne von äußeren Objekten, da das Denken sich nur so beruhigen kann. Daraus erwächst die höchste Beherrschung der Sinnesorgane. Die psychologisch exakte Übersetzung heißt: „Nicht-Verbinden der Sinnesorgane mit den Objekten ihres Bereiches" (Ebert, 1986, S. 15).

6. Glied – **Dharana** (Konzentration; Yoga-Sutra III/1):

Aktive und bewußte (willentliche) Hinlenkung der Aufmerksamkeit auf ein Objekt, einen Gegenstand oder die Tätigkeit, wobei das Denken völlig „unbewegt" bleibt. D. h. es erfolgt die bewußt gesteuerte Konzentration bzw. Fokussierung und das Gerichtethalten des Denkens auf einen bestimmten Punkt.

7. Glied – **Dhyana** (Meditation; Yoga-Sutra III/2):

Die Aufmerksamkeit fließt ohne aktives Zutun bzw. Aufwand zum Objekt. Dies geschieht passiv. *Dhyana* heißt genau übersetzt: „Nachsinnen", „Vorstellen", „Betrachten" und wird meistens als *Meditation* übersetzt.

8. Glied – **Samadhi** (Höchstes Bewußtsein; Yoga-Sutra III/3):

Verschmelzung des Meditierenden mit dem Objekt. Die normalerweise empfundene Subjekt-Objekt-Dualität wird aufgehoben. In der Literatur wird betont, daß es schwer ist, dieses Glied zu beschreiben, da es eine sehr individuelle, selten erlebte Erfahrungsstufe darstellt. Die richtige Übersetzung von *Samadhi* ist umstritten, und es lassen sich unterschiedliche Wortmarken dafür finden.

Die Glieder 6–8 (Dharana, Dhyana, Samadhi) existieren nicht unabhängig voneinander und der Übergang zwischen ihnen verläuft fließend. Gemäß dem Yoga-Sutra III/4 werden sie auch unter dem Sammelbegriff *Samyama* zusammengefaßt.

Als Yogalehrer kann man den Schüler nur bis Dharana (Konzentration) aktiv führen und damit die Voraussetzungen für das Erreichen von Dhyana und Samadhi (7. und 8. Glied) schaffen. Das Erleben dieser beiden Glieder kann nicht aktiv herbeigeführt werden, sondern geschieht passiv.

4.4 Hatha-Yoga

Als eine Einstiegsmöglichkeit in den klassischen Yoga wurde im 11. und 12. Jahrhundert der Hatha-Yoga entwickelt. Als Begründer des Hatha-Yoga werden Goraksanath und Matsyendranath angegeben. Heute verfügbare traditionelle Hatha-Yoga-Schriften sind die *Hathayogapradipika*, die *Shivasamhita* und die *Gherandasamhita*, die im 11. bis 17. Jh. entstanden. Sie können als ergänzende Spezialschriften zu den Asana- bzw. Pranayama-Gliedern des klassischen Yoga verstanden werden. Der Begriff *Hatha* meint die Vereinigung der Polaritäten „*Ha*" (Sonne) und „*Tha*" (Mond) und kann interpretiert werden als das Herstellen der Harmonie von Körper und Geist. Diese Harmonie stellt bereits nach traditioneller Auffassung in den Hatha-Yoga-Texten die Voraussetzung für gesundes Leben dar. Dadurch werde der Mensch unempfindlicher gegen Störungen, die zu Unwohlsein und Krankheit führen. Pasek und Romanowski (1971, zit. nach Ebert, 1986, S. 132) führen diese Wirkung auf den durch Hatha-Yoga erreichten Homöostasezustand zurück, „... *der gewährleistet, daß alle das physiologische Gleichgewicht sichernden Mechanismen fehlerlos funktionieren*". Die Einheit von Körper und Psyche wird im Hatha-Yoga vor allem durch die Glieder drei (Asana) und vier (Pranayama) des *achtgliedrigen Yoga* erreicht.

Im westlichen Kulturkreis ist der Hatha-Yoga oft als Methode zur Körperertüchtigung ausschließlich auf das Durchführen der Asana als Gymnastikübung reduziert worden. Zahlreiche Fitness- und Schlankheitsprogramme mit Yogaübungen zeugen von dieser Entwicklung. Die Bedeutung der Asana geht jedoch über den bloßen Aspekt des Körpertrainings hinaus, wie das nächste Kapitel zeigt.

4.4.1 Grundlagen der Asana

Begriffsbestimmung zu den Asana:

Wenn man die historische Entwicklung der Asana betrachtet, so liegt der Ausgangspunkt bei der Sitzhaltung. Das wird bei Patanjali deutlich, der die Asana als festen, stabilen Sitz bezeichnet (zit. nach Bäumler, 1985; Yoga-Sutra II/46). Erst in den bereits genannten Hatha-Yoga-Texten *Hathayogapradipika* (15 Asana) und *Gheranda-Samhita* (32 Asana) werden außer der Sitzhaltung weitere Körperhaltungen genannt. In den Yoga-Schriften der Neuzeit kommen viele Yogahaltungen hinzu. So finden sich z. B. 88 Asana bei Mukerji und Spiegelhoff (1971) und sogar 300 Asana bei Iygengar (1969). Wie aus dem klassischen Raja-Yoga-System (achtgliedriger Yoga) ersichtlich wird, dient die Asana zur Vorbereitung für *Pranayama* und schießlich der *Meditation*. Asana bedeutet „Stellung der Ruhe" (Jahn 1990, S. 39). Mit der Ausführung der *Asana* sollen die Gedanken zur Ruhe gebracht bzw. *angejocht* werden. Beim *Pranayama* erfolgt das mit Hilfe des Atems, bei den Gliedern 6–8 (*Dharana, Dhyana, Samadhi*) auf einer noch feineren Konzentrationsebene.

Übungshinweise bei der Ausführung von Asana:

Für die Ausführung der Asana geben die Yoga-Sutras II/46 und II/47 von Patanjali (zit. nach Bäumler, 1985) grundlegende Übungshinweise:

a) **Yoga-Sutra II/46:** *Sthira Sukham Asanam* (Stabilität, Aufmerksamkeit, Glück, Haltung)
   Dieses Yoga-Sutra besagt, daß eine Asana „fest und angenehm sein sollte. Wenn

man sich in eine Asana begibt, dann soll man sich darin wohlfühlen und trotzdem fest und konzentriert in der Haltung sein. Bäumler (1983, S. 129) kommentiert diesen Zustand wie folgt: *„In dieser yogischen Haltung (Asana) befindet man sich in einem Geisteszustand, der in Harmonie mit dem unendlichen Ruhezustand ist".*

b) **Yoga-Sutra II/47:** *Prayatna Saithilya Anantya Samapattibhyam* (Bemühung, locker, Konzentration nach innen, innere Achtsamkeit)

Im diesem Yoga-Sutra wird gesagt, wie man diese Qualität der Asana erreicht und wie man die Asana üben sollte (3 Aspekte):

– Die Bemühung sollte leicht sein *(Prayatna Saithilya)*, Schmerz und Muskelzittern sind zu vermeiden, wobei das „kleine Lächeln" während der Übungsausführung den Erfolg dieser Bemühung sichert. Das ist mit einer akzeptierenden Haltung für eigene Grenzen verbunden. Bei starken Dehnungen zeigen z. B. Schmerzen an, daß man an Grenzen kommt, die man akzeptieren muß. Sie können jedoch durch Üben hinausgeschoben werden, indem man sich an die Grenze herantastet und im Moment der maximalen Dehnung durch Entspannung versucht, sie zu verschieben. Die Asana sollen langsam eingenommen werden. Wenn längere Zeit in der Asana verharrt wird, sollte so wenig wie möglich Kraft zur Stabilisierung der Haltung aufgewendet werden, d. h. es sollte auf die maximal mögliche muskuläre Relaxation der nicht unmittelbar für die Aktion benötigten Muskeln geachtet werden.

– Das erfordert innere Achtsamkeit und Konzentration *(Anantya Samapattibhyam)*. Die Konzentration des Übenden sollte sich nach innen bzw. auf die Ausführung der Übung richten. Diese *innere Achtsamkeit* beim Yogaüben, d. h. die bewußte und dabei entspannte Ausführung der Asana ist für das Lernen des konzentrierten und bewußten Tätigseins, aber auch für das Wahrnehmen von Verspannungen und von Grenzen bedeutsam. Es werden vom Übenden nach und nach innere Funktionen des Körpers wahrgenommen, wie z. B. Atmung, Herzschlag, Muskeltonus. Diese Sensibilitätsentwicklung trägt dazu bei, daß z. B. die Bedeutung der muskulären An- und Entspannung sowie der Atmung für die Entspannung bewußt werden.

– Die innere Achtsamkeit soll sich beim Üben der Asana auf die Atmung richten. Während der Asana-Ausführung soll der Atem *fließen*, d. h. es soll regelmäßig und entspannt möglichst mit der Nasen-Zwerchfellatmung (Bauchatmung) ohne Anhalten weitergeatmet werden. Bei der dynamischen Ausführung der Asana im Rahmen einer Yogareihe (z. B. Sonnengebet, s. Kap. 6.1.2) sollte die Bewegung harmonisch mit der Ein- und Ausatmung gekoppelt sein, wobei der Atem als Taktgeber dient, nach dem sich die Bewegung richtet *(Forderung* des Yogalehrers an den Übenden: *„Dein Atem führt die Bewegung und nicht umgekehrt!").*

Zusammenhang von Körper und Psyche beim Üben der Asana:

Auf der Asana-Stufe wird davon ausgegangen, daß körperliche Spannungszustände und psychische Verfassung einander widerspiegeln. Die psychogene Überlagerung des Muskeltonus bei Zuständen von Angst, Streß und Unruhe kann durch das An- und Entspannen in den Asana, ähnlich der PMR, gelöst werden. Dadurch kommt es auch zur psychischen Entspannung. Vertiefende Aspekte zur Beziehung zwischen körperlicher Haltung und psychischer Verfassung bzw. Muskelverspannung und Lösungsmöglichkeiten durch Asana sind in Tafel 4.3 dargestellt.

Aspekte der Beziehung zwischen körperlicher Haltung, psychischer Verfassung und Asana

Tafel 4.3

- Die muskulären Spannungen infolge von Streß manifestieren sich nach Auffassung von Echlin (persönl. Mitteilung, 11/96) besonders im großen und kleinen Brustmuskel und in der Trapezmuskulatur und können mit entsprechender Dehn- und Entspannungsarbeit (durch Asana) in diesem Bereich gelöst werden. Für diese von Yogalehrern immer wieder geäußerten Beobachtungen gibt es keine wissenschaftlichen Befunde, d.h. der Zusammenhang zwischen erhöhtem Muskeltonus in der Brustmuskulatur und Streß ist zwar beobachtet, jedoch nicht nachgewiesen worden. Diesen Nachweis zu führen, ist methodisch schwer umsetzbar. Es wird betont, daß Streßzustände eine diffuse Tonuserhöhung der Muskulatur nach sich ziehen.
- Als Beispiel für den Zusammenhang zwischen körperlicher Haltung und psychischer Verfassung führen Unger und Hofmann (1984) einen gekrümmten Rücken oder hoch- bzw. zusammengezogene Schultern an. Dies kann ein entsprechender Körperausdruck für langandauernde Belastungen, für Streß bzw. Bedrohungen sein. Eine intensive Arbeit an der Lockerung bzw. Weitung des Schulter- bzw. Brustbereichs (u.a. durch Kobra / Bhujangasana, Fisch / Matsyasana) und eine Aufrichtung der Wirbelsäule durch Asana löst auch psychologische Veränderungen im Sinne der emotionalen Spannungslösung und der inneren Aufrichtung aus.

Klassifikation der Asana:

Hinsichtlich einer Klassifikation der existierenden Asana erweist sich je nach der Ausrichtung des Rumpfes im Raum sowie der Dynamik bzw. Statik der Ausführung die Unterscheidung von acht Asana-Gruppen als sinnvoll, die in Tafel 4.4 dargestellt sind:

66

Die acht Asana-Gruppen (Ebert, 1986)

Tafel 4.4

1. Entspannungshaltungen im Liegen
2. Sitzhaltungen
3. Umkehrhaltungen
4. Rumpfdrehungen
5. Rumpfbeugen nach vorn
6. Rumpfbeugen nach hinten
7. Balanceübungen
8. Dynamische Bewegungsabläufe (abgeschlossene Bewegungszyklen)

Anmerkung: Die achte Asana-Gruppe wurde vom Autor hinzugefügt.

Die praktizierten Asana lassen sich als Varianten dieser Grundtypen einordnen.

4.4.2 Physiologische Aspekte der Asana

Im folgenden sollen einige Ziel- bzw. Wirkaspekte der Asana aus physiologischer Sicht besprochen werden. Sie beziehen sich vor allem auf die
- Entspannungswirkung,
- leistungsphysiologischen Wirkungen,
- sensomotorischen Wirkungen,
- somatosensiblen Wirkungen,
- physikalischen Wirkungen.

Entspannungswirkung der Asana:

Hinsichtlich der Entspannungswirkung der Asana können folgende Aspekte genannt werden (die jedoch nicht unabhängig voneinander gesehen werden sollen):

– *Entspannung durch passive Konzentration auf die Asana:*

Durch die passive Konzentration des Übenden auf die Ausführung der Asana werden auch der vegetative sowie der motorische Tonus, gemäß der Gesetzmäßigkeiten der psychophysiologischen Triade (s. Kap. 3.2.1), gesenkt und damit Entspannung erreicht. Karambalkar (1969, zit. nach Funderburk, 1977) konnte bei der bewußten Ausführung von Asana eine signifikante Abnahme der EMG-Potentiale feststellen (Indikator für größere Entspannung). Die passive Konzentration bei der Ausführung der Asana ist auch Voraussetzung für die weiter zu nennenden Aspekte.

– *Entspannung durch Senkung des Muskeltonus in der Nachspürphase:*

Durch An- und Entspannung der Muskeln beim Asana-Üben (ähnliches Prinzip wie bei der PMR) wird der Muskeltonus gesenkt und Entspannung erreicht. Während der Asana kommt es zur Muskelanspannung der beteiligten Muskelgruppen. Der erhöhte Muskeltonus wird in der Nachspürphase entspannt und somit der Muskeltonus herabgesetzt.

– *Entspannung durch Atemarbeit während der Asana:*

Zwei Aspekte:

1. Im Yoga wird gefordert, trotz der Beanspruchung in der Asana den Atem weiter ruhig fließen zu lassen. Dieses Atemmuster wird vom Übenden erlernt, was für den Alltag bedeutsam ist. Denn es ist oft so, daß bei einer körperlichen Anspannung der Atem angehalten oder unregelmäßig weitergeatmet wird. Das führt zu psychophysischen Spannungszuständen.
2. Die An- und Entspannung der Muskulatur bei der Übung der Asana wird in Verbindung mit der Atmung durchgeführt. Als eine mögliche Grundregel gilt, daß beim Einatmen angespannt und beim Ausatmen entspannt wird. So wird z. B. in einer Drehhaltung in der Einatemphase aktiv gedreht und in der Ausatemphase sollte entspannt werden. In dieser Lockerheit soll noch weiter gedreht werden. Auch hier wird also die Ausatemphase zur Entspannung genutzt. Man entspannt in dieser Phase die Muskeln, die man nicht braucht und kann sich dadurch besser drehen.

– *Langfristige Entspannungswirkungen der Asana:*

Hinsichtlich der langfristigen Entspannungswirkung infolge von Yoga-Trainingsprogrammen stellt Ebert (1986) fest, daß durch die regelmäßige Ausführung der Asana und Pranayama eine Verschiebung des vegetativen Ruhetonus in Richtung Vagotonus (trophotroper Zustand, Entspannung) erreicht werden kann. Gestützt wird diese Aussage durch Stegmann (1971) aus dem Bereich des Sports. Er bestätigt, daß eine regelmäßige sportliche Betätigung langfristig zu einer Vagotonisierung des vegetativen Ruhetonus (Entspannung) führt. Obwohl über die Mechanismen dieser adaptiven Veränderung nichts Sicheres bekannt ist, gibt es die Hypothese (Stegmann, 1971), daß es durch die regelmäßige Bewegung zu einem ökonomisierten Muskelstoffwechsel und infolgedessen zur Zurücknahme der afferenten Entladungen von den Muskelrezeptoren kommt. Dadurch wird eine Bremsung des sympathischen Kreislaufantriebes erreicht, die auf den gesamten vegetativen Tonus ausstrahlt. Gharote (1971, zit. nach Funderburk, 1977) zeigte anhand ausgewählter vegetativer Parameter (Herzfrequenz, Blutdruck, Atemfrequenz), daß unter der Einwirkung von langfristigem Yogaüben eine Vagotonisierung tatsächlich stattfindet.

Leistungsphysiologische Wirkungen:

– Es wurde eine deutliche Steigerung der Ausdauerleistungen infolge regelmäßigen Yogaübens in einigen Studien diagnostiziert (Raju et al., 1986; Ray, Hegde & Selvanmurthy, 1986; Salgar, Bisen & Jinturkar, 1975).

– Bei der Durchführung der Asana steigen sowohl der Energieumsatz als auch die Atem- und Herzfrequenz bzw. der Blutdruck leicht an. Die Sauerstoffaufnahme erhöht sich maximal auf das Doppelte des Grundumsatzes (Mukerji & Spiegelhoff, 1971). In dieser Hinsicht stellt die Asana eine leichte Beanspruchung dar, die allerdings viel geringer ist als bei sportlichen Tätigkeiten. Diese Einschätzung findet sich übereinstimmend in verschiedenen Studien.

Beanspruchung und Entspannung – Wie paßt das zusammen?

Zwei Aspekte:

1. Ähnlich wie bei Sportübungen stellt sich nach dem Üben der Asana, wenn die Möglichkeit bzw. die Zeit zur Entspannung gegeben wird (Nachspüren), eine Tiefenentspannung als unmittelbarer Nachwirkungseffekt ein (Ebert, 1986). In diesem Wirkungszusammenhang spielt ebenfalls der durch muskuläre An- und Entspannung gesenkte Muskeltonus nach einer Asana eine Rolle.
2. Es besteht die Forderung an den Übenden, die nicht beanspruchten Muskeln in der Asana zu entspannen. Die Asana soll mit einem Energieaufwand ausgeführt werden, der so klein wie möglich ist. Der Krafteinsatz wird dabei im Sinne der *sensomotorischen Regelung* optimiert, die im folgenden beschrieben wird.

Sensomotorische Wirkungen:

– Bei der Durchführung von Asana treten Kräfte (u. a. elastische Kräfte und die Schwerkraft) auf, die, wenn sie ungehindert wirken könnten, die Position der Glieder verändern würden. Damit das nicht geschieht, erzeugen die Muskeln Gegenkräfte, die durch das ZNS im Sinne eines sensomotorischen Regelsystems gesteuert werden. Diese sensomotorische Regelung kann nur erfolgen, wenn das ZNS die richtigen Informationen über den Erfolg bzw. Mißerfolg der Steuerung bekommt, d. h. wenn eine Rückkopplung über die Gliederpositionen und deren Abweichungen von einer intendierten Körperstellung erfolgt. Je geringer die daraufhin zu erfolgenden Korrekturen sind, desto besser ist die Regelung. Die Ursache für zu viel Krafteinsatz bei einer Haltung ist eine weniger gute sensomotorische Regelung.
Beim Üben der Asana wird gelernt, immer weniger Kraft im Halten der gleichen Position (Balancekomponente der Asana) aufzuwenden. Die Leistungsfähigkeit des sensomotorischen Regelsystems wird somit erhöht, was gleichbedeutend mit einer Verbesserung der Balancefähigkeit ist. Die Sensibilität des Reglersystems wird gesteigert, indem die Abweichungen vom Soll-Zustand schneller festgestellt und ausgeglichen werden. Es zeigt sich, daß diese Leistungssteigerungen der Balance (es wird mehr Ruhe in die Haltung gebracht) durch die psychische Funktion der Konzentration ausgelöst werden. Durch das konzentrierte Üben der Asana wird u. a. das sensomotorische Regelsystem verbessert, was umgekehrt ebenso zur Steigerung der Konzentrationsfähigkeit beiträgt (Trainingseffekt).

„Je besser man sich konzentriert, um so müheloser gelingt die Haltung – wer lange genug Asana geübt hat, hat seine Konzentrationsfähigkeit verbessert." (Ebert, 1986, S. 56)

Als besonders konzentrationsschulend werden vor allem die Balancehaltungen (Baum, Krähe) angesehen (Ananda, 1980). Es soll jedoch betont werden, daß alle Asana einen Balanceaspekt haben. Die sensomotorische Wirkung des Yoga wird durch die in der Tafel 4.5 dargestellte Untersuchung von Hirai bestätigt:

Bestätigung der sensomotorischen Wirkung von Yoga anhand einer Untersuchung von Hirai (1975)

Tafel 4.5

In einer Untersuchung von Hirai (1975) zeigte sich, daß meditierende Zen-Mönche in der klassischen Sitzhaltung weniger spontane Körperbewegungen ausführen als Anfänger. Den Sollwert stellt die Aufrechterhaltung der Ruhelage dar, die als Regelaufgabe vom sensomotorischen System gehalten werden muß. Die Abweichung von diesem Sollwert ist ein Maß für die Güte des sensomotorischen Regelsystems. Bei längerem Üben mit passiver Konzentration (Beispiel der Zen-Mönche, s. u. Abb.) werden die Abweichungen vom Sollwert geringer und somit wird die Regelung optimiert. Man ist ruhiger, balancierter, ausgeglichener.

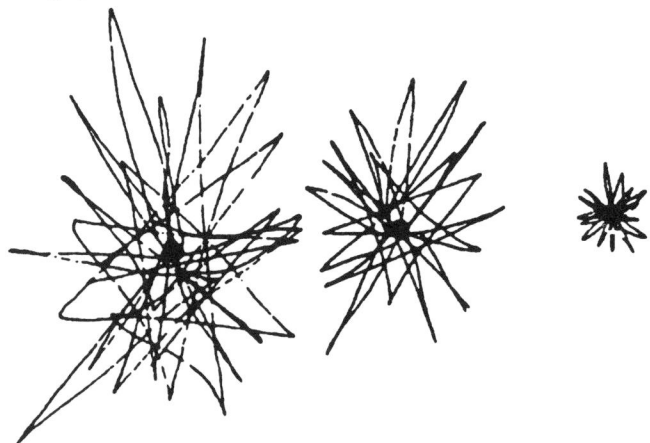

Abb.: Aktogramme der spontanen Kopfbewegungen im Fersensitz bei einem neurotischen Patienten (links), einer Normalperson (Mitte) und einem meditierenden Zen-Mönch (rechts).

– Die bewußte Ausatmung trägt ebenfalls zur o. g. Regleroptimierung bei, da die *Verteilung des Haltetonus im skelettmotorischen System* stark durch die *bewußte Atmung* beeinflußt wird. Im Yoga wird eine verlängerte tiefe Ausatmung zur Vertiefung der Entspannung empfohlen. Besonders die Ausatem-Aktion ist stark mit skelettmotorischer und damit auch psychischer Entspannung gekoppelt, da während der Expiration die Erregbarkeit vieler Neuronen geringer ist (Dostalek & Lepicovska, 1982). Bei der Einatmung verhält es sich umgekehrt.

– Bei der Ausführung einer Asana-Serie ergeben sich extreme Gelenkauslenkungen und damit verbundene Muskeldehnungen zwischen den Gelenken des Körpers. Dadurch wird der aktive und passive Bewegungsapparat, der im Alltag meist nur einseitig belastet wird, vollständig betätigt und einer Fehlbeanspruchung vorgebeugt.

– Infolge der unterschiedlichen Lage des Kopfes im Raum bei den Asana bzw. der dabei bewußt herbeigeführten Entspannung aller nicht benötigten Muskeln erfolgt ebenfalls eine Schulung bzgl. der Koordination der vom Vestibularapparat ausgehenden motorischen Reflexe und Wirkungen.

Somatosensible Wirkungen:

Es kann davon ausgegangen werden, daß bei der Durchführung eines durchschnittlichen Hatha-Yoga-Programms (wie z. B. der hier im Training verwendeten Rishikesh-Reihe) sämtliche Gelenke in jeder Richtung beansprucht werden und die Tiefensensibilität geschult wird. Das hat folgende Wirkungen:

– *Steigerung der Wahrnehmung des eigenen Körpers:*

Es wird immer wieder festgestellt, daß die Körperempfindungen (Somatosensibilität) durch das Üben der Asana intensiver und genauer werden. Folgender sinnesphysiologischer Erklärungsansatz liegt dafür vor:

Die Rezeptoren in den Muskeln, Sehnen und Gelenken (Propriozeptoren) und die Hautrezeptoren, die die Dehnung und Spannung der Haut registrieren, tragen zur Signalisierung der Körpersituation bei. Die afferenten Signale aus diesen Rezeptoren werden im Thalamus und in der Großhirnrinde gemeinsam verarbeitet, so daß z. B. der Arm cortical abgebildet werden kann. Das subjektive Korrelat dieser sensorischen Abbildung ist das *Körperschema*. Durch die Beanspruchung der o. g. Rezeptoren infolge von Asana erfolgt ein Training und eine Verfeinerung der subjektiven Abbildung des Körperschemas.

– *Massagefunktion der Asana:*

Die afferenten Informationen der Viszerorezeptoren, die über den Zustand der Eingeweide informieren (Empfindung der Magenfüllung, der Blutfüllung der Leber, der Lage der inneren Organe zueinander) sind mit den Afferenzen der Haut im Hinterhorn desselben Rückenmarksegments verschaltet. Das führt dazu, daß Störungen innerhalb der Eingeweide bzw. der Organe sich in Form von viszeromotorischen Reflexen (z. B. Abwehrspannung, Schonhaltung) in bestimmten Hautbereichen des Körpers (Reflexzonen, Headsche Zonen) widerspiegeln. Durch die Ausführung der Asana können diese reflektorischen Spannungen im Hautbereich im Sinne einer *Reflexzonenmassage* gelöst und damit auf die gestörten Organsysteme Einfluß genommen werden. Diese systematische Stimulation reflexogener

Zonen führt zu einer habituellen Verminderung ihrer Reaktivität (Dostalek & Lepicovska, 1982).

– *Vitalisierende Effekte durch Asana:*

Durch das Üben der Asana werden afferente Informationen im Hirnstamm über Kollateralen zu den unspezifischen Systemen der *Formatio reticularis* verstärkt geleitet und lösen dort eine Weckreaktion im Sinne einer allgemeinen Aktivierung des ZNS (arousal-Reaktion) aus. Dieser Zusammenhang wird durch ein oft beschriebenes Frischegefühl nach dem Üben der Asana und durch EEG-Befunde (Roldan & Dostalek, 1983) bestätigt.

Physikalische Wirkungen:

Die physikalischen Wirkaspekte befassen sich mit den Auswirkungen, die ohne die Vermittlung des peripheren und zentralen Nervensystems zustande kommen.

– Infolge des Übens der Asana ergeben sich in den Körperhöhlen Thorax und Abdomen statische Druckänderungen, die sich auf den Kreislauf auswirken. So kommt es z. B. zu einem Blutdruckanstieg während der Asana der Rishikesh-Reihe, außer bei Fisch- und Pflughaltung (Murkerji & Spiegelhoff, 1971). Eine Kontraindikation ergibt sich bei Umkehrhaltungen (Kopfstand, Schulterstand) in besonderem Maße bei bestimmten Formen von Hypertonie, da es dort zu einer extremen Druckumverteilung kommt.

– Durch den Druck auf den Thorax (u. a. bei Vorbeugen und Umkehrhaltungen) werden das Zwerchfell und die Ausatmungsreaktion trainiert. Es kommt so zu einer verbesserten Ausatmung, wodurch auch eine bessere Einatmung gewährleistet ist.

– Durch die extreme Gelenkbeugung bzw. durch Abklemmungsphänomene in den Körpergeweben durch das Körpergewicht infolge von Asana erfolgt eine Minderdurchblutung in den betreffenden Geweben, die ihrerseits eine zeitlich darauf einsetzende Verbesserung der Durchblutung dieser Gewebe nach sich zieht (*reaktive Hyperämie*). Es wird angenommen, daß bei der Ausführung eines ausgewogenen Asana-Programms die Hyperämieeffekte in allen Extremitäten und im Körperinneren in den Eingeweiden auftreten. Das ist mit einer allgemeinen Stoffwechselintensivierung und Aufwärmung verbunden und geht konform mit den subjektiven Einschätzungen von erlebter Wärme bei Yogaübenden.

Nachdem in den letzten Kapiteln einige Aussagen über die verschiedenen Aspekte der Asana erörtert wurden, soll im nächsten Kapitel der Atmungsaspekt näher untersucht werden.

4.4.3 Pranayama und der Atmungsaspekt beim Hatha-Yoga

Im Yoga wird betont, daß die Atmung das Verbindungsglied zwischen Körper und Psyche darstellt. Durch die Arbeit mit dem Atem (Pranayama) findet der Übende

Zugang zu seinen Emotionen und kann sie kontrollieren. Einführende Bemerkungen zum Pranayama wurden bereits im Kapitel 4.3 gemacht. Hier sollen weitere, im Zusammenhang mit Entspannungseffekten stehende Aspekte der Atmung betrachtet werden.

Auffassungen über den Zusammenhang zwischen Ausatmung und Entspannung:

– Patanjali beschreibt den Zusammenhang zwischen Ausatmung und Beruhigung des Geistes im **Yoga-Sutra I/34**: *„pracchardana-vidharanabhyam va pranasya"* (zit. nach Bäumler, 1985, S. 62). Dieser Yoga-Sutra bringt zum Ausdruck, daß man die Gedanken beruhigen kann, wenn man ausatmet und nach der Ausatmung den Atem anhält.
– Die Ausatmung wird mit der Zwerchfellatmung (Bauchatmung) realisiert. Durch die Brustatmung kann keine Entspannung erreicht werden. Der Unterschied zwischen Brust- und Bauchatmung sollte dem Übenden bekannt sein, und die Bauchatmung sollte beherrscht werden. Hierzu eignet sich das Üben der Atemwippe:
Der Übende legt eine Hand auf den Bauch, die andere liegt auf der Brust. Es sollen das wechselseitige Heben und Senken der Hände und damit die Unterschiede zwischen Brust- und Bauchatmung erfahren werden.
– Mit Hilfe der ausatemverlängernden Techniken des Pranayama, wie z. B. Ujjayi, kommt es zur Bewältigung von „Angespanntsein". Der Ausatem kann auch über die Arbeit mit Tönen und mit speziellen Körperübungen verlängert werden (s. Tafel 4.6, S. 74).

Physiologischer Aspekt der Atmung im Zusammenhang mit Entspannung:

– An der Atmung läßt sich der Erregungszustand des vegetativen Nervensystems erkennen. Über die bewußte Einflußnahme auf die Ein- und Ausatmung sind auch die nachfolgend genannten vegetativen Steuer- und Regelmechanismen beeinflußbar:
a) Die langsame und tiefe Einatmung versetzt den Körper in eine leistungsaktivierende Spannung, indem sie den Sympathikus aktiviert und den Vaguseinfluß dämpft. Dabei steigen Muskeltonus, Puls und Blutdruck an und der Wachheitsgrad erhöht sich.
b) Die langsame und tiefe Ausatmung verstärkt den Vaguseinfluß und hemmt den Sympathikus. Dadurch werden der Puls langsamer, der Blutdruck gesenkt, Gefäße in der Peripherie werden erweitert und der verstärkte Blutstrom wird dorthin gelenkt, der Muskeltonus sinkt (Relaxation) und zentral hemmende Prozesse werden allgemein begünstigt (Klingenberg, 1986). Durch langsames, vertieftes Ausatmen erfolgt eine Umschaltung von der Leistungsphase zur Erholungsphase. Mit einer bewußt verlängerten Ausatmung lassen sich Spannungs- und Erregungszustände schnell und wirksam abbauen (Jahn, 1990).

Beispiele für ausatemverlängernde Methoden des Yoga

Tafel 4.6

Ujjayi Pranayama:

Der Übende soll mit einem leichten Reibelaut lang ausatmen.

Ausatmen mit Ton:

– Die bekannteste Atemverlängerung mit Ton ist das „OM-Singen", wobei der Ausatem durch den Ton „OM" verlängert wird. Es können auch andere Silben („MA", „HA") genutzt werden.
– Brahmari (oder „Bienensummen")

Beispiele für Körperübungen, die die Ausatemverlängerung unterstützen:

a)   b)

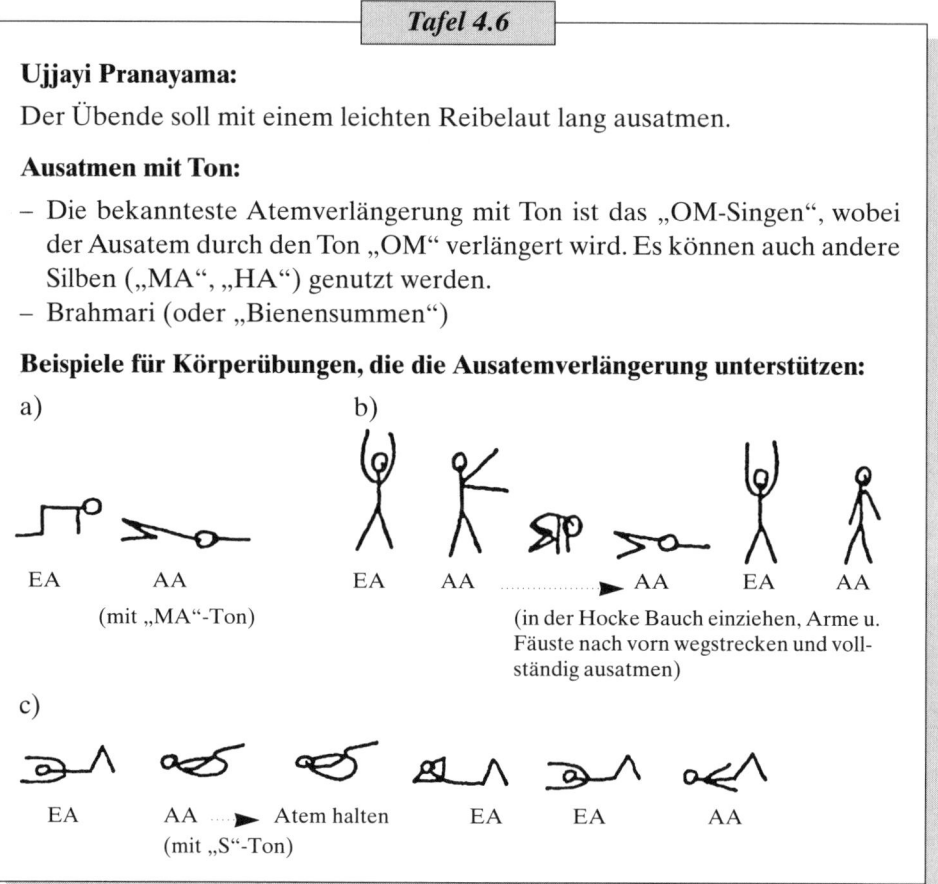

EA   AA   EA   AA ·············▶ AA   EA   AA

(mit „MA"-Ton)   (in der Hocke Bauch einziehen, Arme u.
                                         Fäuste nach vorn wegstrecken und voll-
                                         ständig ausatmen)

c)

EA   AA ····▶ Atem halten   EA   EA   AA
(mit „S"-Ton)

Anmerkung: EA: Einatmung: **AA:** Ausatmung.

Untersuchungen zu psychologischen und physiologischen Aspekten des Pranayama:

Wie bereits aufgezeigt wurde, nimmt die Atmung im Yoga einen wichtigen Platz ein. Der Atmungsaspekt im Hatha-Yoga wurde sowohl psychologisch, als auch physiologisch wissenschaftlich unzureichend untersucht. Hier sollen einige Studien zu Pranayama-Techniken genannt werden, die in Verbindung mit dem vorliegenden Training stehen (s. Tafel 4.7, S. 75).

Besonderheiten beim Pranayama mit Kindern:

Beim Kinder-Yoga wird die Pranayama-Stufe nicht im klassischen Sinne geübt. Obwohl keine fundierten und allgemeingültigen Erkenntnisse zur Verwendung von Pranayama-Techniken bei Kindern vorliegen, sollen nachfolgend einige Sichtweisen und Erfahrungen aus der Yogapraxis vorgestellt werden:

Untersuchungen zu psychologischen und physiologischen Aspekten von Pranayama

| Tafel 4.7 |

- Nuernberger (1980, Replikation 1981) wies eine signifikante Abnahme von Streßsymptomen (EPI-Skala von Eysenck) nach einem Monat regelmäßig und selbständig durchgeführter Atemübungen nach (tiefe und regelmäßige Nasen-Zwerchfellatmung, Schulung des Atembewußtseins).
- In einer Untersuchung von Unger und Hofmann (1984, S. 282) beobachteten die jugendlichen Vpn, daß die Atmung für sie ein Mittel darstellt, um „sich zu entspannen, zu beruhigen und zu konzentrieren."
- Hardt (zit. nach Funderburk, 1977) nahm EEG-Untersuchungen bei Vpn während der Ausführung verschiedener Atemübungen vor. Bei einer langsamen und tiefen Atmung konnte eine höhere Alpha-Wellen-Häufigkeit beobachtet werden als bei einer schnellen, flachen Atmung.
- Es liegt eine Studie von Timmons, Salamy, Kamiya & Girdon (1972) vor, die die Brust- und Bauchatmung verschiedenen Wachheitsgraden im EEG zuordnete. Bei gemessener Alpha-Aktivität (entspannter Wachzustand) herrschte die Bauchatmung (Zwerchfellatmung) vor.
- Harvey (1983) stellte bei einer VG nach vierwöchiger Unterrichtung in Pranayama-Übungen im Vergleich zu einer KG eine Veränderung hinsichtlich mehrerer Stimmungsmaße fest. Die „Pranayama"-Teilnehmer zeigten u. a. eine verminderte Anspannung, Schläfrigkeit und Depressivitätstendenz. Harvey leitete daraus ab, daß Yoga-Atemübungen als Selbstkontrolltechniken wirksam sind, um die emotionale Befindlichkeit zu stabilisieren oder zu verbessern.

- Maheshwarananda (1992) betont, daß mit Kindern einzelne Pranayama-Übungen möglich sind (u. a. Rhythmisches Atmen, Nadi Shodhana, Ujjayi). Diese Atemübungen sollten jedoch erst ausgeführt werden, wenn der Unterschied zwischen Bauch- und Brustatmung den Kindern verständlich ist und sie die tiefe Bauchatmung (Nasen-Zwerchfell-Atmung) ausführen können.
- Es wird von den indischen Ärzten und Yogis Dr. Garothe und Dr. Shrikrishna (persönl. Mitteilung, 6/1994) auf die Bedeutung und Ausprägung des natürlichen Flusses der Atmung bei Kindern hingewiesen. So sollte z. B. bei der Ausführung der Pranayama-Techniken nicht nach klassischem Vorbild mit der Atempause (*Kumbhaka*) gearbeitet werden.
- Wir gehen nach Praxiserfahrungen in der Arbeit mit Kindern davon aus, daß das Üben der verlängerten Ausatmung mit 12jährigen möglich ist. Dabei sehen wir es als sinnvoll an, Kindern bereits in diesem Alter den Zusammenhang zwischen verlängerter Ausatmung und Beruhigung erfahren zu lassen und ihnen Techniken anzubieten, damit sie diese Beruhigung des Geistes auch selbständig herbeiführen können (z. B. „*Ballon aufblasen*", *Ujjayi*, s. Kap. 6.1.1).

4.4.4 Formen des Hatha-Yoga

Nach dieser allgemeinen Einführung zum Hatha-Yoga sollen im folgenden zwei ausgewählte Formen dieser Yogarichtung, auf die in der Konzeption des Trainings Bezug genommen wird, vorgestellt werden. Diese beiden Yoga-Formen haben neben der Etablierung in Indien auch im westlichen Kulturkreis Einzug gehalten.

4.4.4.1 Yogatherapie

In Indien wird seit den zwanziger Jahren eine klinisch-orientierte Forschung zu Yoga betrieben. In diesem Kontext arbeiten Psychologen sowie Ärzte in Yogatherapie-Kliniken und behandeln spezifische Beschwerden. Dabei werden Elemente des klassischen Yoga, unter Einbeziehung der Behandlungserfahrungen und wissenschaftlicher Evaluierungen, zu Therapieplänen zusammengefaßt. Folgende Übungen erwiesen sich als therapeutisch effektiv (Ebert, 1991):
– Reinigung und Diät, ausgewählte Asana,
– ausgewählte Pranayama,
– ständiges Üben von Dharana und Dhyana.

In der Tabelle 4.1 sind einige für die Psychologie relevante Therapiepläne aus dem Yoga-Institut Kaivalyadhama (Lonavla bei Bombay) für verschiedene Krankheitsgruppen dargestellt.

Erkrankungen	Therapieschema
Angstsyndrome	Kapalabhati, Nadi Shodhana, Kumbhaka, Vajrasana, Ardamatsyendrasana, Trikonasana, Dhanurasana, Sarvangasana, Shavasana
Depressive Zustände	Rhythmisches Atmen, Surya Bhedana, Bhastrika, Vakrasana, Bujangasana, Shalabasana, Halasana, Pashcimottanasana, Sarvangasana, Shavasana
Nervosität	Rhythmisches Atmen, Nadi Shodhana, Yoga-Mudra, Vakrasana, Shalabasana, Halasana, Mayurasana, Viparitakarani, Shavasana
Kopfschmerzen	Rhythmisches Atmen, Nadi Shodhana, Uddiyana, Viparitakarani, Shavasana
Hypotonie	Rhythmisches Atmen, Bhastrika, Siddhasana, Halasana, Pashcimottanasana, Sarvangasana, Shirshasana, Shavasana
Hypertonie	Rhythmisches Atmen, Nadi Shodhana, Padmasana, Shavasana
Asthma bronchiale	Rhythmisches Atmen, Nadi Shodhana, Vakrasana, Pashcimottanasana, Viparitakarani, Shavasana

Tabelle 4.1: Einige für die Psychologie relevante Therapieschemata (Ananda, 1980)

Anmerkung: Einzelne hier aufgeführte Asana sind im Kapitel 4.4.4.2 dargestellt und werden im Yogateil des Entspannungstrainings verwendet (s. Kap. 6.1.2).

In Veröffentlichungen (u. a. Ebert, 1991) wird Yoga unter dem therapeutischen Aspekt als Möglichkeit gesehen, gestörtes Gleichgewicht wiederherzustellen und einen Homöostasezustand zu erreichen. Dieser Zustand wird oft als Erlangung von *Balance* und *Harmonie der Person* interpretiert.

Die therapeutischen Effekte, die durch Yoga erreicht werden, beruhen u. a. auf folgenden psychophysiologischen Wirkaspekten (s. Tafel 4.8):

Psychophysiologische Wirkaspekte der Yogatherapie (Ebert, 1991)

Tafel 4.8

1. Bewußte Einwirkung auf psychogene Noxen mittels Motorik (Asana), Sensorik (Asana, Pratyahara) und Konzentration (Dharana). Dadurch kommt es zur Erhöhung der Sensibilität für gestörte Körperfunktionen, Integration der Persönlichkeit und verbesserter Selbststeuerung.

2. Die spezifische Art der konzentrativen Ausführung der Asana bewirkt die Annäherung an einen optimalen Homöostasezustand, im Sinne einer sensomotorischen Homöostase, in der Spannungen gelöst werden.

3. Die Annäherung an den optimalen Homöostasezustand durch Yoga wird durch einen *vegetativen Trainingseffekt* erreicht. D. h. durch eine bestimmte Form einer gesunden Lebensweise (z. B. Entspannung) wird den aus psychosomatischer Sicht neurotischen vegetativen Funktionsmustern entgegengewirkt.

4.4.4.2 Die Rishikesh-Reihe

Die Überarbeitung des Hatha-Yoga durch den indischen Arzt und Yogi Swami Sivananda (1887–1963) führte zu der aus 13 Asana bestehenden *Rishikesh-Reihe*. Diese Yogareihe beruht auf den jahrtausendealten empirisch gesammelten Erfahrungen und stellt einen sehr ausbalancierten Übungsprogrammaufbau dar. Sivananda zählt zu den bekanntesten Yogi unserer Zeit. Er wirkte von 1924 bis zu seinem Tode 1963 im Sivananda Ashram (*Ashram* bedeutet „Heimstätten des Yogi") in Rishikesh, wo heute noch nach seinen Ideen die Rishikesh-Reihe geübt wird. Zur Yogaauffassung Sivanandas gehören traditionell überlieferte *Asana*, *Pranayama* und *Meditationstechniken*, die zusätzlich zu den Asana der Rishikesh-Reihe vermittelt werden und somit ein komplettes Übungssystem, auch für nichtreligiöse oder an spirituellen Prozessen nicht sonderlich Interessierte, darstellen. Dieses Faktum sowie die Übersichtlichkeit und Klarheit Sivanandas trugen zur Verbreitung seiner Yogaauffassungen durch seine Schüler (u. a. Swami Vishnu Devananda) im westlichen Kulturkreis in den 70-er Jahren bei.

Die Rishikesh-Reihe in ihrer gebräuchlichsten Ausformung (so wie sie in Europa verbreitet wurde) enthält folgende Asana (s. Abb. 4.1 Sivananda-Yogazentrum, 1994; Lysbeth, 1977; Jahn, 1990):

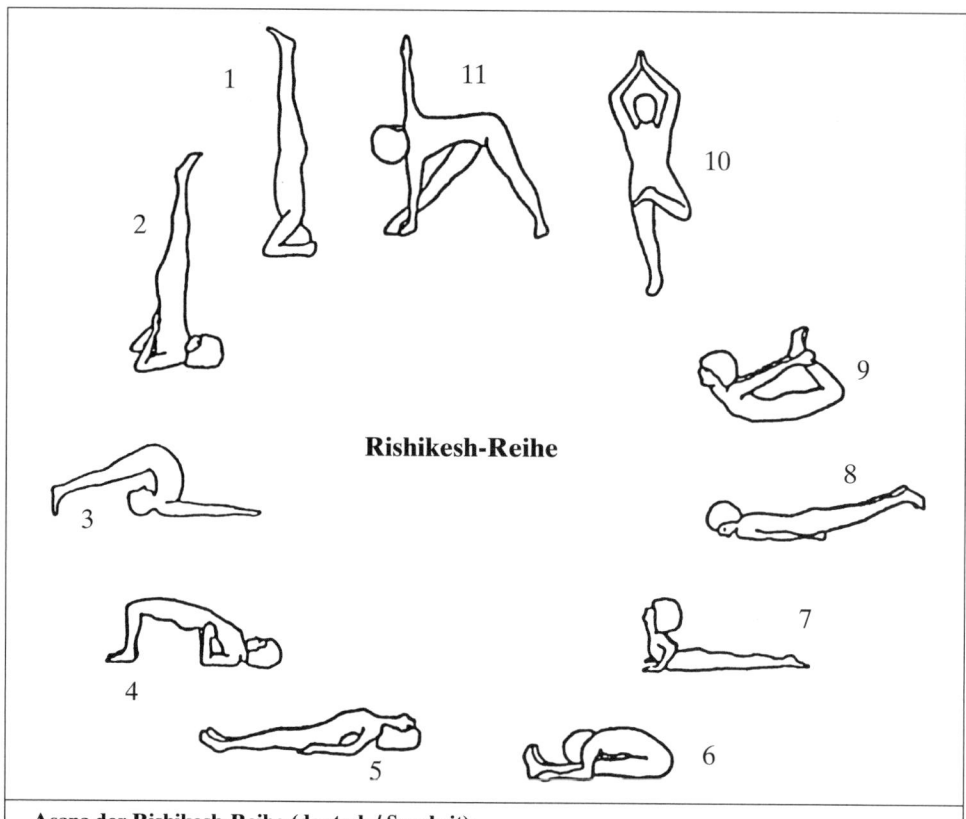

Asana der Rishikesh-Reihe (deutsch / Sanskrit):
- Sonnengebet / *Surya Namaskar* (nicht abgebildet, s. Kapitel 6.1.2)

1. Kopfstand / *Sirshasana*; **2.** Schulterstand / *Sarvangasana*; **3.** Pflug / *Halasana*; **4.** Brücke / *Sethubandhasana*; **5.** Fisch / *Matsyasana*; **6.** Zange / *Paschimottanasana*; **7.** Kobra / *Bhujangasana*; **8.** Heuschrecke / *Shalabasana*; **9.** Bogen / *Dhanurasana*; **10.** Baum / *Vrksasana*; **11.** Dreieck / *Trikonasana*;

- Entspannungshaltung im Liegen / *Savasana* (nicht abgebildet)

Abb. 4.1: Die Rishikesh-Reihe

Die Rishikesh-Reihe wurde nach dem Prinzip des Ausgleichs bzgl. der psychophysischen Wirkungen der einzelnen Asana zusammengestellt. Auf eine Beugung nach vorn folgt eine Rückbeuge; bei der Dehnung nach rechts wird dann auch links gedehnt; im Schulterstand wird ein Druck auf die Schilddrüse ausgeübt, der im Fisch wieder ausgeglichen wird.

4.4.5 Indikationen und Kontraindikationen des Hatha-Yoga

Indikationen bzw. Kontraindikationen für den klassischen Yoga oder Hatha-Yoga zu geben, ist in Indien nicht üblich. Die Meister in den Yoga-Ashrams Indiens arbeiten nicht mit Personen, die ihnen aufgrund von psychischen oder somatischen Auffälligkeiten als ungeeignet erscheinen. Demnach gibt es keine ausreichende Forschung zu den Indikationen und Kontraindikationen, und die Auffassungen darüber sind sehr unterschiedlich.

Indikationen:

- Folgende wissenschaftlich bereits gut abgesicherte Indikationen für die Yogatherapie lassen sich nach dem Studium der wissenschaftlich klinischen Literatur nennen:
  Hypertonie, Asthma bronchiale, Angina pectoris, Ulcus ventriculi und doudeni, in der Suchtherapie, entzündliche und degenerative Erkrankungen des Bewegungsapparates (Arthritis, Spondylose, Rheumatismus).
- *„Aus medizinischer Sicht kommt zahlreichen Übungselementen therapeutischer Wert zu. Insbesondere der Formenkreis der psychosomatischen Erkrankungen dürfte auf Yogatherapie ansprechen"* (Ebert, 1991, S. 284).
- Auf der psychologischen Seite werden mit Hilfe des Yoga Funktionen geübt, die wegführen von der hektischen, unkonzentrierten und an viele äußere Zwänge gebundenen Persönlichkeit.
  „Während unsere Kultur vom Menschen vorwiegend die vita aktiva fordert, schult der Yoga die vita contemplativa" und führt zu einem ausgewogenen Verhältnis zwischen beiden." (Ebert, 1986, S. 283)
- Weitere spezifische psychologische Indikationen des Yoga sind Ängste, Depressionen und Konzentrationsstörungen.

Kontraindikationen:

So, wie es bisher keine gezielten Angaben zu den Indikationen des Yoga gibt, ist es auch nicht möglich, umfassend die Kontraindikationen anzugeben. Einige gut abgesicherte Erkenntnisse sollen jedoch hier aufgeführt werden:

- Yoga sollte nicht von psychisch schwer gestörten Personen (z. B. Psychotikern) durchgeführt werden. Menschen mit neurotischen Störungen sollten ständig unter Anleitung eines Lehrers üben. Generell sollten Yoga und Meditation von einem Lehrer eingeführt werden, ehe die eigene Praxis beginnt. Insbesondere das autodidaktische Erarbeiten der Yoga-Grundlagen aus der Sekundärliteratur ist nicht empfehlenswert.
- Bei dem Üben der Asana sollten Schmerzen vermieden werden.
- Vor der Ausführung der Asana sollte die Konstitution der Wirbelsäule bekannt sein, um z. B. Abklemmungen der Arterie vertebralis oder Bandscheibenvorfälle zu vermeiden.
- Besonders bei älteren Übenden mit Osteoporose (Knochenschwund) kann es bei Belastung zu Brüchen der Knochen kommen.
- Personen mit Hypertonie sollten keine blutdrucksteigernden Asana (z. B. Umkehrhaltung) durchführen.
- Personen mit Problemen der Schilddrüse sollten Haltungen, bei denen es zum Druck auf die Schilddrüse kommt (z. B. Schulterstand), vermeiden.

– Pranayama sollte nur bei normaler, gesunder Stoffwechsellage geübt werden.
– Bei Netzhautablösungen dürfen keine Umkehrhaltungen und Kumbhakas (Atemanhalten), wegen des dabei auftretenden erhöhten Augeninnendruckes geübt werden.

Im Erwachsenenbereich wurden eine Reihe von wissenschaftlichen Untersuchungen sowohl in Indien als auch im westlichen Kulturkreis zum Hatha-Yoga durchgeführt. Dabei sind vor allem die psychologischen und physiologischen Wirkungen hinsichtlich therapeutischer Effekte des Yoga und die Bewußtseinsproblematik des Yoga (Grof, 1987) betrachtet worden.

4.4.6 Wissenschaftliche Untersuchungen zum Hatha-Yoga

Arpita (1983, zit. nach Unger & Hofmann, 1984) faßt die Ergebnisse aus 29 empirischen Arbeiten zusammen, wobei er die Befunde in zwei Bereiche teilt (s. Tab. 4.2):
– In 16 Studien wurde anhand verschiedener physiologischer Indikatoren die Wirksamkeit von Hatha-Yoga zur Entwicklung der körperlichen Leistungsfähigkeit und dem Wohlbefinden nachgewiesen.
– In 15 Untersuchungen wurden Verringerungen der allgemeinen Ängstlichkeit, Entwicklung eines positiven Selbstkonzepts, eine verbesserte Selbstaktualisierung sowie eine Abnahme von innerer Spannung und emotionaler Instabilität beobachtet.

Kategorie	Komponenten
Psychisch	Ängstlichkeit (↘), Depression (↘), Neurotizismus (↘), Fähigkeit zur Konfliktlösung (∠), Konzentration (∠), Offenheit für neue Erfahrungen (∠), Defensivität, Schuldgefühle (↘), innere Spannung und Instabilität (↘), Feindseligkeit (↘), Gefühl der Unterlegenheit (↘), Selbstkritik (↘), Selbstkonzept (∠), Bestimmtheit und emotionale Stabilität (∠), Einstellung zum Körper (∠), zwischenmenschliche Beziehung (∠), Selbstachtung (∠), Moral (∠), Selbstaktualisierung (∠), Merkfähigkeit (∠), geistige Erschöpfbarkeit (↘), Intelligenz-Quotient (∠).
Verhalten	nervöses Verhalten (↘), gesundheitliche Beschwerden (↘), psych. Beschwerden (↘).
Physisch (sensomotorisch, motorisch)	Handruhe (∠), Bereitschaft auf Stressoren zu reagieren, Streßempfindlichkeit (↘), Flexibilität des Bewegungsapparates (∠), Entspannung (∠), Aktivitäten im EMG (↘), Muskeltonus (↘), Fitness (∠).
Physiologisch (vegetativ)	– EEG-Alpha-Wellen (∠), Sympathico-Tonus (↘) – Atmungseffizienz und -fähigkeit: O_2 - Verbrauch (↘), Atmungsrate (↘), Lungenkapazität (∠), Atem-Anhaltezeit (∠), Atmungsvolumen (∠), Ausatem-Länge (∠) – Kardio-vaskuläre Effizienz und kardio-vaskuläre Kompetenz: Systolischer und diastolischer Blutdruck (↘), Puls (↘), peripherer Blutstrom (∠).

Tabelle 4.2: Die Auswirkungen von Hatha-Yoga, Zusammenfassung von Forschungsergebnissen aus 29 empirischen Arbeiten (Arpita, 1983; zit. nach Unger & Hofmann, 1984)

Anmerkung: Diese Tabelle wurde vom Autor aus dem Englischen übersetzt.

Folgende, diese Verbesserungen bedingende Faktoren, die einen wesentlichen Einfluß auf die Effektivität der Übungen haben, wurden aus allen o. g. Untersuchungen von Arpita (zit. nach Unger & Hofmann, 1984) herausgearbeitet:

– bewußtes Beobachten der Nasen-Zwerchfell-Atmung (Atem fließen lassen) während der Übungen;
– größtmögliche Entspannung in jeder Asana;
– Ruhe und Stabilität in den Asana;
– bewußte, konzentrierte Ausführung der Asana (Konzentration auf jeden im Moment ablaufenden Prozeß, *sich nicht ablenken lassen*).

Neben den o. g. Untersuchungsergebnissen existieren weitere Forschungen, die die therapeutische Funktion von Yoga unterstreichen. Decker, Williams & Hall (1982) führten ein Entspannungstrainings zur Streßbewältigung (u. a. mit Yoga- und Atemübungen sowie kognitiv-verhaltenstherapeutischen Inhalten) durch und fanden eine Verringerung von streßbezogenen Symptomen in der Post 1- und Post 2-Messung (nach 6 Monaten) in der VG (n = 16) im Vergleich zur KG. Udupa (1973) stellte nach 6 Monaten des Yogaübens eine Zunahme der Quotienten für Merkfähigkeit und Leistungsfähigkeit fest. Der Neurotizismusindex sank ebenfalls signifikant, und psychische sowie physische Beschwerden nahmen ab.

Das meiste an Forschungsarbeit zum Yoga wurde im Erwachsenenbereich geleistet, während Yoga für Kinder sowohl unter psychologischen als auch unter physiologischen Aspekten noch weitgehend unerforscht ist.

4.5 Yoga mit Kindern

4.5.1 Standortbestimmung

In Indien werden die Prinzipien des Yoga gleichermaßen auf Erwachsene und Kinder angewendet. Obwohl Yoga heute zunehmend in den Schulen Indiens geübt wird, gibt es keine speziellen Kinder-Yoga-Programme bzw. keine systematische Arbeit mit Kindern. Die Erkenntnisse und Übungsprogramme zum Kinder-Yoga sind wenig dokumentiert und viele Yogalehrer unterrichten intuitiv, so daß Hinweise und Inhalte zum Yoga mit Kindern sehr widersprüchlich sind. Seit der Verbreitung des Yoga im westlichen Kulturkreis befaßte man sich hauptsächlich mit *Yoga für Erwachsene*. Das Arbeitsfeld bzgl. des *Yoga für Kinder*, welches so phantasievoll zu gestalten ist, wurde bis heute sowohl praktisch als auch wissenschaftlich nur ungenügend bearbeitet. In einigen Yoga-Schulen sowie physiotherapeutischen Praxen oder von Yogalehrern in privaten Kursen wird Kinder-Yoga in Deutschland nur vereinzelt angeboten. Dabei ist die Unsicherheit über Inhalte, Arbeitsweisen, Indikationen und Kontraindikationen relativ groß und es existieren, abgesehen von wenigen Ansätzen, keine Konzepte bzw. Übungsprogramme, die wissenschaftlich evaluiert und strukturiert angewendet werden können.

In Deutschland gibt es nur etwa 15 Bücher, in denen verschiedene für Kinder geeignete Asana dargestellt sind. Sie wurden vor allem aufgrund von praktischen Erfahrungen zusammengestellt. Es gibt nur wenige Übungsbücher, die auch systematische Übungsprogramme enthalten. In den jeweiligen Vorworten zu diesen Büchern werden Wirkungen des Yoga versprochen, ohne daß sie wissenschaftlich bisher geprüft worden sind. Die vorausgesagten Effekte beziehen sich entweder auf eigene Erfahrungen der Autoren in der Arbeit mit Kindern oder es wurden einfach Befunde aus dem Erwachsenenbereich übernommen. Einige Beispiele dafür sind nachfolgend in der Tafel 4.9 dargestellt.

Beispiel für die in der Yoga-Literatur versprochenen, jedoch bisher nicht nachgeprüften Wirkungen

Tafel 4.9

- In den meisten Büchern zum Kinder-Yoga wird die Entspannung hervorgehoben: „Die Entspannung, die im Yoga geübt wird, führt zu größerer Gelassenheit, Sicherheit und Ruhe" (Schwarz & Schweppe, 1995, S. 9). „Ein sehr bewußtes Sich-Lösen der Muskulatur bewirkt auch ein Loslassen der Anspannungen im seelisch-geistigen Bereich." (Rückler-Vogler, 1995, S. 14)
- Aber auch die Beseitigung von Ängsten und die Verbesserung des Selbstbewußtseins wird vorhergesagt (Hannsz, 1992).
- Rückler-Vogler (1995, S. 13) schreibt: „Durch den Wechsel von Bewegung – Ruhe, Haltung – Gegenhaltung, Dehnen – Komprimieren, Anspannen – Entspannen wird die Selbstregulierfähigkeit des Körpers unterstützt. Die Übungen helfen Phasen der Anstrengung und Krankheit leichter zu überwinden. ... Diese frühe Körperwahrnehmung und -beherrschung schafft Selbstvertrauen und sowohl äußeres als auch inneres Gleichgewicht und Stabilität. ... So bewirkt ein Kinderyogakurs, in dem ein Kind lernt, sich auf sich selbst zu konzentrieren, in sich hineinzuspüren und sich in verschiedenen Yogahaltungen zu erleben, immer eine Erneuerung oder Erweiterung seiner Persönlichkeit."
- Baba Hari Dass (1989) verspricht die Entwicklung des bewußten Lebensgefühls und der Lebensfreude, die Verbesserung der Konzentrationsfähigkeit, die Anregung der kreativ-schöpferischen Fähigkeiten und „meditative" Entspannung, die an die Pforte der „schlummernden spirituellen Bedürfnisse pocht".
- Schwarz und Schweppe (1995) schlußfolgern, daß infolge „der Konzentrations- und Wahrnehmungsübungen des Yoga sich die schulischen Leistungen verbessern, was sich wiederum auf das Selbstbewußtsein auswirkt". Sie bieten Yoga-Spezialprogramme gegen Fehlhaltungen, Prüfungsangst, Schlafstörungen und Hyperaktivität an.

Wie bereits erwähnt, konnte für die in diesen Büchern gemachten Aussagen bisher wenig wissenschaftliches Material gefunden werden, d. h. systematisch erforschte Belege für die o. g. Aussagen sind sehr rar. Im nächsten Kapitel werden die Ergebnisse einer umfassenden Literaturaufarbeitung zu wissenschaftlichen Studien über Yoga mit Kindern vorgestellt.

4.5.2 Wissenschaftliche Untersuchungen zum Yoga mit Kindern

Es wurden alle weltweit existierenden wissenschaftlichen englisch- und deutschsprachigen Veröffentlichungen unter dem Stichwort „Yoga and children & adolescence" bzw. „Yoga mit Kindern und Jugendlichen" mit Hilfe folgender Datenbanken ermittelt:

- *Psychlit* (englischsprachige Psychologieliteratur 1974–1996; Journalartikel und Bücher),
- *Medline* (englischsprachige medizinische Literatur 1986–1996; Journalartikel),
- *Psyndex* (Deutsche Psychologieliteratur und Dissertationen 1978–1996),
- *Deutsche Dissertationen 1945–1992,*
- *Deutsche Nationalbibliographie* (Bücher und Dissertationen).

Weiterhin wurde die Studie von Fuchs (1990) bzgl. der Yogaaktivitäten in Deutschland ausgewertet. Die Ergebnisse dieser Recherchen werden nachfolgend vorgestellt.

Nationale Forschung:

Mit Hilfe der Datenbank „*Psyndex*" wurden lediglich zwei nationale Veröffentlichungen gefunden, die über empirische Untersuchungen im Altersbereich 11–15 Jahre berichten. Weitere 11 Beiträge beschäftigen sich lediglich mit theoretischen Betrachtungen bzw. der Erörterung über die möglichen Einsatzgebiete des Yoga mit Kindern und Jugendlichen. Dabei wird Yoga für Kinder in Fachbüchern der Psychotherapie oft als Entspannungsmöglichkeit und/oder Möglichkeit der Selbstversenkung beschrieben, ohne daß die Aussagen mit Untersuchungen belegt werden. Informationen zur Erstellung einer Dissertation in Deutschland konnten nicht gefunden werden.

Eine Recherche von Fuchs (1990) zum Stand der Yogaforschung in Deutschland ergab, daß die nationale Forschung durch eine Diplomarbeit von Bürmann (1976) eingeleitet wurde. Diese Arbeit hat jedoch mehr den Charakter einer Literaturarbeit mit dem Aufzeigen von Standards und Perspektiven des Kinder-Yoga in Deutschland. Es werden hauptsächlich Praxisberichte über Yoga-Angebote für Schüler, Heimkinder, Lernbehinderte, bildungsschwache und blinde Kinder präsentiert und analysiert. Eine weitere Diplomarbeit zum Thema „*Yoga mit Jugendlichen*" wurde von Unger und Hofmann (1984) an der Universität Hamburg verfaßt. Es handelt sich dabei um eine empirische Untersuchung eines 5-monatigen Yogaprogramms mit 12 Gymnasialschülern (einmal pro Woche). Das Yoga-Programm umfaßt

Asana, Atem- und Konzentrationsübungen sowie die Vermittlung einiger theoretischer Grundlagen zum Yoga. Die Auswertung erfolgte vorwiegend unter qualitativem Aspekt (s. Tafel 4.10).

Ergebnisse der empirischen Untersuchung zum Yoga mit Jugendlichen von Unger und Hofmann (1984)

Tafel 4.10

- Es wurde eine verstärkte innere Ruhe und Ausgeglichenheit mit Transfereffekt in den Alltag bei 75% der Vpn festgestellt.
- Infolge der Übungsstunden wurden Verbesserungen der Konzentration und ein größeres Wohlbefinden bei den Vpn erreicht.
- 50% der Vpn berichteten von weniger körperlichen Beschwerden.
- Es wurden weiterhin ein verbessertes Körperbewußtsein und eine größere Beweglichkeit festgestellt.
- 67% der Vpn schilderten einen verbesserten Umgang mit Ängsten, Ärger/Aggressivität und depressiven Zuständen nach dem Yogakurs (sie fühlten sich weniger ihren Emotionen ausgeliefert).
- Die im Training erlernten Übungen werden bis zu vier- oder fünfmal wöchentlich zu Hause individuell geübt. Die Übungen wurden u. a. zum Abschalten vom Alltag genutzt.
- Durch den Einsatz von Vor- und Nachsitzungs-Fragebögen wurde die subjektive Einschätzung von Entspannung bei den Vpn infolge der einzelnen Yogastunden festgestellt.

Internationale Forschung:

Die Zahl der *internationalen Veröffentlichungen* halten sich ebenfalls in Grenzen: Für die Jahre 1985–1996 wurden in der Datenbank „*Medline*" sechs klinisch orientierte Untersuchungen zum Yoga mit Kindern und Jugendlichen gefunden (s. Tabelle 4.3, S. 85).

In einer weiteren Analyse mit Hilfe der Datenbank „*Psychlit*" im Zeitraum zwischen 1974–1996 wurden 15 Artikel-Veröffentlichungen und Hinweise zu zwei Dissertationen aus den USA über Untersuchungen zum Yoga mit Kindern und Jugendlichen gefunden. Drei der 15 Veröffentlichungen tauchten bereits im Rahmen der „*Medline*"-Recherche auf, so daß von insgesamt 12 Veröffentlichungen ausgegangen werden kann, die in „*Psychlit*" zum Yoga mit Kindern und Jugendlichen ermittelt wurden.

Bei den Dissertationen handelt es sich um eine Arbeit von Smith (1984) zum Thema „*An evaluation of the psychological effects of physical exercise on children*".

Die andere Dissertation wurde 1989 von Kalayil als ein „*Controlled comparison of Progressive Relaxation and Yoga Meditation as methods to relieve stress in middle*

Autoren	Inhalt
Uma, Nagendra, Nagarathna, Vaidehi & Seethalakshmi (1989)	Durchführung eines strukturierten Yogaprogramms (Asana, Pranayama, 5 Stunden pro Woche) mit 45 geistig zurückgebliebenen Kindern an einer Spezialschule in Bangalore (Indien). Ebenfalls KG mit 45 Schülern. Ergebnisse: signifikante Steigerung des Intelligenzquotienten und der sozialen Adaptation.
Savic, Pfau, Skoric, Spasojevic (1990)	berichten von Erfolgen in der sechsmonatigen Yoga-Arbeit mit 15 Kindern (10 Jahre alt) mit Haltungsfehlern.
Telles, Hanumanthaiah, Nagarathna & Nagendra (1994)	Studie zur Verbesserung der statischen motorischen Fähigkeit (Balance-Fähigkeit) bei 45 Schulkindern im Alter von 9–13 Jahren. Danach verbesserten sich die Kinder signifikant im Vergleich mit einer KG nach einem 10 Tage dauernden Yoga-Kurs, in dem neben Asana, Pranayama, visuellen Konzentrationsübungen (Tratakas) auch spielerische Übungen zur Verbesserung der Aufmerksamkeit und des Gedächtnisses durchgeführt wurden. Diese Untersuchungen wurden 1994 von den Autoren an 17–22 Jahre alten Vpn fortgesetzt.
Bera & Rajapurka (1993)	Untersuchung an 40 yogaübenden High-school-Studenten (12–15. Lj.) bzgl. kardiovaskulärer Leistungsfähigkeit, Körperbau und anaerober Kraft (Kraftausdauer). Ergebnisse: Ideales Körpergewicht (∠), Körperfestigkeit (∠), kardiovaskuläre Leistungsfähigkeit (∠), anaerobe Kraft (∠).
Telles, Hanumanthaiah, Nagarathna & Nagendra (1994)	10-Tage-Yogatraining mit 20 Jugendlichen (17–22 J.). Verbesserung der Handruhe der VG im Vergleich zur KG.
Jain, Rai, Valecha, Jha, Bhatnagar, Ram (1991)	Yogaprogramm mit 46 jugendlichen Asthmatikern. Verminderung der Symptome und der Medikamenten-Einnahme.

Tabelle 4.3: Ergebnisse der „*Medline*"-Recherche zu Untersuchungen zum Yoga mit Kindern und Jugendlichen

grade school children" geschrieben (nähere Informationen können in der Datenbank „*Dissertation-Abstracts-International*" abgefragt werden.

In Tafel 4.11, S. 86, sind die Ergebnisse der „*Psychlit*"-Recherche zu Untersuchungen ausschließlich mit Yoga für Kinder und Jugendliche aufgelistet.

Bei fünf weiteren Veröffentlichungen, die in „*Psychlit*" gefunden wurden sowie bei einer Dissertation aus Österreich (Meixner, 1980, in „*Psyndex*") zählten zur Untersuchungsstichprobe neben Kindern bzw. Jugendlichen auch Erwachsene.
Wie die Ergebnisse der Literaturaufarbeitung der nationalen und internationalen Forschung zeigen, stellen Untersuchungen zum Wirkspektrum des Yoga für Kinder und Jugendliche Neuland dar. Es wird anhand der Befunde ebenfalls deutlich, welche Entwicklungschancen und interventiven Möglichkeiten Yoga für Kinder bietet, die bisher jedoch nicht ausgeschöpft wurden. Bei der Betrachtung der übungsmethodischen Umsetzung des Yoga in den einzelnen Studien fällt auf, daß eine Reihe der vorgestellten Yogaprogramme mit bereits bewährten und bekannten Entspan-

Ergebnisse der „*Psychlit*"-Recherche zu Untersuchungen zum Yoga mit Kindern und Jugendlichen

Tafel 4.11

- Yoga und Konzentrationsverbesserungen (Hopkins & Hopkins, 1979).
- Asthma-Behandlung (Nagendra & Nagarathna, 1986; Jain, Rai, Valecha & Jha, 1991; Viljayalakshmi & Satyanarayana, 1988).
- Rehabilitation geistig behinderter Kinder: Verbesserung der physischen und mentalen Gesundheit (Gedächtnis ($\uparrow$), Konzentration ($\uparrow$), Lernfähigkeit ($\uparrow$), Blutstrom zum Gehirn ($\uparrow$) [Pathak & Mishra, 1984]).
- Verbesserung des IQ und der sozialen Anpassungsfähigkeit bei geistig behinderten Kindern; Yoga wird beschrieben als therapeutisches Werkzeug in „the management of mental retarded children" (Uma, Nagendra, Nagarathna, Vaidehi & Seethalakshmi 1989).
- Verbesserungen bzgl. Impulsivität und Hyperaktivität, Kommunikation, schulische Leistungsfähigkeit und sozialer Beziehungen bei „handicapped children" infolge eines Trainingsprogramms, das neben Yoga auch PMR, Phantasiereisen, Meditation und Biofeedback enthielt (Zipkin, 1985).
- Einsatz zur Behandlung von Koordinationsstörungen/Hyperaktivität; *Ergebnisse der Untersuchung:* beruhigende Effekte, langsame, kontrollierte Bewegungen und verlangsamte Atmung, Abbau von Spannungen durch Yoga; es wird festgestellt, daß Yoga hyperaktive Kinder entspannt (Hopkins & Hopkins, 1976).
- Wood & Frith (1984) bezeichnen im Zusammenhang mit der Behandlung von Hyperaktivität den Einsatz von Entspannungstechniken wie Yoga und Meditation als Alternative zur Behandlung mit Psychopharmaka.
- Verbesserungen im Kraus-Weber-muskular-fitness-Test (Gharote, 1976).
- Effekte auf verschiedene mentale Fähigkeiten, wie z. B. Intelligenz und visuelles Erinnerungsvermögen (Sahasi, 1984), Verbesserungen in der „visual discrimination" (Telles, Nagarathna & Nagendra, 1995).
- Verbesserung der Zufriedenheit mit dem eigenen Körper und der Koordinationsfähigkeit infolge eines Yogaprogramms (Clance, 1980).
- Verbesserungen der statischen Balancefähigkeit (Telles, Hanumanthaiah, Nagarathna, Nagendra, 1993)
- Palania-Solazzo (1992, zit. nach Schell, 1995) behandelten 20 an Anpassungsstörungen und Depressionen leidende Kinder und Jugendliche mit einer Stunde täglicher Entspannungstherapie (Yoga-Übungen, kurze Massage und PMR). Dabei wurde die unmittelbare Wirkung der Sitzungen untersucht. Neben einer Abnahme von Angst- bzw. Angstverhalten fand sich bei 30% eine Abnahme des Cortisolserumspiegels im Unterschied zu einer KG, die sich lediglich ein Entspannungs-Video ansah.

nungsmethoden des westlichen Kulturkreises angereichert wurden (Phantasie-reisen, Massagetechniken, PMR). Den Kern der Programme bildeten jedoch Asana, Pranayama, aber auch einführende Meditationsübungen.

4.4.3 Besonderheiten beim Yoga mit Kindern

Die Arbeitsweise mit Kindern im Yoga unterscheidet sich von der im Erwachsenen-Yoga vor allem in der Art und Weise der Vermittlung des Yoga, aber auch darin, was geübt wird. Während im Erwachsenenbereich eher statisch geübt werden kann und die Prozesse für den Yogalehrer kontrollierbarer sind, bevorzugen Kinder eine mehr erlebnisorientierte, abwechslungsreiche und dynamische Stundengestaltung und fordern diese vom Yogalehrer ein. Im Kapitel 6.1 werden im Rahmen der Darstellung der Trainingskonzeption des Entspannungstrainings mit Yogaelementen verschiedene Möglichkeiten der Vermittlung des Yoga für Kinder vorgestellt und geeignete Übungsinhalte für Yogastunden mit Kindern dargestellt.

Nachfolgend sollen einige allgemeine übungsmethodische Hinweise gegeben werden, die sich hauptsächlich auf die Erkenntnisse der vorliegenden Studie und auf Erfahrungsberichte von Yogalehrern, die mit Kindern arbeiten, stützen (s. Tafel 4.12). Sie sollen als Anhaltspunkt und Anregung für diejenigen dienen, die Yoga mit Kindern durchführen wollen.

Übungshinweise für Yogalehrer, die mit Kindern arbeiten

Tafel 4.12

1. Eigenen Stil finden/Authentizität des Yogalehrers; Jeder, der Kindern Yoga vermittelt, sollte seinen eigenen Stil in der Umsetzung der Yogainhalte finden.

2. Bei Desinteresse, Kinder nicht zum Üben zwingen; Freiwilligkeit der Teilnahme der Kinder ist wichtig für die Übungsmotivation und die Erreichung der Interventionsziele.

3. Yoga-Üben ohne Erfolgsdruck; Interventionsziele sollten zwar angestrebt, aber nicht erzwungen werden, Lockerheit beim Yogalehrer.

4. Begeistern können; Kinder wollen begeistert sein, auch von Entspannung und von Yoga. Über diese Fähigkeit sollte der Yogalehrer verfügen.

5. Ausgewogenheit zwischen statischen Asana, dynamischen Bewegungsabläufen und „Nachspüren"; Neben der Vermittlung von statischen Asana, eignen sich in der Arbeit mit Kindern vor allem dynamische Bewegungsabläufe (Yoga-Reihen), die in Kopplung mit dem Atem ausgeführt werden. Die

Kinder üben konzentrierter und bleiben länger dabei. Nach den Übungen sind kurze Pausen zum Nachspüren und Entspannen wichtig (wenn Unruhe beim Nachspüren zwischen den Asana, dann Atemzüge zählen lassen).

6. Frustrationstoleranz; Die innere Einstellung des Kursleiters ist wichtig, Störenfrieden gegenüber Geduld haben. Während Erwachsene sich auch bei einer langweiligen Stunde ruhig verhalten, spürt man das Feedback der Kinder sofort.

7. Genaue Beobachtung der Kinder, Emphatie und flexible Anpassung an veränderte Situationen; Situationsbezogene Reaktionsfähigkeit und Spontanität des Yogalehrers, Einfühlungsvermögen/Emphatie.

8. Spaß, Freude, Phantasie anregen, aber trotzdem ernsthaft üben; Auf kindgerechte, abwechslungsreiche Gestaltung der Yogastunde achten. Trotzdem ist eine gewisse Ernsthaftigkeit beim Yoga-Üben, aber auch der Entspannungs- und Meditationsübungen angebracht. Für den Altersbereich von 12–13 Jahren eignen sich weniger die spielerischen Umsetzungsversuche der Asana, die in einigen Yogabüchern für Kinder empfohlen werden (u. a. Rieth, 1994). Am Ende der Übungsstunde sind Bewegungsspiele und das harmonische Ausklingen der Stunde wichtig.

9. Kinder in die Gestaltung einbinden (Verantwortung übernehmen); Asana von den Kindern vormachen, ansagen lassen. Kinder sollen eigene Yoga-Reihen gestalten und diese den anderen vermitteln.

10. Erfolgserlebnisse vermitteln; z. B.   durch   Gleichgewichtshaltungen (Krähe/Baum; s. Kap. 6.1.2), positive Verstärkung durch den Kursleiter (Lob, Klatschen - auch durch die anderen Kinder der Gruppe).

11. Übungsstunde nicht zu lang ausdehnen; Nicht länger als eine Stunde üben (Gefahr des Nachlassens der Konzentration und der Übungsfreude).

12. Entspannung zu Beginn der Übungsstunde; Durch Entspannungsübungen (z. B. konzentrative Entspannung, Imagination) am Anfang der Stunde kann eine Innenorientierung und Konzentration erreicht werden, die zum Yoga-Üben erforderlich ist.

13. Zuwendung; Kinder brauchen die Zuwendung, das Verständnis, die Wärme des Kursleiters. Dabei spielen u. a. Berührungen (z. B. Hand auf Lendenwirbelsäule legen im „Blatt", s. Kap. 6.1.2) eine große Rolle und werden von den Kindern erfahrungsgemäß sehr gut angenommen.

Hinsichtlich weiterer übungsmethodischer Aspekte des Yoga mit Kindern ist auf folgende Sachverhalte hinzuweisen:

– *Zusammenstellung der Gruppe:* Dies ist eine der wichtigsten Voraussetzungen für den Erfolg des Yogaübens. Da es sich bei den Asana um Übungen der Ruhe und Konzentration handelt, muß auch die Gruppe der Übenden „zusammenpassen". So sollten Kinder, bei denen es schon von Anbeginn zu Streit kommt und die sich nicht vertragen, nicht zu einer Gruppe zusammengefaßt werden. Es erweist sich deshalb als sinnvoll, eine weitere Gruppe zu bilden und so die Kinder nach o. g. Harmonie-Aspekt zu verteilen. Hierfür benötigt der Kursleiter sehr viel Fingerspitzengefühl und Beobachtungsgabe. Stellen sich im Verlauf des Kurses Disziplinprobleme ein, kann zwischen den Gruppen gewechselt werden.

– Um die Interventionsziele des Yoga erreichen zu können bzw. ein individuelles, konzentriertes Arbeiten abzusichern, sollten nicht mehr als 6 Kinder in einer Gruppe üben. Bei größeren Gruppen besteht die Gefahr der Überlastung des Kursleiters.

– Die Asana eines Yogaprogramms mit Kindern sollten nicht zu leicht, aber auch nicht zu schwer sein, um die Übungsmotivation nicht zu gefährden.

– Als Einstiegsalter für das Yoga-Üben (konzentriertes Ausführen der Asana in Verbindung mit dem Atmen) wird das Alter angenommen, in dem die Kinder die Anweisung des Kursleiters selbständig, mit einer gewissen Ernsthaftigkeit, umsetzen können. Wir vertreten die Auffassung, daß das für Kinder ab dem 11. bis 12. Lebensjahr zutrifft.

– *Schwerpunkte bei Atemübungen mit Kindern sollten sein*: Ein- und Ausatmung zählen (Rhythmisches Atmen), Ausatmen verlängern (Ujjayi), Atemvorgang beobachten.

Aus der Erfahrung mit Erwachsenen wurden spezifische Kontraindikationen des Yoga im Kapitel 4.4.5 abgeleitet. Für den Kinderbereich sollen hier noch weitere *Kontraindikationen* angeführt werden, die wir für die Arbeit mit Kindern als wichtig erachten:

– Besonderheiten des aktiven und passiven Bewegungsapparates beachten, keine extremen Dehnungen, keine Extremhaltungen, Halswirbelsäulenbelastung minimieren (Wachstumsphase der Kinder beachten).

– Mit Kindern sollten keine Reinigungsübungen, keine Bandhas (Verschlüsse im Zusammenhang mit der Atmung) und fortgeschrittene Atemübungen angewendet werden (Bhastrika, keine langen Atemverhaltungen).

5 Fragestellungen

Ausgehend von den vorangegangenen Problemstellungen aus Theorie und Praxis ergeben sich folgende Fragestellungen:

1. Ist ein zu entwickelndes Entspannungstraining mit Yogaelementen geeignet, um kurz- wie langfristig persönlichkeitsstabilisierende Effekte zu erreichen und auf diesem Wege zugleich Schulstreß abzubauen?
2. Ist das Training geeignet, Prüfungsängste abzubauen?
3. Ist die verwendete Methode für Kinder und Jugendliche attraktiv?
4. Läßt sich das Trainingsprogramm positiv evaluieren und zur Praxisreife führen?[5]

Zur Aufstellung der Hypothesen ist es zuvor notwendig, das methodische Vorgehen darzustellen. Dieser Schritt erweist sich als erforderlich, da die Formulierung der Hypothesen an den dort enthaltenen Variablenplan gebunden ist.

---

5 Die Beantwortung dieser Frage ergibt sich aus der zusammenfassenden Betrachtung der Befunde.

6 Methodisches Vorgehen

6.1 Trainingskonzeption

Das Programm wurde für 12- bis 13jährige Schüler aus dem Mittelschulbereich konzipiert. Nach der Auswertung von Studien zum Kinder-Yoga und zum Yogatraining bei Erwachsenen sowie unter Berücksichtigung des geschätzten Zeitbudgets zur Erreichung der Interventionsziele legten wir den Umfang des Trainings auf insgesamt 18 Sitzungen fest. Um Vergessenseffekte und Motivationseinbußen zu vermeiden und ein intensiveres Training zu ermöglichen, wurden zwei Sitzungen pro Woche durchgeführt, wobei die Dauer einer Übungsstunde auf 60 Minuten begrenzt war. Zur kindgemäßen Vermittlung der Inhalte des Entspannungstrainings entschieden wir nach einigen Vorversuchen, die Sitzung in drei Teilabschnitte zu gliedern (s. Tafel 6.1):

Struktur einer Übungsstunde (60 Minuten)

Tafel 6.1

1. Anfangsentspannung   **0–10. Minute**

Entspannung durch Konzentration auf einzelne Körperteile bzw. auf das Atmen; am Ende der Anfangsentspannung wurde eine von vier Yoga-Atemtechniken (s. Tafel 6.2) durchgeführt

2. Yogateil   **10.–40. Minute**

Systematisches Erlernen von 23 ausgewählten Asana; Arbeit mit Yogareihen und Musik; jedes Kind entwickelte seine eigene Yogareihe und leitete dann als „Yogalehrer" die Gruppe an

3. Abschlußteil   **40.–60. Minute**

In spielerischer Form wurden verschiedene Massagetechniken, Meditations-, Interaktions- und sensorielle Übungen sowie Phantasiereisen u. a. zur Vermittlung einer Selbstinstruktion durchgeführt.

Die Vermittlung der in den drei Teilen enthaltenen Übungselementen erfolgte nach einem strukturierten Programm (s. Kurzdarstellung der Sitzungen des Entspannungstrainings mit Yogaelementen, s. Anhang). Nachfolgend werden die drei Sitzungsteile inhaltlich vorgestellt und exemplarisch erläutert.

6.1.1 Anfangsentspannung

Damit die Schüler von der Außenorientierung im Alltag zur im Training angestrebten Innenorientierung „umschalten" können, begann jede Sitzung mit einer Anfangsentspannung. Die Schüler sollten damit auf den nachfolgenden Yogateil vorbereitet werden. Die Orientierung nach innen realisierten wir mit einer „Körperreise" (Konzentration auf einzelne Körperteile). Diese dauerte etwa 8–10 Minuten. Am Ende dieser „konzentrativen Entspannung" übten die Schüler die Brust- und Bauchatmung sowie eine von vier im Training zu erlernenden Atemtechniken. Dabei wurden vor allem solche Techniken vermittelt, die das langsame Ausatmen fördern (*Ballon aufblasen; Indische Geheimtechnik „Ujjayi"*) oder den Atem harmonisierende Übungen, wie das *Rhythmische Atmen* bzw. das *Wechselatmen* (*Nadi Shodhana*) (s. Tafel 6.2).

Atemtechniken, die im Training vermittelt wurden

Tafel 6.2

1. **Gleichmäßiges Atmen (Rhythmisches Atmen)**
   Einatmung (EA) und Ausatmung (AA) zählen: EA = 1, AA = 2, EA = 3, AA = 4, … bis 10, dann von vorn beginnen; Wichtig: EA und AA sollen gleich lang sein.

2. **Ausatem-Techniken**
   Ballon aufblasen: Luftballon in der Lieblingsfarbe vorstellen; Luftballon aufblasen und alle Sorgen, Ängste („Das was Dich hindert, jetzt hier zu sein") hineinblasen.
   Indische Geheimtechnik (Ujjayi Pranayama): langsames Ausatmen, dabei die Stimmbänder leicht zusammenziehen, so daß ein leichter Reibelaut entsteht.

3. **Wechselatmen (Nadi Shodhana)**
   Zeigefinger und Daumen der rechten Hand einsetzen; mit dem Daumen rechtes Nasenloch schließen; durch linkes Nasenloch ein- und ausatmen; mit dem Zeigefinger linkes Nasenloch schließen; durch rechtes Nasenloch ein- und ausatmen; 10 mal wiederholen (Vorstellung eines „U" auf der Brust).

Anmerkung: Vor der Ausführung dieser Atemübungen sollte der Unterschied zwischen Brust- und Bauchatmung erfahren und die Bauchatmung beherrscht werden (s. „Atemwippe", Kap. 4.4.3)

Diese Atemtechniken sollten die Schüler im Hinblick auf die Bewältigung von Streßzuständen erfahren und einüben. Obwohl im klassischen Yogasystem die Pranayama-Praxis nach dem Asana-Üben folgt, wurden die Atemtechniken hier am Ende der Anfangsentspannung noch vor den Asana durchgeführt. Die Kinder waren da am aufnahmefähigsten und konzentriertesten. Eine Einführung und die Erklärung zu den Atemtechniken erfolgte gegebenenfalls am Ende der vorhergehenden Stunde. Im Anschluß an die jeweilige Atemübung sprachen die Schüler über aktuelle Empfindungen und Übungsfortschritte, aber auch über Erfahrungen bei der Anwendung im Alltag.

6.1.2 Yogateil

Da das Entspannungstraining hauptsächlich Yogaübungen enthält, wurde es den Kindern als Yogakurs vorgestellt und von ihnen auch so angenommen. Alle Teilnehmer sprachen vom „Yogaüben" oder von „Yoga", wenn sie zu den Sitzungen kamen oder im Umfeld davon erzählten. Diese Tatsache hat ihre Berechtigung, stellt der Yogateil doch das *Kernstück* des Programms dar.

Einführung zum Yoga:

Um den Kindern den Sinn und Zweck des Yoga zu erläutern, wurde in der ersten Sitzung folgende *Einführungs-Geschichte* erzählt (s. Tafel 6.3):

Einführungs-Geschichte zur Entstehung des Yoga

Tafel 6.3

Heute möchte ich euch erzählen, wie Yoga entstanden ist. Yoga ist über 2000 Jahre alt, vielleicht auch älter, keiner wird es genau sagen können. Damals lebte im fernen Indien in einem Bergdorf des Himalaja ein Mann mit dem Namen YOGI. Er lebte viele Jahre glücklich mit seiner Frau und seinen Kindern zusammen. Eines Tages jedoch wurde YOGIs Frau krank, so daß sie im Bett liegen bleiben mußte. Ihr Herz schlug schwach und ihr Atem ging unregelmäßig. Auch konnte sie nicht mehr so gut hören wie sonst, und das wenige, was sie aß, verstopfte ihre Gedärme so schlimm, daß ihr Bauch immer größer wurde und kurz vor dem Platzen war. Kein Arzt konnte ihr helfen und jeder im Dorf dachte, daß sie bald sterben würde. Doch YOGI hatte die Hoffnung auf die Gesundung seiner Frau nicht aufgegeben. Er packte ein Bündel mit etwas zu essen und ging in die Wälder, um bei den Tieren eine Antwort auf die Frage zu finden, wie seine Frau wieder gesund werden könne. Bei seinen Streifzügen stieß er auf Wildkatzen, verschiedene gefährliche und weniger gefährliche Schlangen, Löwen, Krokodile, Hasen, Kamele und Schildkröten. YOGI beobachtete ihr Verhalten sehr gründlich und stellte fest, daß die meisten Tiere, wenn sie Schmerzen hatten und krank wurden, immer wieder bestimmte Körperübungen durchführten, während sie versuchten, dabei regelmäßig ein- und auszuatmen. Auch fand er heraus, daß die Tiere besondere Atemtechniken benutzten, mit denen sie ihren Körper beeinflussen konnten. YOGI ging zurück zu seiner Frau und ließ sie die bei den Tieren beobachteten Körperübungen und Atemübungen nachmachen. Er wies sie außerdem an, darauf zu achten, jede Körperübung mit einer gleichmäßigen Atmung durchzuführen. Die Frau übte jeden Tag, und ihr Zustand verbesserte sich zusehends, bis sie wieder gesund wurde. Ihr Herz schlug wieder stark und kräftig, und der Atem strömte regelmäßig ein und aus. Ihre Ohren hörten besser als je zuvor. Ihr Magen verdaute das Essen gut, und ihr Darm beförderte die

---

Reste der Verdauung wieder rechtzeitig an die frische Luft. Das ganze Dorf lief zusammen, und es gab ein großes Fest. Jeder Körperübung wurde feierlich ein Tiername gegeben. Ihr könnt euch sicher vorstellen, warum: Klar, sie wurden ja von den Tieren abgeschaut. Die Körperübungen, aber auch Atemübungen und Hinweise zu einer gesunden Lebensführung, nennt man seit dieser Zeit Yoga. Yoga wurde in der Folgezeit nicht nur von Kranken, sondern auch von gesunden Menschen geübt, um geistig bzw. körperlich fit zu bleiben und um glücklich zu sein (Stück, nach einer Idee von Hannsz, 1992).

Im Anschluß an diese Geschichte erfolgte anhand einer nicht einfachen Gleichgewichtshaltung (Krähe, s. Abb. 6.1) die Erläuterung der Grundregeln des Yoga, die beim Üben beachtet werden sollten. Dabei handelt es sich um die sog. *„Drei goldenen Regeln bei Yoga-Übungen (Asana)"* (s. Tafel 6.4).

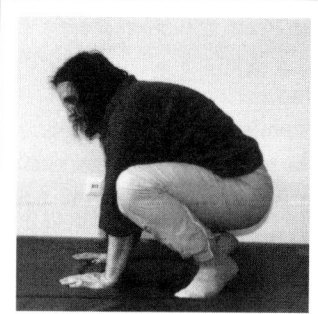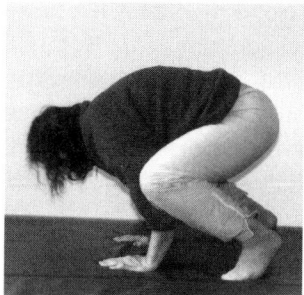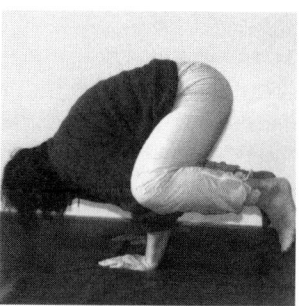

Abb. 6.1: Die Krähe

Übungsprinzipien beim Yogaüben für Schüler

Drei goldene Regeln bei Yoga-Übungen (Asana)

Konzentration auf die Asana!
Beim Üben der Asana soll man nur bei sich sein.

Harmonische, fließende Bewegungen mit Ein- und Ausatmung koppeln!
Bei den Asana gleichmäßig weiteratmen, Atem nicht anhalten.
Bei Yoga-Reihen führt der Atem die Bewegung.

Asana soll stabil, fest und angenehm sein!
Ruhe in die Asana bringen und Muskelzittern, Schmerz vermeiden.

Inhalte des Yogateils:

Im Yogateil wurden folgende vier Aspekte beachtet:

a) Asana-Repertoire:

Im Yogateil wurde den Kindern in 18 Sitzungen ein Repertoire von 23 Asana vermittelt. Zur Erprobung der für Kinder geeigneten Asana fanden Vorversuche mit Mittelschülern der sechsten Klassen statt. Die in der Tafel 6.5, S. 96, dargestellten Asana (ähnlicher Ablauf wie Rishikesh-Reihe) haben sich dabei hinsichtlich der Anwendbarkeit und Attraktivität bei Kindern bewährt. Jede Asana wurde eingeübt, ausreichend wiederholt und sollte auch als Hausaufgabe durchgeführt werden. Ziel dabei war, neben der unmittelbaren Entspannungswirkung, das Beherrschen der Asana zum *Selbstentspannen* (zur Selbstregulation und damit internales Coping). Die Vpn legten sich einen Hefter an, in dem alle Asana bzw. Yogareihen (sowie die zu lernenden Atem-Techniken und die Selbstinstruktion) enthalten waren. Das erleichterte und unterstützte das Üben zu Hause.

b) Arbeit mit Yogareihen:

Neben dem Üben einzelner Asana wurde im Training vor allem mit Yogareihen gearbeitet. Yogareihen sind in sich geschlossene Bewegungszyklen, in denen verschiedene Asana in einer harmonischen Abfolge ausgeführt werden. Der Vorteil von Yogareihen besteht u. a. darin, daß für eine längere Zeit selbständig, ohne Ablenkung geübt werden kann. Die dynamischen und fließenden Bewegungsabfolgen in der Yogareihe erwiesen sich im Gegensatz zur statischen Ausführung der einzelnen Asana für Kinder als sehr gut geeignet. Eine im Training verwendete Yogareihe ist der „Gruß an die Sonne" (s. Abb. 6.2 [Surya Namaskar; wurde von uns als „Sonnentanz" bezeichnet]).

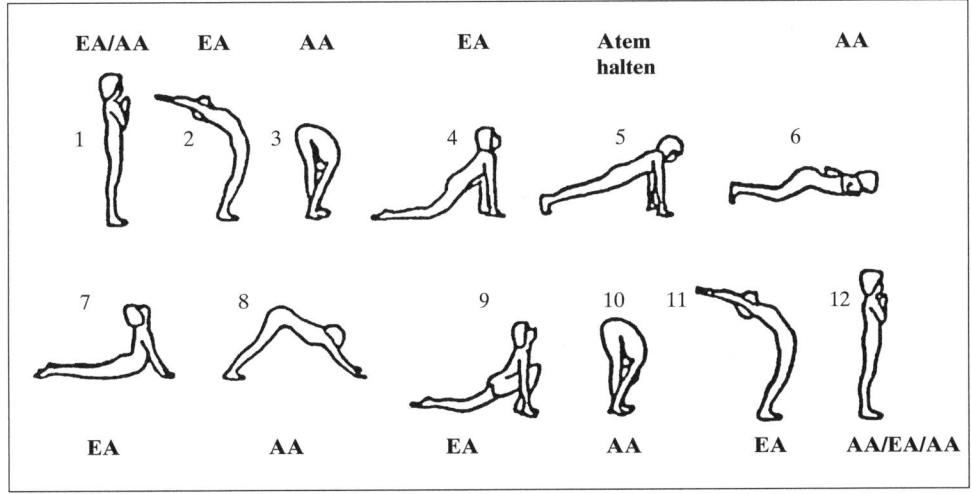

Abb. 6.2: Der Sonnentanz (EA – Einatmung; AA – Ausatmung)

Übersicht über sämtliche Yogaübungen

Tafel 6.5

ALLE YOGAÜBUNGEN AUF EINEN BLICK	
1. Großer Atemkreis	
2. Sonnentanz	
3. Delphin	
4. Halber Kopfstand	
5. Blatt	
6. Kerze; Stille	
7. Pflug	
8. Halbe Brücke	
9. Ganze Brücke	
10. Fisch	
11. Schildkröte	
12. Rutschbahn	
13. Kreuzspinne	
14. Kobra	
15. Heuschrecke	
16. Bogen	
17. Krähe; Baum; Palme; Spatz	
18. Mondhaltung; Sternhaltung	
19. Katzenhaltungen • wechselseitige Katze	
• gleichseitige Katze	
• schleckernde Katze	
20. Hund	
21. Panther	
22. Löwe	
23. Elefantenohren, Schmetterlingsflügel	

ATEMÜBUNGEN:

- Ballon aufblasen
- Indische Geheimtecnik (Ujjayi)
- Rhythmisches Atmen (Ein- und Ausatmung zählen)
- Wechselatmen (Nadi Shodhana)

MEIN STOP-SPRUCH:
STOP – RUHIG UND KLAR GEHT'S WUNDERBAR

c) Yogareihen für das selbständige Üben:

Für das selbständige Üben zu Hause erhielten die Schüler Yogareihen, in denen alle im Training vorgestellten Asana in unterschiedlicher Reihenfolge enthalten waren (s. Tafel 6.6). Sie sollten dadurch zum selbständigen Durchführen der erlernten Asana angeregt und befähigt werden.

Yogareihen zum Üben für zu Hause

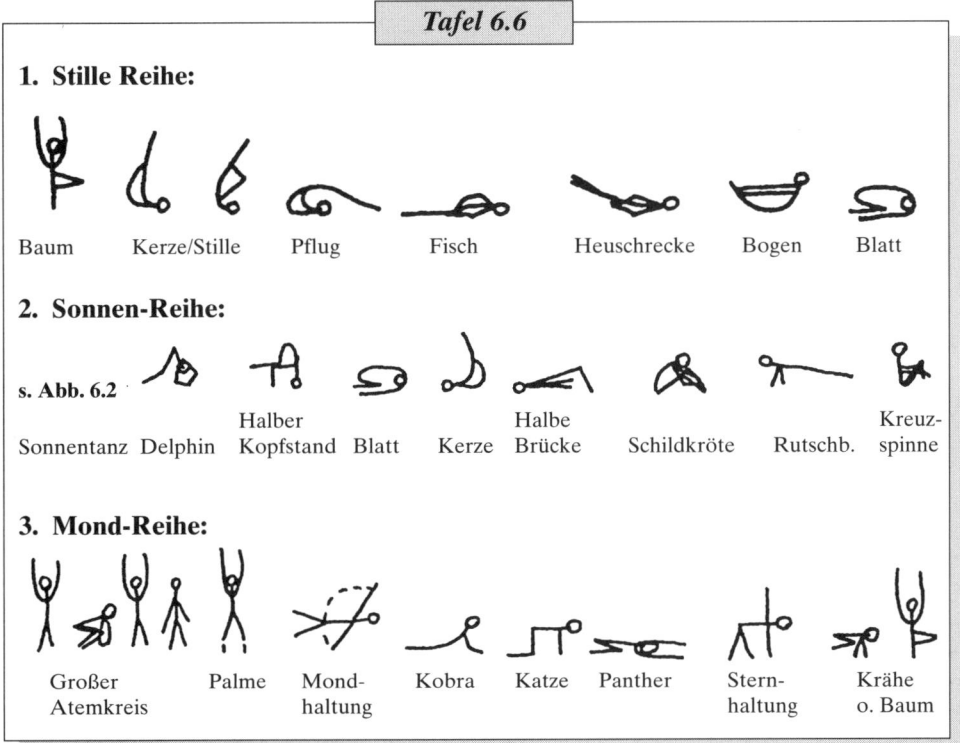

Tafel 6.6

1. Stille Reihe:

Baum   Kerze/Stille   Pflug   Fisch   Heuschrecke   Bogen   Blatt

2. Sonnen-Reihe:

s. Abb. 6.2

Sonnentanz Delphin Halber Kopfstand Blatt Kerze Halbe Brücke Schildkröte Rutschb. Kreuzspinne

3. Mond-Reihe:

Großer Atemkreis   Palme   Mondhaltung   Kobra   Katze   Panther   Sternhaltung   Krähe o. Baum

d) Schüler als Yogalehrer:

Eine weitere Übungsvariante des Trainings bestand darin, daß die Schüler die Aufgabe erhielten, aus den erlernten Asana und unter Berücksichtigung der Grundprinzipien des Yoga eine eigene Übungsreihe zu entwickeln. Diese Yogareihe sollte dann einen Namen erhalten und den anderen Mitgliedern der Übungsgruppe vorgestellt und vermittelt werden. Dabei fungierte der Schüler selbst als Yogalehrer und übernahm somit Verantwortung innerhalb des Gruppenprozesses. Die Kinder erfuhren dadurch, wie schwierig es ist, aber auch wie viel Spaß es macht, andere anzuleiten. Die *Kreativität* bei der Entwicklung und Gestaltung ihrer eigenen Yogareihe motivierte sie außerdem, sich verstärkt mit den Inhalten des Trainings auseinanderzusetzen. Auf diese Art und Weise entstanden eine Vielzahl einfallsreicher

Yogareihen (u. a. „Abendtanz", „Johannsche Reihe", „Flamme der Kerze", „Meine Yogareihe", „Yogana", s. Abb. 6.3).

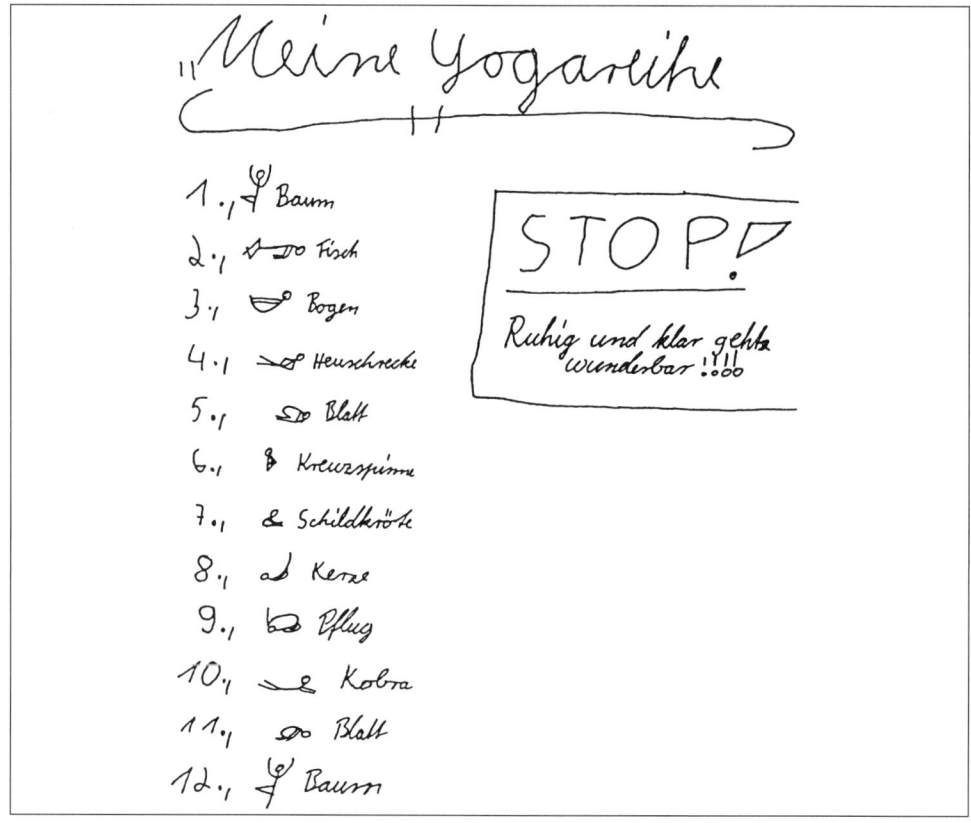

Abb. 6.3: Beispiel für eine von einem Teilnehmer entwickelte Yogareihe

6.1.3 Abschlußteil

In diesem abschließenden Teil wurden in spielerischer Form verschiedene Massage-techniken (Partnermassagen; Ballmassagen), Meditationsübungen (Kerzen-Me-ditation), sensorielle (Gegenstände ertasten bzw. riechen) und interaktive Übungen (Vertrauensspiel, „Springende Lotusblüte") vorgestellt sowie sechs Phantasiereisen durchgeführt (s. Tafel 6.7). Der Einsatz von Phantasiereisen und Meditationsübun-gen wurde gewählt, um von der psychomotorischen Aktivität des Yogateils zur teil-weisen imaginativen Selbstregulation, zur emotionalen Innenschau bzw. zu einer Erfahrung von Ruhe und Stille ohne körperliche Aktionen zu gelangen. Diese in-trapsychische Aktivität der „Innenschau" erachten wir als sehr wichtig und förde-rungsnotwendig, da die Schüler dadurch lernen, sich mit sich selbst zu befassen und nicht mehr nur äußeren Reizen zu folgen (davon gibt es in ihrer Lebenswelt genug, z. B. Computerspiele, Fernsehen). Dieser Aspekt ist für das Abschalten im Alltag

Darstellung der im Training verwendeten Phantasiereisen

a) Einleitende Phantasiereisen:

– „Blumentest" (zum Prüfen der Vorstellungskraft,
s. Anhang) (5. Sitzung)
– „Reise zum Regenbogen" (für Mädchen)
oder „Reise in eine Unterwasserwelt" (für Jungen) (6. Sitzung)

b) Vermittlung der Selbstinstruktion
Stop – Ruhig und klar geht's wunderbar":

– „Der Springbrunnen" (s. Tafel 6.8) (8. Sitzung)
– „Der Waldspaziergang" (10. Sitzung)
– „Schule unter Wasser" (12. Sitzung)

c) Abschließende Phantasiereise:

– „Sonne, Mond und Sterne – Meditation" (14. Sitzung)

Anmerkung: Nach den Phantasiereisen wurde in der Gruppe über das Erlebte gesprochen und es bestand die Möglichkeit ein Bild zu gestalten.

relevant. Bei den Phantasiereisen kam ein Entspannungs-Hilfsmittel in Form eines sog. „Entspannungssäckchens" zum Einsatz. Es ist ein mit Reiskörnern gefüllter Stoffbeutel, der während der Phantasiereisen auf Wunsch des Teilnehmers auf die Augen gelegt wurde und dort einen angenehmen Effekt auslöste. Die Anregung zu diesem Hilfsmittel erhielten wir aus dem Iyengar-Yoga.

Besonders die Phantasiereisen zur Vermittlung der Selbstinstruktion (*Stop – Ruhig und klar geht's wunderbar*, s. Punkt b) stellen eine neue Qualität in der Anwendung der Imaginationstechniken innerhalb des Trainings dar. Die Phantasiereise „Der Springbrunnen" ist exemplarisch in Tafel 6.8 dargestellt. Das Verinnerlichen der Selbstinstruktion wurde zusätzlich durch Hilfsmittel unterstützt (zeichnerische Gestaltungen, Anfertigen von Merkkarten für die Federtasche, s. Abb. 6.4).

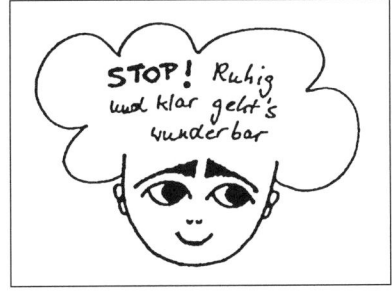

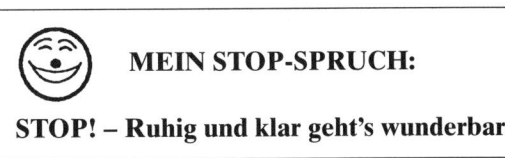

Abb. 6.4: Hilfsmittel zur Vermittlung der Selbstinstruktion

Beispiel für eine im Training verwendete Phantasiereise zur Vermittlung der Selbstinstruktion

---

„DER SPRINGBRUNNEN"

„Es ist frühmorgens. Stell dir vor, du gehst langsam den Weg zur Schule. Ganz wohl ist dir nicht dabei, denn ihr sollt heute eine Klassenarbeit in Mathe schreiben, die dir doch etwas im Magen liegt. Aber es ist nun mal so. ‚Eigentlich bin ich ja schon vorbereitet', denkst du, ‚aber wenn dann die Fragen vor mir liegen … wenn ich nicht sofort weiß, wie es geht, wird mir manchmal so schummrig, daß ich mich kaum noch konzentrieren kann.' Ja, wenn nur die Aufregung nicht wäre, dann wäre alles halb so schlimm. Aber was kann man da machen? Du kommst auf deinem Weg zur Schule an einem Springbrunnen vorbei. Stelle Dir den Springbrunnen vor. Du hörst das Wasser plätschern. Erlaube Dir ruhig, stehenzubleiben und zuzuhören. Geh auch mal zu dem Springbrunnen hin und berühre das Wasser. Und wie du das Wasser berührst, hörst du Stimmen, die dir zurufen:

> ‚STOP – ruhig und klar geht's wunderbar.'
> und nochmal hörst du die Stimmen…
> ‚STOP – ruhig und klar geht's wunderbar.'

Du bist erstaunt und weißt nicht, woher die Stimmen kommen. Du schaust dir den Brunnen genauer an und dann siehst du dort, wo der Wasserstrahl in den Brunnen platscht, die Brunnengeister. Sie tollen herum, tauchen auf und unter, spritzen nach dir und kichern. Du schaust ihnen ein Weilchen zu, und mit dem Brunnenrauschen wirst auch du ruhiger und gelassener. Die Brunnengeister rufen dir immer wieder zu:

> ‚STOP – ruhig und klar geht's wunderbar.'

Nachdem du genug zugeschaut hast, verabschiedest du dich von den lustigen Brunnengeistern. Du gehst weiter zur Schule und denkst dir: ‚Also, wenn ich in der Arbeit durcheinander komme, dann halte ich einfach mal an, schließe meine Augen und atme langsam ein und aus, so wie ich das im Yoga gelernt habe. Dazu sage ich mir den Spruch von den Brunnengeistern:

> ‚STOP – ruhig und klar geht's wunderbar.'

Und wenn ich dann ruhig geworden bin, dann mache ich weiter, dann geht es gleich besser. Und so gehst du zufrieden weiter in die Schule." (Friedrich & Friebel, 1993; modifiziert von Stück)

Anmerkung: Nach dieser Phantasiereise wurden die Kinder aufgefordert, den Stop-Spruch in ein von den Kindern gestaltetes Gesicht zu schreiben und in ihren Yogahefter abzuheften.

6.2 Voraussetzung zur Durchführung des Entspannungstrainings

Die Erfahrungen des Versuchsleiters in der Entwicklungs- und Durchführungsphase des Trainings zeigen, daß der Interventionserfolg wesentlich von der Erfüllung folgender Voraussetzungen abhängt (s. Tafel 6.9):

Voraussetzungen zur Durchführung des Entspannungstrainings mit Yogaelementen

Tafel 6.9

a) Voraussetzungen an den Kursleiter:

– Erfahrungen bei der Vermittlung von Entspannungsmethoden.
– Selbsterfahrungen mit den Asana, Atemübungen und den weiteren Übungselementen des Trainings.
– Erfahrungen in der Gruppenarbeit mit Kindern.

b) Voraussetzungen für eine optimale Gruppenarbeit:

– Aufgrund der körperorientierten Ausrichtung des Programms und den geschlechtsspezifischen, pubertär bedingten Entwicklungsunterschieden bei 12- bis 13jährigen sollte mit Mädchen und Jungen getrennt gearbeitet werden.
– Limitierung der Gruppenstärke auf maximal 6 Teilnehmer, da dadurch eine intensive Gruppen- und individuelle Arbeit möglich ist.
– Freiwillige Teilnahme sowie eine gute bis sehr gute Motivation für das Training.
(Wenn Lehrer mit ihren „Problemkindern" vorstellig werden, so ist die Motivation des Kindes für dieses Hilfsangebot unbedingt zu beachten. Bei niedrig Motivierten sind die Erfolgsaussichten relativ gering. Die Motivation kann durch eine vorherige Befragung eruiert werden.)

c) Voraussetzungen bzgl. der materiellen Ausstattung:

– Raum in ruhigem Umfeld; Liegematten; Gymnastikball; Decke
– Kopien der Yogaübungen; jedes Kind legt sich seinen Yogahefter an
– „Entspannungssäckchen" für die Augen als Hilfsmittel zur Entspannung
– Tonband; Meditations- bzw. Entspannungsmusik

6.3 Evaluationsmethodik

6.3.1 Ausgangsüberlegungen und Untersuchungsdesign

6.3.1.1 Versuchsplan

Die Evaluation wurde als 2×3-Versuchsplan konzipiert, in dem zwei Faktoren systematisch variiert wurden (s. Tabelle 6.1):

- Faktor A: Versuchsgruppe, VG (Training) / Kontrollgruppe, KG (kein Training)
- Faktor B: Meßzeitpunkte (Prä; Post 1; Post 2)

Tabelle 6.1: Versuchsplan

VG (Training)			KG (kein Training)		
Prä	**Post 1**	**Post 2**	**Prä**	**Post 1**	**Post 2**
21 Vpn	21 Vpn	21 Vpn	27 Vpn	27 Vpn	27 Vpn

6.3.1.2 Variablenplan

Bei der Planung der Evaluation des Entspannungstrainings wurde folgende Auswahl der Variablen vorgenommen *(s. Abb. 6.5, S. 103)*.

6.3.2 Stichprobenauswahl und Versuchsleiter

Das Entspannungstraining und die Evaluation wurden an der 94. Mittelschule in Leipzig mit 12- bis 13jährigen Schülern der Klassenstufe 6 durchgeführt. Die Selektion der Stichprobe erfolgte in insgesamt 5 Schulklassen (110 Kinder) in zwei Jahrgängen (Schuljahr/Sj: 1994/95; Sj: 1995/96) mit dem Angstfragebogen für Schüler von Wieczerkowski (AFS). Die Stichprobenauswahl wurde nach folgenden Kriterien vorgenommen:

Es fanden diejenigen Schüler für die Evaluation Berücksichtigung, die in den Skalen „Prüfungsangst" oder „Manifeste Angst" T-Werte ≥ 60 aufwiesen. Die Auswahlprozedur mit allen Kindern ergab, daß 48 der 110 untersuchten Schüler (43,6%) kritische Werte (T ≥ 60) in den Subskalen „Prüfungsangst" und/oder „Manifeste Angst" aufwiesen. Das Merkmal „Prüfungsangst" war bei 46 von 48 Schülern (93,7%) in der Stichprobe vorhanden. Von diesen 46 Schülern hatten 22 Schüler (47,8%) neben der Prüfungsangst ebenfalls kritische Werte in der AFS-Skale „Manifeste Angst". Bei drei Schülern der Stichprobe (6,2%) war ausschließlich das Merkmal „Manifeste Angst" erhöht. Diese Fälle wurden ebenfalls für das Training berücksichtigt, da die manifeste Angst (Trait-Angst) in enger Verbindung zur Prüfungsangst zu sehen ist. Die Aufteilung der Vpn auf die VG bzw. die KG erfolgte nach dem Zufallsprinzip durch Auslosen, unter Beachtung des Prinzips der Freiwilligkeit bzgl. der Teilnahme.

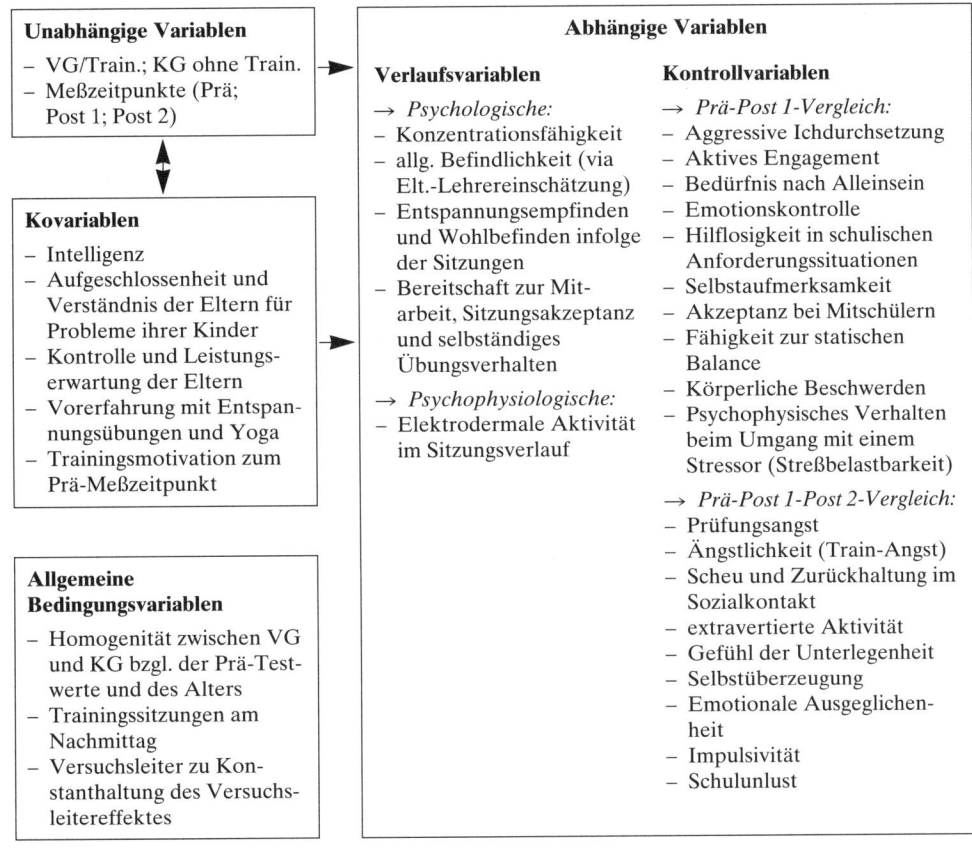

Unabhängige Variablen	Abhängige Variablen	

Unabhängige Variablen

– VG/Train.; KG ohne Train.
– Meßzeitpunkte (Prä;
  Post 1; Post 2)

Kovariablen

– Intelligenz
– Aufgeschlossenheit und
  Verständnis der Eltern für
  Probleme ihrer Kinder
– Kontrolle und Leistungs-
  erwartung der Eltern
– Vorerfahrung mit Entspan-
  nungsübungen und Yoga
– Trainingsmotivation zum
  Prä-Meßzeitpunkt

**Allgemeine
Bedingungsvariablen**

– Homogenität zwischen VG
  und KG bzgl. der Prä-Test-
  werte und des Alters
– Trainingssitzungen am
  Nachmittag
– Versuchsleiter zu Kon-
  stanthaltung des Versuchs-
  leitereffektes

Abhängige Variablen

Verlaufsvariablen

→ *Psychologische:*
– Konzentrationsfähigkeit
– allg. Befindlichkeit (via
  Elt.-Lehrereinschätzung)
– Entspannungsempfinden
  und Wohlbefinden infolge
  der Sitzungen
– Bereitschaft zur Mit-
  arbeit, Sitzungsakzeptanz
  und selbständiges
  Übungsverhalten

→ *Psychophysiologische:*
– Elektrodermale Aktivität
  im Sitzungsverlauf

Kontrollvariablen

→ *Prä-Post 1-Vergleich:*
– Aggressive Ichdurchsetzung
– Aktives Engagement
– Bedürfnis nach Alleinsein
– Emotionskontrolle
– Hilflosigkeit in schulischen
  Anforderungssituationen
– Selbstaufmerksamkeit
– Akzeptanz bei Mitschülern
– Fähigkeit zur statischen
  Balance
– Körperliche Beschwerden
– Psychophysisches Verhalten
  beim Umgang mit einem
  Stressor (Streßbelastbarkeit)

→ *Prä-Post 1-Post 2-Vergleich:*
– Prüfungsangst
– Ängstlichkeit (Train-Angst)
– Scheu und Zurückhaltung im
  Sozialkontakt
– extravertierte Aktivität
– Gefühl der Unterlegenheit
– Selbstüberzeugung
– Emotionale Ausgeglichen-
  heit
– Impulsivität
– Schulunlust

Abb. 6.5: Der in der Evaluation des Trainings verwendete Variablenplan

Anmerkung: Um die Testbelastung der Vpn zu minimieren, wurde bei den Kontrollvariablen im Prä-
Post 1-Vergleich keine Post 2-Messung durchgeführt.

Der Autor übernahm durchgängig die Funktion des Versuchsleiters. Die fachliche
Qualifikation und die Erfahrungen zur Durchführung von Yoga erwarb der Versuchsleiter durch die eigene Yoga-Praxis, durch eine dreijährige Weiterbildung zum
Yogalehrer sowie durch eine Studienreise zu Yoga-Zentren in Indien (u. a. Yoga-
therapie-Klinik der Benares-Hindu-Universität in Varanasi, Sivananda-Ashram in
Rishikesh). Die theoretische Auseinandersetzung mit der Problematik begann
bereits 1993 mit einer Diplomarbeit über den Einfluß östlicher Traditionen in die
Psychologie des westlichen Kulturkreises (Stück, 1993). Dabei wurde die Bedeutung
des Yoga und der Meditation für die Psychologie und Psychotherapie untersucht.

6.3.3 Methodeninventar zur Datengewinnung

Zur Erhebung der entsprechenden Daten für die Kontrollvariablen kamen Meßmethoden aus dem psychologischen und psychophysiologischen Bereich zum Ein-

satz. Die betreffenden Kontrollvariablen wurden im Text kursiv dargestellt. Bei psychologischen Methoden handelte es sich u. a. um standardisierte Fragebögen (zur Vertiefung werden einschlägige Testhandbücher empfohlen).

6.3.3.1 Kontrollvariablen im Prä-Post 1-Vergleich

Die Meßwerte zu diesen Kontrollvariablen wurden mit folgenden Methoden erfaßt:

Fend-Skalen:

Als Kontrollvariablen wurden aus der Konstanzer Jugend-Längsschnittstudie „Entwicklung im Jugendalter" (Fend & Prester, 1986) folgende Itemskalen ausgewählt:
- *Hilflosigkeit in schulischen Anforderungssituationen*
- *Akzeptanz bei Mitschülern*
- *Selbstaufmerksamkeit*
- *Emotionskontrolle*

Aufgrund des geringen Itemsatzes pro Skala wurden die Antwortmöglichkeiten je Item von ursprünglich zwei auf vier erweitert. Nur so waren differenziertere Aussagen möglich. Die Auswertung der einzelnen Skalen erfolgte über Summenscores.

Persönlichkeitsfragebogen für Kinder zwischen 9 und 14 Jahren (PFK):

Dieser Fragebogen wurde von Seitz und Rausche (1992) entwickelt und dient einer breiten und gleichzeitig differenzierten Erfassung von Persönlichkeitsdimensionen 9- bis 14jähriger. Der PFK besteht aus 15 Primär- und 4 bereichsübergreifenden faktoranalytisch ermittelten Skalen (Zusammenfassung ähnlicher Primärskalen zu einem übergeordneten Merkmalskomplex). Als Kontrollvariablen dienten folgende PFK-Skalen:
- Derb-draufgängerische Ichdurchsetzung (*Aggressive Ichdurchsetzung*)
- *Aktives Engagement*
- *Bedürfnis nach Alleinsein*

Als Meßwerte wurden die in T-Werte transformierten Rohwerte pro Skala verwendet. Die anderen Skalen des PFK dienten als Kontrollvariablen im Prä-Post 1-Post 2-Vergleich und werden im Kapitel 6.3.3.2 dargestellt.

Fragebogen zu körperlichen Beschwerden:

Dieser Fragebogen (zit. nach Unger & Hofmann, 1984, S. 360) enthält eine Liste mit 17 Beschwerden, bei denen eine psychogene Beteiligung vermutet wird (Schlafstörungen, Kopfschmerzen, Magenschmerzen). Mit Hilfe des Fragebogens wurden die Meßwerte für die Kontrollvariable *Körperliche Beschwerden* erfaßt. Die Fragebogen-Ergebnisse wurden als Summenscores erhoben.

Motoriktest zur statischen Balancefähigkeit:

Dieser Test wurde in Anlehnung an die Motometrische Rostock-Oseretzky-Skala (Kurth, 1985) zusammengestellt und enthält 14 Motorikaufgaben zur Erfassung der

Kontrollvariable *Fähigkeit zur statischen Balance.* Dabei sollte jede Aufgabe von den Vpn maximal 10 Sekunden durchgeführt werden. Bei vorzeitiger Beendigung, wurde die Zeit gestoppt. Die Messung erfolgte mit einer digitalen Stoppuhr (Meßgenauigkeit: Zehntelsekunde). Als Meßgröße diente die Zeit für die Motorik-Aufgaben, die zu einem Summenscore zusammengefaßt wurde.

Streß-Entspannungs-Test (SET):

Mit diesem Test von Hecht und Balzer (1996) wurden die Meßwerte zur Kontrollvariablen *Psychophysisches Verhalten beim Umgang mit einem Stressor (Streßbelastbarkeit)* erfaßt. Im SET wurde das psychophysische Verhalten mittels der elektrodermalen Aktivität (EDA) abgebildet und mit der Berliner Streßskala[6] (BSS; Hecht & Balzer, 1996) bewertet. Die BSS zeigt *„dem Therapeuten in objektiver Weise, ob der Umgang mit Streß sehr gut, verbesserungsbedürftig oder verbesserungsnotwendig ist. Durch den SET vor und nach einer Therapie kann festgestellt werden, inwieweit sich die Streßbelastbarkeit der Vpn verbessert hat."* (Hecht & Balzer, 1996, S. 4)
Die Messung der EDA erfolgte durch das tragbare Gerät „Himem" (s. Tafel 6.10):

Einführende Bemerkungen zum EDA-Meßgerät „Himem"

Tafel 6.10

Bei der vom Institut für Streßforschung entwickelten Meßmethode zur psychophysiologischen Objektivierung von Streß- bzw. Entspannungszuständen (Hecht & Balzer, 1996) wird die EDA als Hautwiderstands- bzw. Hautleitfähigkeitsänderung (Kehrwert des Hautwiderstandes) mit Hilfe des Hautwiderstandmeßgerätes „Himem" gemessen. Der Hautwiderstand wird dabei als elektrischer Widerstand der Haut gegenüber einem durchfließenden schwachen Gleichstrom (Stromstärke: 1 bis 5 μA) erfaßt (exosomatische Methode). Im Gerät ist ein Kondensator eingebaut, der durch den Gleichstrom in Abhängigkeit vom Hautwiderstand aufgeladen wird und den Strom als Impuls wieder abgibt (Widerstandsfrequenzwandler). Ein hoher Hautwiderstand ist durch eine langsame Impulsfolge und ein niedriger Hautwiderstand ist durch eine schnelle Impulsfolge gekennzeichnet. Weitere Ausführungen zum Gerät sind im Anhang dieser Arbeit zu finden.

Da der SET bisher nicht ausreichend bekannt ist, soll der Ablauf dieses Tests, so wie er in der Untersuchung durchgeführt wurde, nachfolgend erläutert werden:

Die Vpn lagen während der gesamten Zeit des Tests (20 Minuten) auf einer Matte auf dem Boden. Neben ihnen lagen die Meßgeräte. Sie wurden mit Hilfe einer Zuleitung und einem mit Elektroden bestückten Armband an das Handgelenk der Vpn angeschlossen. Der SET lief als Gruppenverfahren in drei Phasen ab:

---

6 Die BSS wird im Kapitel 6.5.2.5 zusammen mit der SET-Analysemethode näher erläutert.

1. Phase: *Vorphase; Erwartungsphase* (10 Minuten):
Die Vpn wurden aufgefordert, sich im Liegen zu entspannen.

2. Phase: *Stressoreinwirkung* (1 Minute):
Den Vpn wurden zwei Mathematikaufgaben als Stressoren gegeben, die sie im Kopf lösen sollten. Der Schwierigkeitsgrad der Aufgaben wurde so gewählt, daß innerhalb der vorgegebenen Zeit zwei richtige Lösungen schwierig waren (s. Tab. 6.2).

1. Test	2. Test	3. Test
$11 \times 12 = 132$	$13 \times 12 = 156$	$11 \times 14 = 154$
$14 \times 14 = 196$	$13 \times 13 = 169$	$12 \times 12 = 144$

Tabelle 6.2: Im SET als Stressor verwendete Mathematikaufgaben

Anmerkung: Für zwei richtige Lösungen wurde eine Belohnung als Anreiz ausgesetzt.

3. Phase: *Nachphase* (9 Minuten): Die Vpn sollten sich wieder entspannen (Verarbeitung der Stressorwirkung durch die Vpn).

Die folgende Abb. 6.6 verdeutlicht den Ablauf des Tests.

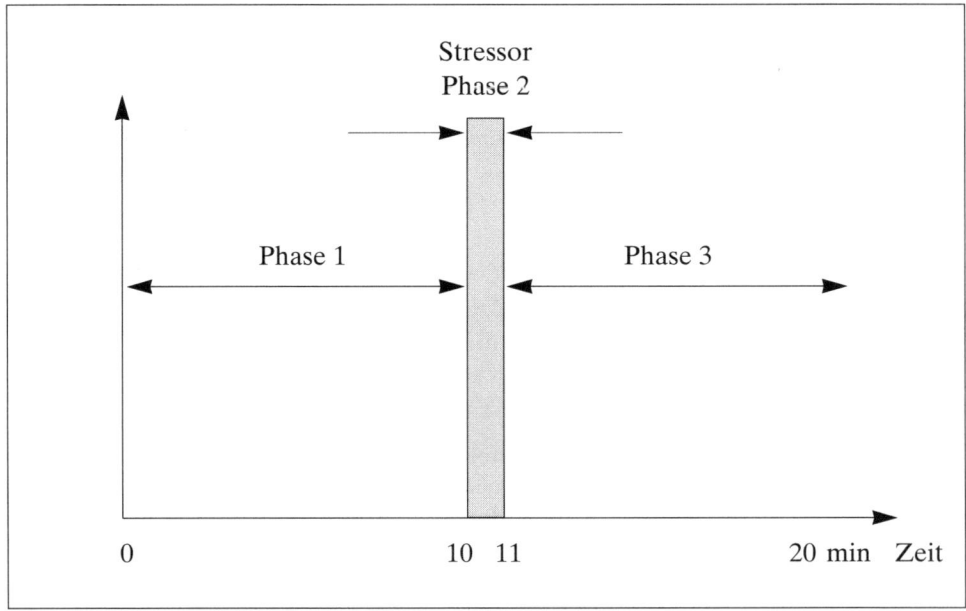

Abb. 6.6: Ablauf des SET

Anmerkung: Der SET wurde zweimal in der Prätest-Phase vor dem Training durchgeführt. Mit dem ersten SET sollte der Prä-Streßbelastungstyp (BSS-Wert) bestimmt werden. Im 2. SET kannten die Vpn die Anforderungen bereits, wodurch die Vergleichbarkeit mit den BSS-Werten im 3. SET (Post 1) gegeben und damit auch die Feststellung trainingsbedingter Veränderungen möglich war.

6.3.3.2 Kontrollvariablen im Prä-Post 1-Post 2-Vergleich

Die Werte für diese Kontrollvariablen wurden mit folgenden Meßmethoden erhoben:

Angstfragebogen für Schüler (AFS):

Der AFS wurde von Wieczerkowski (1974) entwickelt und stellt einen mehrfaktoriellen Fragebogen dar, der die ängstlichen und unlustvollen Erfahrungen von Schülern der Altersstufen 9–16 in drei Skalen erfaßt. Diese Skalen dienen gleichzeitig als Meßwerte für die folgenden Kontrollvariablen:

- *Prüfungsangst*
- Allgemeine, manifeste Angst *(Ängstlichkeit, Trait-Angst)*
- *Schulunlust*

Als Meßwerte wurden die T-transformierten Rohwerte verwendet.

Persönlichkeitsfragebogen für Kinder zwischen 9 und 14 Jahren (PFK):

Als Kontrollvariablen wurden folgende PFK-Skalen verwendet:

- Selbsterleben von allgemeiner Angst *(Ängstlichkeit, Trait-Angst)*
- *Zurückhaltung und Scheu vor Sozialkontakt*
- *extravertierte Aktivität*
- Gefühl der Unterlegenheit (Minderwertigkeit) gegenüber anderen *(Gefühl der Unterlegenheit)*
- *Selbstüberzeugung*
- *Emotionale Ausgeglichenheit*
- Selbsterleben von Impulsivität *(Impulsivität)*

Die Rohwerte dieser Skalen wurden in T-Werte transformiert.

6.3.3.3 Psychologische Verlaufsvariablen

Zur Erfassung der Werte der psychologischen Verlaufsvariablen kamen folgende Meßmethoden zur Anwendung:

Durchstreichtest („d2"-Test):

Mit diesem Konzentrationstest (Brickenkamp, 1994) sollen Meßwerte für die psychologische Verlaufsvariable *Konzentrationsfähigkeit* erfaßt werden. Zur metrischen Charakterisierung wurde die Gesamtzahl der bearbeiteten Zeichen im „d2"-Test minus der aufgetretenen Fehler verwendet.

Elternbefragung zur allgemeinen Befindlichkeit ihrer Kinder:

Mit Hilfe eines Fragebogens (selbstentwickelt) mit sieben Befindlichkeits-Items erfolgte die Erfassung der Meßwerte für die psychologische Verlaufsvariable *allg. Befindlichkeit (via Elterneinschätzung)*. Dabei sollten die Befindlichkeiten von den Eltern auf einer siebenstufigen Rating-Skala pro Item eingeschätzt werden (z. B.

ruhig/ausgeglichen vs. nervös/unruhig, fröhlich/lustig vs. betrübt/traurig). Die Item-werte wurden zu einem Summenscore als Meßgröße zusammengefaßt.

Lehrerbefragung zur allgemeinen Befindlichkeit der Schüler:

Dieser Fragebogen (selbstentwickelt) wurde zur Erhebung der Meßwerte für die psychologische Verlaufsvariable *allg. Befindlichkeit (via Lehrereinschätzung)* einge-setzt. Er besteht aus sieben Befindlichkeits-Items. Die Lehrer sollten die Schüler in jedem Item jeweils auf einer siebenstufigen Rating-Skala einschätzen (z. B. fröh-lich/lustig vs. traurig/betrübt; ruhig/ausgeglichen vs. nervös/unruhig). Aus den sieben Items wurde ein Summenscore gebildet, der zugleich die Meßgröße bildete. Der Fragebogen kam in den Fächern Mathematik und Deutsch zum Einsatz.

Fragebogen zum Entspannungsempfinden und Wohlbefinden vor und nach den Übungsstunden sowie zu weiteren sitzungsrelevanten Aspekten:

Mit diesem Fragebogen sollten die Meßwerte zu folgenden psychologischen Ver-laufsvariablen erfaßt werden:

– Vor und nach den Sitzungen sollten die Vpn in sieben Befindlichkeits-Items ihr Befinden zwischen den Polen einer siebenstufigen Rating-Skala pro Item einschät-zen (z.B. entspannt vs. nicht entspannt; fröhlich/lustig vs. traurig/betrübt; schwung-voll/aktiv vs. erschöpft/abgekämpft). Es wurde ein Summenscore aus allen sieben Items als Meßgröße für *Wohlbefinden* vor bzw. nach den Sitzungen gebildet.
– Das Entspannungs-Item diente zugleich als Meßgröße für die Erfassung des aktuellen *Entspannungsempfindens* vor und nach jeder Sitzung.
  Damit der Nachsitzungs-Fragebogen nicht von den Einschätzungen des Vorsit-zungs-Fragebogens beeinflußt wird, waren dessen Ergebnisse den Vpn nach den Übungsstunden nicht mehr einsehbar.
– Es wurden mit diesem Fragebogen ebenfalls Meßwerte zu den psychologischen Verlaufsvariablen *Bereitschaft zur Mitarbeit, selbständiges Übungsverhalten* (Vor-Sitzungs-Fragebogen) und zur *Sitzungsakzeptanz* (Nachsitzungs-Fragebogen) mit 3- bis 5stufigen Rating-Skalen erhoben.

Interviews mit den Vpn:

Mit den Vpn der VG wurden strukturierte Interviews am Ende des Entspannungs-trainings (Post 1) und zum Post 2-Meßzeitpunkt durchgeführt. Damit erfolgte die Erfassung von Daten zu den psychologischen Verlaufsvariablen *Sitzungsakzeptanz, Bereitschaft zur Mitarbeit* sowie *selbständiges Übungsverhalten*. Zur Stützung der Hypothesen verwendeten wir außerdem die von den Vpn beobachteten Auswir-kungen des Trainings. Die Ergebnisse wurden in Absolut- und Prozenthäufigkeiten dargestellt.

Interviews mit Eltern:

Um Informationen zu den psychologischen Verlaufsvariablen *Sitzungsakzeptanz, selbständiges Übungsverhalten* sowie zu weiteren Effekten des Trainings zu erhalten, wurden ebenfalls mit den Eltern der Trainingsteilnehmer strukturierte Interviews, jeweils im Post 1- und im Post 2-Erhebungszeitraum, durchgeführt. Die Ergebnisse wurden in Form von Absolut- und Prozenthäufigkeiten dargestellt.

6.3.3.4 Psychophysiologische Verlaufsvariablen

Die Erfassung der Meßwerte zur psychophysiologischen Verlaufsvariablen *Elektrodermale Aktivität im Sitzungverlauf* erfolgte mit den Meßgeräten, die bereits vom Streß-Entspannungs-Test her bekannt sind (s. Kap. 6.3.3.1). Die Geräte wurden von den Vpn während der gesamten Sitzung in einer Bauchgürteltasche getragen. Die Messungen erfolgten an 12 Vpn des zweiten Untersuchungsdurchgangs. Als Meßgröße diente die Änderung der Prozenthäufigkeit der ermittelten psychophysiologischen Entspannungszustände über drei festgelegte Zeitabschnitte im Sitzungsverlauf.

6.3.3.5 Kovariablen

Die Meßdaten zu den Kovariablen wurden mit folgenden Methoden erhoben:

Intelligenz-Test:

Zur Erfassung der Kovariablen *Intelligenz* wurde der Progressive Matrizen-Test nach Raven (1987) eingesetzt. Die Standardisierung der Rohwerte erfolgt durch IQ-Werte.

Fragebogen zum Elternverhalten:

Mit den zwei nachfolgend genannten Itemskalen des Fragebogens von Minsel und Fittkau (1971) wurden die Meßwerte zu folgenden Kovariablen erfaßt:

– *Aufgeschlossenheit und Verständnis der Eltern (Mutter und Vater) für die Probleme ihrer Kinder.*
– *Kontrolle und Leistungserwartung der Eltern (Mutter und Vater) bzgl. der Schule.*

Für diesen Fragebogen existieren bisher keine Normwerte. Als Meßgröße dienten die Summenscores der Rohpunktwerte pro Skala.

Fragebogen zur Vorerfahrung mit Entspannungsübungen und Yoga sowie zur Trainingsmotivation:

– Zur Erfassung der Werte für die Kovariable *Vorerfahrung mit Entspannungsübungen und Yoga* wurden drei Fragen gestellt, die Aussagen zu Erfahrungen der Vpn mit Entspannungs- und Yogaübungen zulassen. Die Rohpunktwerte wurden zu einem Summenscore zusammengefaßt.
– Die Meßwerte zur Kontrollvariable *Motivation für das Entspannungstraining zum Prä-Meßzeitpunkt* wurden mit einer 5stufigen Rating-Skala erhoben.

6.4 Zeitplan der Evaluation

Die Durchführung des Entspannungstrainings und die Datenerfassung erfolgte in zwei Durchgängen im Zeitraum zwischen August 1994 bis März 1996. Der genaue Zeitplan ist in der folgenden Tabelle 6.3 dargestellt.

Tabelle 6.3: Zeitlicher Ablaufplan der Evaluation

1. Durchgang (August 1994 bis März 1995)				
Zeitplan:				
Aug./Sept 1994 (3 Wochen)	Sept.–Dez. 1994 (3 Monate)	Dez. 1994 (3 Wochen)	(3 Monate)	Febr./März 1995 (3 Wochen)
Prätest *Erfassung der Kontrollvariablen, psychol. Verlaufsvariablen und Kovariablen	*Training* *Erfassung der psychologischen und psychophysiol. Verlaufsvariablen	*Post 1-Test* *Erfassung der Kontrollvariablen und psychol. Verlaufsvariablen	*kein Training*	*Post 2-Test* *Erfassung der Kontrollvariablen und psychol. Verlaufsvariablen
2. Durchgang (August 1995 bis März 1996)				
Zeitplan:				
Aug./Sept 1995 (3 Wochen)	Sept.–Dez. 1995 (3 Monate)	Dez. 1995 (3 Wochen)	(3 Monate)	Febr./März 1996 (3 Wochen)
Prätest	*Training*	*Post 1-Test*	*kein Training*	*Post 2-Test*
* Erfassung der Kontrollvariablen, der psychologischen Verlaufsvariablen und der Kovariablen (s. o.)				

6.5 Variablenanalyse

Die meisten prüfstatistischen Verfahren (sowie die deskriptive Auswertung der Daten) wurden mit der Software „*SPSS*" gerechnet. Zur prüfstatistischen Auswertung der Kontrollvariablen im Prä-Post 1-Post 2-Vergleich („*Statistica*"), zur Prä-Posttest-Analyse nach Lander (*spezifische Software*) sowie zur Analyse des SET und der psychophysiologischen Verlaufsvariablen (gerätespezifische Software) kamen andere Software-Programme zum Einsatz.

Alle statistischen Beurteilungen erfolgten auf dem Signifikanzniveau von $\alpha = 5\%$. Die Annahme oder Ablehnung der Nullhypothese erfolgte aufgrund der Überschreitungswahrscheinlichkeit p in %. Im Falle der Ablehnung wurde das p mit einem Stern (*) versehen.

6.5.1 Analyse der Ausgangswerthomogenität der Variablen

Eine wichtige Voraussetzung für die Evaluation des Entspannungstrainings stellte die Prüfung der Homogenität der Prätest-Werte der abhängigen Variablen und der

Kovariablen für die VG und KG dar. Zur Bestimmung der Ausgangswerthomogenität wurde der t-Test für unabhängige Stichproben verwendet.

6.5.2 Analyse der abhängigen Variablen

6.5.2.1 Prüfstatistische Analyse der Kontrollvariablen im Prä-Post 1-Vergleich

Zur Abbildung von effektiven Ausgangswertveränderungen der Kontrollvariablen
im Prä-Post 1-Vergleich wurde in der VG bzw. KG der t-Test für abhängige Stichproben gerechnet. Die prüfstatistischen Ergebnisse der VG und KG wurden miteinander verglichen. Beim Vorliegen einer signifikanten Prä-Post 1-Veränderung
in der VG im Vergleich zur KG wurde ein kurzfristiger Trainingseffekt angenommen.
Die o. g. Analyseschritte wurden nicht für die Veränderungsanalyse beim SET angewendet. Hier kam aufgrund von klar definierten Zielvorgaben die Prä-Posttest-
Analyse (PPA nach Lander) zum Einsatz.

6.5.2.2 Prüfstatistische Analyse der Kontrollvariablen im Prä-Post 1-Post 2-Vergleich

Um die signifikanten Ausgangswertveränderungen in den Kontrollvariablen im
Prä-Post 1-Post 2-Meßzeitraum abzubilden, wurden über drei Meßzeitpunkte hinweg einfache Varianzanalysen mit Meßwiederholungen in der VG und KG gerechnet. Anschließend erfolgte ein multipler Vergleich der Mittelwerte mit Hilfe
des Tukey-Tests zur Prüfung der signifikanten Hauptwirkungen zwischen den verschiedenen Meßzeitpunkten. Die prüfstatistischen Ergebnisse des Tukey-Tests der
VG und KG wurden miteinander verglichen und nach folgenden Richtlinien interpretiert:

– *Kurzfristige* Veränderungen (Kurzzeiteffekte): Signifikante Unterschiede zwi-
  schen der Prä- und der Post 1-Messung.
– *Langfristige* Veränderungen (Langzeiteffekte): Signifikante Unterschiede zwi-
  schen der Prä- und der Post 2-Messung.
– *Nachwirkungseffekte:* Signifikante Veränderungen zwischen der Post 1- und der
  Post 2-Messung.

6.5.2.3 Prä-Posttest-Analyse nach Lander

Die PPA wurde zur Bestimmung der Trainingseffekte bei Prüfungsangst sowie des
SET eingesetzt. Die Durchführung dieser Analyse erwies sich als angebracht, da bei
diesen Kontrollvariablen klar definierte Zielvorgaben vorlagen:

– Bei der State-Angstvariablen *Prüfungsangst* hatten 18 von 21 Vpn einen T-Wert
  ≥ 60. Dieser T-Wert ist zugleich Normwert für erhöhte Prüfungsangst. Um die
  PPA modell-adäquat anzuwenden, wurden nur diese 18 Fälle einschließlich des
  Erwartungswertes in die Veränderungsmessung einbezogen.
– Beim SET lag die zu erreichende Zielvorgabe beim BSS-Wert 6 (guter bis sehr
  guter Umgang mit dem Stressor).

Im folgenden sollen einige theoretische Grundlagen zum Verständnis dieser Methode erläutert werden (Lander, 1981, 1990; Lander, Huth & Schack, 1996):
Die PPA wurde erstmals 1981 von H.-J. Lander in der Zeitschrift für Psychologie veröffentlicht. Seitdem war sie hauptsächlich in der klinischen Therapieforschung im Einsatz.

Die Ziele dieses Analyseverfahrens bestehen in der

– Abschätzung und Bewertung des Behandlungserfolges aufgrund einer statistisch festgelegten Treatment-Schranke (S_T, Treatment- bzw. T-Effekte); spiegelbildlich zur identischen Replikation der Ausgangswerte ist eine dazu negative T-Schranke ($\overline{S_T}$) festgelegt (s. PPA-Graphik, Abb. 6.7).
– Abschätzung und statistische Bewertung von Stabilitätseffekten nach erfolgter Intervention aufgrund einer Post 2-Testerhebung (Nachwirkungs- bzw. N-Effekte)
– Festlegung oder statistische Abschätzung einer Zielgröße (Y_0) einschließlich eines zufallskritischen Bereichs mit zugehöriger Zielschranke (S_Z), die das Erreichen des Behandlungsziels festlegt (Ziel- bzw. Z-Effekte).
– Bewertung der Verfahrenseffizienz der eingesetzten Interventionsmethodik durch die Definition eines Effizienzmaßes (eta; η).

Die Abschätzung der o. g. Effekte erfolgt regressionsanalytisch sowie mittels t-Statistik und beruht auf folgenden Annahmen des PPA-Modells:

– Die PPA ist als Gruppen- und Einzeleffektanalyse durchführbar. Es wird davon ausgegangen, daß an der nach einer Intervention eingetretenen Veränderung der Ausgangswerte, der sog. Prä-Posttest-Differenzen (PPD), immer mehrere Faktoren gleichzeitig beteiligt sind (z. B. Remissions-, Error-, T-, N-Effekte). Die Wirkung dieser Faktoren ist durch entsprechende Differenzanteile festgelegt, in die sich die PPD additiv zerlegen läßt (Additionstheorem).
– Es wird ferner angenommen, daß die Posttest- oder Verlaufswerte aus den Prätest- oder Ausgangswerten, bis auf Zufall (Error- bzw. E-Effekte), durch eine lineare Transformation hervorgehen (Linearitätstheorem).

Die PPA ist als ein Zwei-Schranken-Test konzipiert, wobei die eine Schranke die Treatment-Schranke (S_T) und die andere die Ziel-Schranke (S_Z) darstellt.

Für die Durchführung der PPA sind folgende Voraussetzungen zu berücksichtigen:
– Da die PPA mit Differenzwerten operiert, müssen die Veränderungsdimensionen zumindest intervallskaliert sein.
– Um die o. g. Effekte kontrollieren zu können, ist ein Kontrollgruppen-Plan erforderlich. Sollte keine KG vorliegen, dann bietet das Verfahren die Möglichkeit, den Veränderungsanteil, der durch die KG kontrolliert wird, mittels des Trennfaktors *Lambda* (λ) statistisch abzuschätzen.
– Um ein ausreichend hohes Effizienzmaß zu erhalten, ist darauf zu achten, daß die Ausgangswerte nicht allzu nahe an der Zielgröße liegen.

– Die Durchführung der hier verwendeten PPA verlangt keine Ausgangswert-homogenität in der Versuchs- und Kontrollgruppe, da alle Abschätzungen über Veränderungen regressionsanalytisch mittels Winkelmaßen erfolgen.

Die Ergebnisse der PPA-Einzeleffektanalyse lassen sich in Form eines Vierfelder-schemas (s. Tab. 6.4) sowie einer PPA-Graphik (s. Abb. 6.7) zusammenfassen.

PPA		Ziel-Effekte		
		JA ┊ P%	NEIN┊ P%	**Summe**
Treatment-Effekte	JA	*Feld 1*	*Feld 2*	**(Treatment-Effekte)**
	NEIN	*Feld 3*	*Feld 4* **(keine Ziel- und Treatment-Effekte)**	
Summe		**(Ziel-Effekte)**		

Tabelle 6.4: Das Vierfelder-Schema der PPA

Anmerkung: Die unter JA und NEIN angegebenen Zahlen sind die Absolutwerte für die T-Z-Effekte.

Das Vierfelder-Schema liefert Aussagen darüber, in wie vielen Fällen (Prozenthäu-figkeiten; P%) beide Effekte (Feld 1 [T- und Z-Effekte]) oder keiner der beiden Effekte (Feld 4) bzw. jeweils nur einer der beiden Effekte (Feld 2 oder 3) erreicht wurden. Der Interventionseffekt nach einer Post 1-Testerhebung ist durch die Fälle charakterisiert, die in das Feld 1 fallen. Der T-Effekt wird durch die Fälle festgelegt, die in die Felder 1 und 2 fallen und ist prozentual in der entsprechenden Rand-summe festgehalten. Die prozentualen Randsummen des Vierfelderschemas geben an, in wie vielen Fällen ein T- bzw. Z-Effekt erreicht oder nicht erreicht wurde. Die Lage des Erwartungswertes (M) im Vierfelderschema nach einer Post 1- bzw. Post 2-Testerhebung ist in dem entsprechenden Feld zu markieren. Die Verfahrenseffi-zienz (η) wird durch die Anzahl der Fälle, die einen T-Effekt aufweisen (s. Rand-summe von Feld 1 und 2) und durch die Anzahl der Fälle, die keinen der beiden Effekte erreicht haben (Feld 4), bestimmt. In dem Vierfelderschema sind die Fälle nicht enthalten, die prä- wie posttestseitig bereits im Zielbereich liegen (entspricht dem grauen Feld in der PPA-Graphik, s. Abb. 6.7). Dadurch kann sich der ursprüngliche Stichprobenumfang der VG verringern.

6.5.2.4 *Analyse der psychologischen Verlaufsvariablen*

Analyse der Konzentrations-„d2"-Testdaten

Für die Analyse der Daten aus dem Konzentrationstest „d2" kam das Reskalie-rungsverfahren zum Einsatz. Dabei wurden die prozentualen Veränderungen der Testwerte vom Ausgangswert für die VG und KG berechnet. Mit diesem Verfahren war die Trennung der Lerneffekte von den Trainingseffekten möglich. Die Lern-effekte ergaben sich durch das viermalige Wiederholen des „d2"-Tests. Vorausset-zung für die Anwendung der Reskalierungsmethode ist die Prüfung der Ausgangs-werthomogenität. Die Ergebnisse der Datenanalyse wurden graphisch dargestellt.

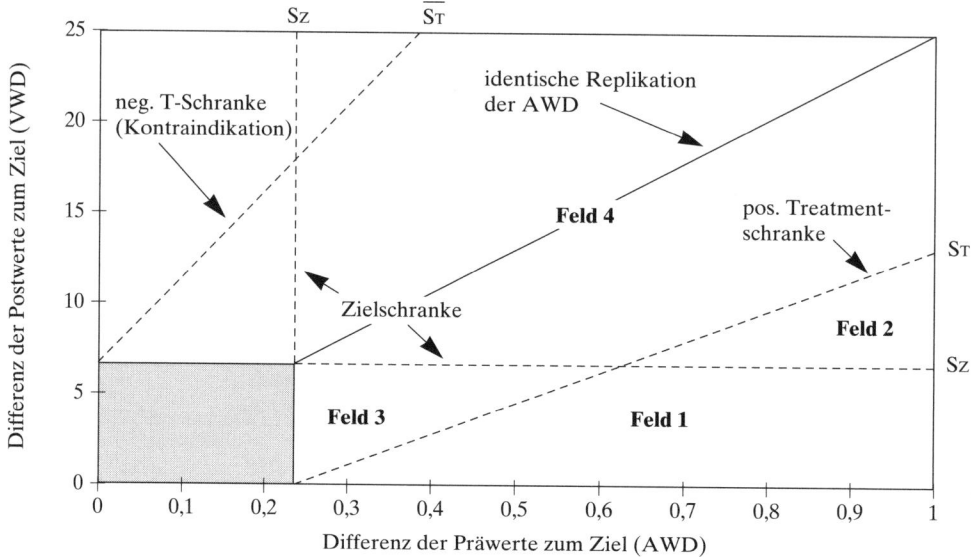

Abb. 6.7: Die PPA-Graphik

Analyse der Eltern- und Lehrerbefragung zur allgemeinen Befindlichkeit der Vpn

– In einem ersten Analyseschritt wurde der Summenwert aus den sieben Rating-Skalen des Eltern- bzw. Lehrerfragebogens als Maß für die allgemeine Befindlichkeit der Kinder zum Zeitpunkt der Befragung ermittelt. Bei den Lehrerbefragungen wurde die Summe der Mathematiklehrer- bzw. der Deutschlehrer-Befragungen als Gesamtlehrerwert in den nachfolgenden zweiten Analyseschritt einbezogen.

– In diesem Schritt erfolgte jeweils für die Lehrer- und Elternbefragung die Berechnung einer einfach klassifizierten Varianzanalyse mit 4 Meßwiederholungen (t1–t4) in der VG und KG, unter Einbeziehung des Tukey-Tests zur Prüfung der Hauptwirkungen zwischen den verschiedenen Meßzeitpunkten. Die Ergebnisse der VG und KG wurden miteinander verglichen, so daß eine statistisch abgesicherte Aussage über Trainingseffekte möglich war.

Analyse der Fragebögen zum Entspannungsempfinden und Wohlbefinden infolge der Trainingssitzungen sowie zu weiteren Sitzungsaspekten:

– Es wurden die Summenwerte der Befindlichkeitsskala und die Rohwerte des darin enthaltenen Entspannungs-Items mit dem t-Test für abhängige Stichproben prüfstatistisch analysiert (jeweils für die Vor- und Nachbefragung einer Sitzung).

– Die weiteren Items des Fragebogens hinsichtlich der Bereitschaft zur Mitarbeit, zur häuslichen Übungspraxis und zur Bewertung der Sitzungen bzw. deren Übungselementen wurden mit deskriptiver Statistik ausgewertet und graphisch dargestellt.

114

6.5.2.5 Analyse des Streß-Entspannungs-Tests

Die Bestimmung der Regulationsstabilität sowie des Regulationsniveaus bzgl. der elektrodermalen Aktivität (EDA) vor, während und nach dem Stressoreneinfluß im Streß-Entspannungs-Test (SET) wurde mit folgenden Bearbeitungs- und Analyse-Schritten und unter Anwendung von spezieller gerätespezifischer Software vorgenommen (genaue Anwendungsbeschreibung der Software s. Anhang):

– Die im Meßgerät aus dem Hautwiderstand gewandelten und aufgezeichneten Impulsfolgen wurden mittels der Software „*himen.exe*" als Datenfiles im PC gesichert.

– Danach erfolgte mit der Software „*datana23.exe*" die Berechnung des mittleren Abstandes zwischen jeweils zwei Hautwiderstandsimpulsen, d. h. die aufgetretenen Impulsabstände wurden über 10 Sekunden gemittelt. So ergab sich bei einer Versuchszeit von 20 Minuten eine Zeitreihe mit 120 Daten (s. Abb. 6.8). Diese Zeitreihe enthält quasistationäre (z. B. Verdunstung, Absorption), stochastische (z. B. Spontanaktivität, Elektrodendruck, Armbewegungen) und periodische (Schweißdrüsensekretion) Anteile.

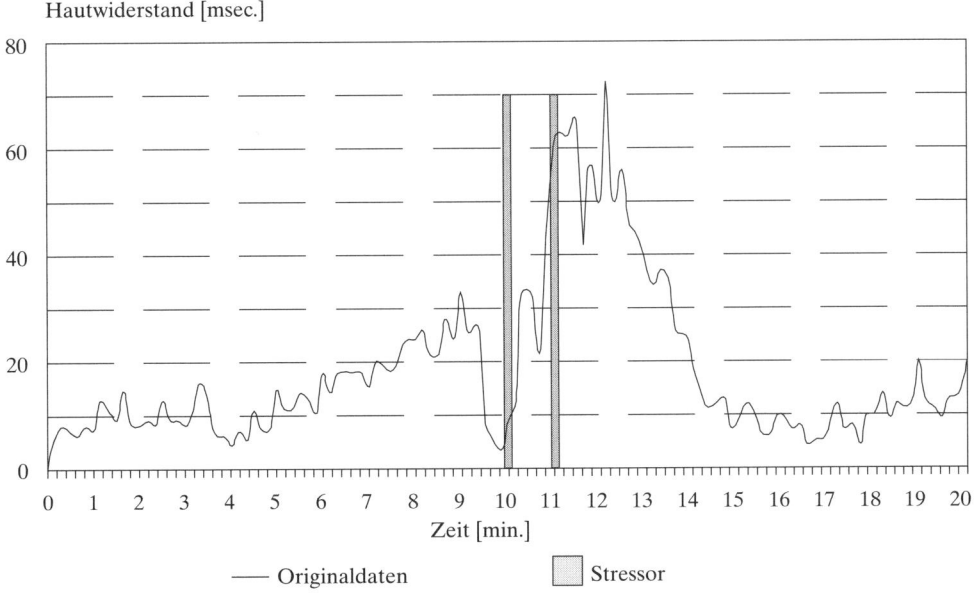

Abb. 6.8: Zeitreihe mit 120 gemittelten Impulsabständen (Streßbewältiger).

Um eine objektive Aussage über Erregung und Entspannung zu erreichen, war es notwendig, die quasistationären und stochastischen Einflüsse von den periodischen Komponenten zu trennen. Das Herausfiltern der periodischen Anteile in der Originaldatenkurve wurde mit den im folgenden erläuterten Analyseschritten mit Hilfe der Software „*byznz 462.exe*" erreicht:

a) Trendanalyse:

Trennung quasistationärer von periodischen und stochastischen Anteilen.

In einem Datenfenster mit 9 Zeitreihendaten wurde der Mittelwert berechnet (sog. Trenddaten). Dieser Mittelwert wurde dann von dem Mittelwert der Orginaldaten in diesem Fenster subtrahiert. Es ergab sich ein korrigierter Wert (sog. korrigierte Daten), der nur noch die periodischen und stochastischen Anteile enthält. Die quasistationären Anteile (Verdunstung, Absorption) der Zeitreihe sind durch diese mathematische Prozedur „herausgefiltert" worden. Nach dieser Rechnung wurde das Datenfester um einen Wert weiter geschoben und mit dem o. g. Algorithmus neu errechnet. Das Ergebnis war eine korrigierte Datenkurve (s. Abb. 6.9):

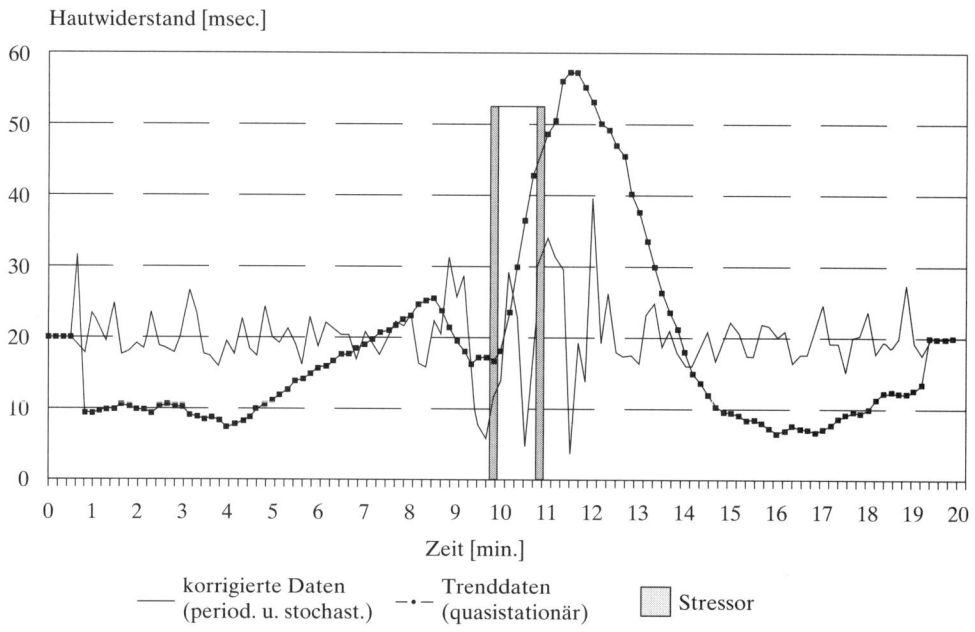

Abb. 6.9: Beispiel für Trendanalyse (Streßbewältiger).

b) Analyse der Perioden:

Trennung stochastischer von periodischen Anteilen

Mit der nachfolgend beschriebenen Analyseprozedur erfolgte die Trennung der verbliebenen stochastischen Einflüsse von den periodischen Anteilen. Aus den korrigierten Daten wurden die Autokorrelationsfunktion (AFC) und das Leistungsdichtespektrum (Powerspektrum, PS) errechnet. Dabei ergaben sich zwei verifizierte Periodizitäten bzw. Modellfunktionen $(T_1; T_2)$, die mit hoher Wahrscheinlichkeit in der korrigierten Original-Datenkurve auftraten. Die beiden ermittelten Modellfunktionen T_1 und T_2 wurden mit den korrigierten Originaldaten unter Zuhilfenahme der Methode der kleinsten Quadrate verglichen und dabei das beste Modell mit der am wahrscheinlichsten auftretenden Periode ausgewählt. Der Vergleich der Ergebnisse des AFC und PS war notwendig und wurde generell durchgeführt, da der Fall eintreten kann, daß in der Zeitreihe mit den korrigierten Daten zwei oder mehrere Periodizitäten mit ähnlicher Auftrittswahrscheinlichkeit vorkommen. Die Entscheidung für eine dieser ähnlichen Modellfunktionen bedeutet eine exaktere Analyse der korrigierten Daten.

c) Dynamikfunktion:

Feststellung der Änderung der Periode über die Zeit

Über einen längeren Zeitabschnitt unterliegen die Periodenlängen einer Variabilität, die analysiert werden muß, um einen Informationsverlust zu vermeiden. Bei dieser Analyse der Frequenzvariabilität wurde ein Datenfenster mit 20 Daten schrittweise Meßpunkt für Meßpunkt durch die Zeitreihe geschoben und die unter Punkt b) beschriebene Methode der Periodenanalyse in jedem Datenfenster wiederholt. Das Ergebnis dieses Analyseschrittes war eine sog. Dynamikfunktion. In dieser Funktion sind die Änderungen der *Perioden mit der höchsten Auftrittswahrscheinlichkeit* über die Zeit sichtbar (s. Abb. 6.10).

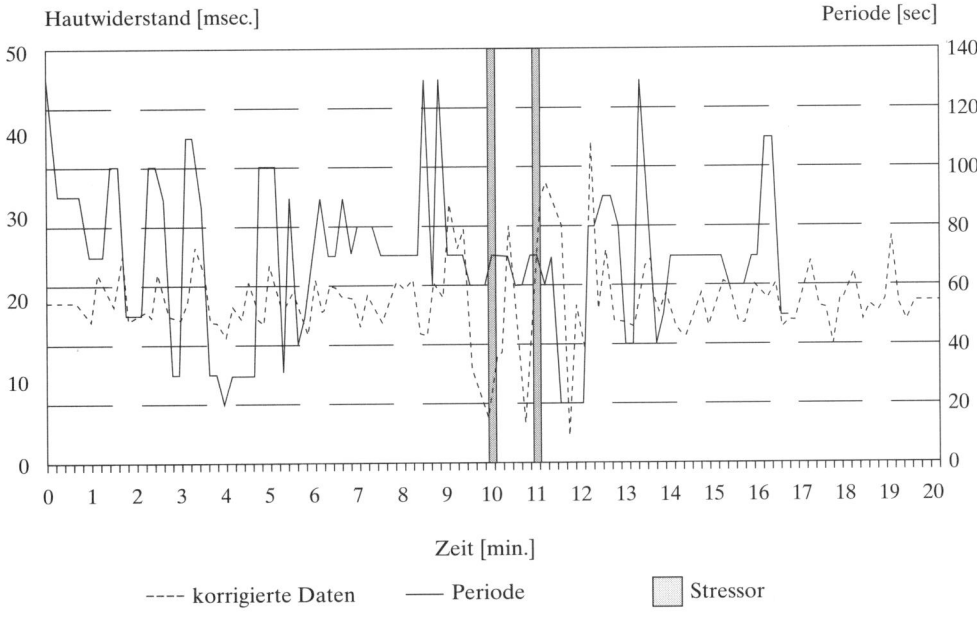

Abb. 6.10: Beispiel für Dynamikfunktion (Streßbewältiger).

d) Differenzierte Dynamikanalyse:

Bestimmung der Stabilität bzw. Instabilität der Regulation

Zur Verifizierung der stabilen und instabilen Regulationsvorgänge wurde die Dynamikfunktion über die Meßzeit differenziert betrachtet. Die sog. Differenzierte Dynamikanalyse lief über zwei Phasen ab:

1. Phase:

Wenn die Dynamikfunktion stabil blieb, wurde der Wert y = 0 verteilt. Bei einer Änderung der Dynamikfunktion wurde der Wert y = 1 vergeben (s. Abb. 6.11).

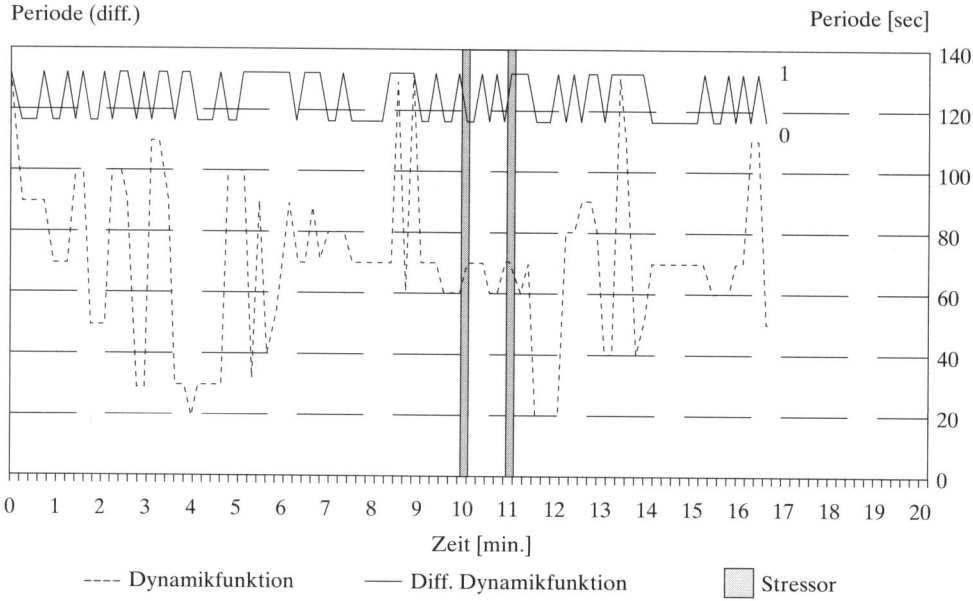

Abb. 6.11: Beispiel für Differenzierte Dynamikanalyse – Phase 1 (Streßbewältiger).

2. Phase:

Es wurde ein Datenfenster von sechs Daten (1 Minute) der Dynamikfunktion durch die Zeitreihe der differenzierten Dynamikfunktion (Phase 1) geschoben. (Das Analyseintervall von sechs Daten entspricht genau der zeitlichen Länge des Stressoreneinflusses von einer Minute.). Wenn weniger als drei Veränderungen bzgl. der Dynamikfunktion in dem Datenfenster vorhanden waren, dann lag eine stabile Regulation vor, was mit dem Wert y = 0 gekennzeichnet wurde. Lagen dagegen drei oder mehr Veränderungen in dem Datenfenster bzgl. der differenzierten Dynamik-funktion vor, dann wurde eine instabile Regulation konstatiert (y = 1). Als Ergebnis ergab sich das Stabilitätsverhalten der Regulation der EDA (s. Abb. 6.12, S. 119). Nach den mit den o. g. Analyse-Prozeduren ermittelten Stabilitätsverhältnissen in den drei Abschnitten des SET ließen sich die Ergebnisse auf zwei Ebenen darstellen:

Ebene 1: *Klassifikation nach Stabilität und Instabilität während und nach der Stressoreinwirkung (Regulationsstabilität)*

Von der Reaktion der Vpn hinsichtlich des Stabilitätsverhaltens in der Phase 2 (Stressoreneinfluß) und Phase 3 (Nachphase) wurden vier Haupttypen bzgl. des Umgangs mit dem Stressor abgeleitet (s. Tab. 6.5, S. 119).

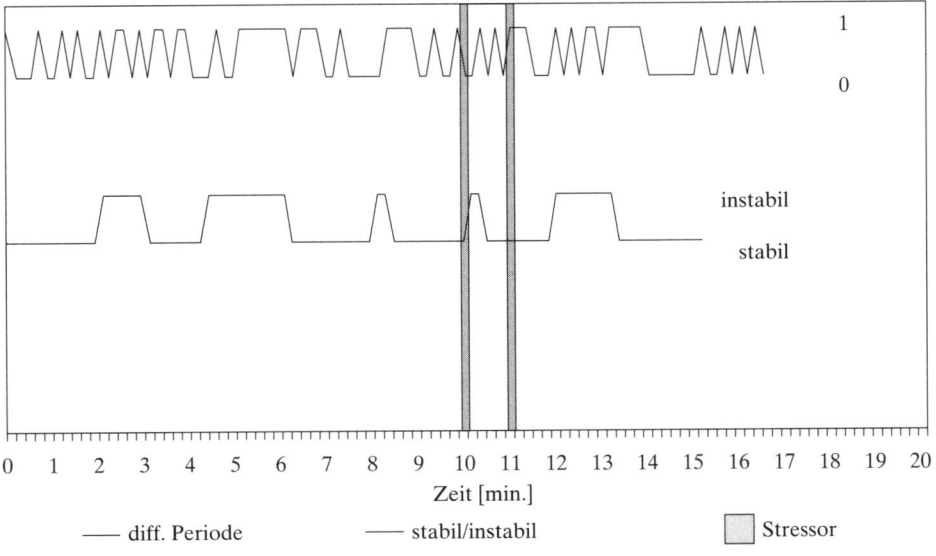

Periode (diff.) | stabil/instabil

Zeit [min.]

—— diff. Periode —— stabil/instabil ▨ Stressor

Abb. 6.12: Beispiel für Differenzierte Dynamikanalyse - Phase 2 (Streßbewältiger).

Streßbeherrscher	(BH)	– Stabile Regulation während und nach der Stressoreneinwirkung
Streßbewältiger	(BW)	– Instabile Regulation während des Stressoreneinflusses – Stabile Regulation tritt in der Nachphase auf
Streßkompensierer	(KP)	– Stabile Regulation während des Stressoreneinflusses – Instabile Regulation tritt in der Nachphase auf
Streßdysregulierer	(DR)	– Instabile Regulation während und nach der Stressoreneinwirkung

Tabelle 6.5: Klassifikation nach der Regulationsstabilität vor und nach der Stressoreinwirkung

Ebene 2: *Klassifikation anhand der Bewertung der Periodenlängen (Regulationsniveau)*

Lange und kurze Perioden können parallel nebeneinander auftreten. Dabei ist in jedem gemessenen Zeitabschnitt eine Periode dominant. Die Bestimmung der dominanten Periode (Regulationsniveau) für die Phase 2 (Stressoreneinfluß) sowie Phase 3 (Nachphase) des SET erfolgte durch zwei Prozeduren:

– Ermittlung des Medians der Dynamikfunktion in der zweiten bzw. dritten Phase,
– Einteilung der Ergebnisse in eine Klassifikationstabelle für Periodenlängen.

Das Kriterium für die Definition einer kurzen Periode liegt bei Periodenlängen ≥ 60 Sekunden[7]. Periodenlängen von >60 Sekunden werden von Hecht und Balzer

---

7 Die Entscheidung für dieses Kriterium wurde deshalb getroffen, da 60 Sekunden bei einem Analyse-
zeitraum von 20–130 Sekunden genau der Anstiegszeit des Streßhormons Adrenalin entsprechen
(Balzer, persönl. Mitteilung, 11/96).

(1996) als lange Perioden klassifiziert. Für die Phasen 2 und 3 ergaben sich somit folgende Kombinationen bzgl. der langen (l) und kurzen (k) Perioden (s. Tab. 6.6.):

Tabelle 6.6: Mögliche Kombinationen der langen und kurzen Perioden für die Phasen 2 und 3

Dominanz der langen oder kurzen Periode in Phase 2 und 3	
Phase 2	**Phase 3**
l	l
l	k
k	l
k	k

Auf diese Weise entstand eine weiter differenziertere Ebene zur Typenklassifikation mit sieben Klassen der psychophysischen Regulation des Hautwiderstandes (s. Tab. 6.7):

Tabelle 6.7: Typenklassifikation der psychophysischen Regulation des Hautwiderstandes im SET

Note	Typ	Perioden	Typ	Perioden	Typ	Perioden	Typ	Perioden
1	BH	ll						
2	BH	kl	BW	ll				
3	BH	lk	BW	kl	KP	ll		
4	BH	kk	BW	lk	KP	kl	DR	ll
5			BW	kk	KP	lk	DR	kl
6					KP	kk	DR	lk
7							DR	kk

Von dieser Tabelle wurde eine 16stufige Skala (*Berliner Streßskala, BSS*) zur Bewertung der Fähigkeit der Vpn mit einem Stressor umzugehen (Streßbelastbarkeit) abgeleitet. In der *BSS* (s. Tab. 6.8, S. 121) erfolgte die Klassifizierung von „sehr gut bis gut" (BSS-Werte: 1–6), „mittelmäßig" (BSS-Werte: 7–10) und „unzureichend" (BSS-Werte: 11–16).

Um die Frage nach einer signifikanten Verbesserung im SET zu beantworten, wurden zwei PPA nach Lander (s. Kap. 6.5.2.3) durchgeführt:

– Zum einen wurden die Treatment-Effekte und die Verfahrenseffizienz (eta, η) für die Vpn bestimmt, die sich in positiver Veränderungsrichtung vom BSS-Bereich 7–16 (mittelmäßiger bis unzureichender Umgang mit dem Stressor) in den BSS-Bereich 1–6 (guter bis sehr guter Umgang mit dem Stressor) verbesserten.

Gruppe	Typ	Perioden	Bewertung	Umgang mit Stressor
1.1	BH	ll	1	
2.1	BH	kl	2	**sehr gut bis gut**
2.2	BW	ll	3	
3.1	BH	lk	4	
3.2	BW	kl	5	
3.3	KP	ll	6	Streßbelastbarkeit: gut bis sehr gut
4.1	BH	kk	7	**mittelmäßig**
4.2	BW	lk	8	Vpn in dieser Gruppe sollten etwas zur
4.3	KP	kl	9	Verbesserung des Umgangs mit Streß tun; akuter Verbesserungsbedarf.
4.4	DR	ll	10	Streßbelastbarkeit: mittelmäßig
5.1	BW	kk	11	
5.2	KP	lk	12	
5.3	DR	kl	13	**unzureichend**
6.1	KP	kk	14	Für Vpn dieser Gruppe besteht das drin-
6.2	DR	lk	15	gende Erfordernis, den Umgang mit Streß zu verbessern.
7.1	DR	kk	16	Streßbelastbarkeit: unzureichend

Tabelle 6.8: Klassifikation der Regulation mit Hilfe der BSS

– Zum anderen wurden auch die Treatment-Effekte und die Verfahrenseffizienz der Vpn in negativer Veränderungsrichtung (vom BSS-Bereich 1–6 in den BSS-Bereich 7–16) abgeprüft.

Beim Vorliegen einer über dem Schwellenkriterium von $\eta_0 = .7$ liegenden Verfahrenseffizienz in positiver Veränderungsrichtung und einer unzureichenden Verfahrenseffizienz in negativer Veränderungsrichtung wurde davon ausgegangen, daß das Entspannungstraining geeignet ist, um bei den Vpn effektive Veränderungen im SET zu erreichen und ihre Streßbelastbarkeit zu erhöhen.

6.5.2.6 Analyse der psychophysiologischen Verlaufsvariablen

Um die Sitzungsverlaufs- und Anfangsentspannungsdaten auszuwerten, wurden folgende Bearbeitungs- und Analyseschritte mit Hilfe einer gerätespezifischen Software durchgeführt (genaue Anwendungsbeschreibung der Software, s. Anhang):

1. Speicherung der Meßdaten im Computer:

Die vom Meßgerät gespeicherten Impulsfolgen wurden mittels des Software-Programms „*himen.exe*" als Datenfiles im Computer gespeichert.

2. Berechnung der Abstände zwischen den Hautwiderstandsimpulsen:

Ebenso wie bei der Auswertung des SET erfolgte durch die Software *„datana 23.exe"* die Berechnung der mittleren Abstände zwischen den Hautwiderstandsimpulsen, die durch das Gerät während der Messungen aufgezeichnet wurden. Die aufgetretenen Impulsabstände wurden über 10 Sekunden „gemittelt". So ergaben sich z. B. bei einer Versuchszeit von 60 Minuten drei Dateien mit jeweils einer Zeitreihe von 120 Daten (es ist vom Geräte-Hersteller festgelegt, daß in einer Datei immer nur bis zu 120 Daten gespeichert werden können). Diese drei Dateien wurden zu einer Datei als Zeitreihe mit 360 Daten zusammengefaßt. Mit dieser Datei erfolgten die weiteren Berechnungen.

3. Berechnung der Änderung der Periodenverteilungen über die Zeit:

Dabei wurden die Analyseschritte 1–3 aus der SET-Auswertung angewendet (s. Kap. 6.5.2.5). Die Berechnungen erfolgten mit Hilfe der Software *„aida 05.exe"*:
a) Trendanalyse (Gleitende Mittelung)
b) Analyse der Perioden (Autokorrelation; Powerspektrum; Auswahl der Periode mit der höchsten Auftretenswahrscheinlichkeit)
c) Dynamikanalyse (Feststellung der Änderung der Perioden über die Zeit).

Die Datei mit der berechneten Dynamikfunktion wurde in das Software-Programm *„orion 03.exe"* eingespeist.

4. Berechnung der Periodenverteilung in einem definierten Analyseabschnitt:

Die Software *„orion 03.exe"* errechnete in einem ausgewählten Analysefenster von 20 Daten die in diesem Intervall (3:30 Minuten) vorliegende Periodenverteilung. Dabei wurde ausgezählt, welche Perioden (20–130 Sekunden) wie oft vorkamen. Das Ergebnis kann in einer prozentualen Verteilung veranschaulicht werden (s. Abb. 6.13):

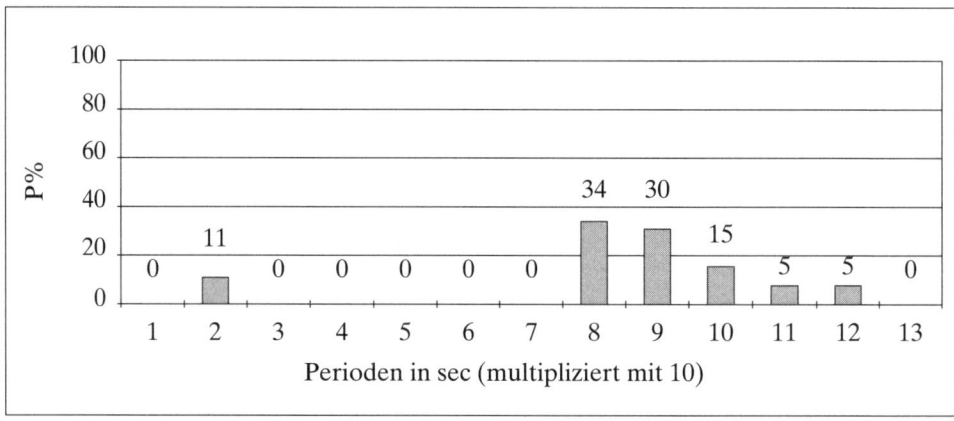

Abb. 6.13: Beispiel einer Periodenverteilung im Analysefenster mit 20 Daten
(Dominanz von langen Perioden)

Das Analysefenster wurde im Meßtakt von 10 Sekunden jeweils um einen Meß-punkt weiter durch die Dynamikfunktion geschoben. Mit der o. g. Auszählungspro-zedur konnte somit alle 10 Sekunden die im Analysefenster vorliegende Perioden-verteilung bestimmt werden.

5. Bestimmung von Rängen bzgl. der Periodenverteilungen:

Die gefundene Periodenverteilung in dem Analysefenster trat in drei typischen Ver-teilungsbildern auf, die mit den Bildern 2, 3 und 5 in der Klassifikation psychobiolo-gischer Regulationszustände identisch sind (s. Kap. 2.2.1.2 bzw. Anhang). Bezug nehmend auf diese Klassifikation und mit Hilfe der Software *„orion 03.exe"* wurde der analysierten EDA-Periodenverteilung ein entsprechender *Rang* zugeordnet (s. Tafel 6.11):

Zuordnung von Rängen zu den Periodenverteilungsbildern aus der Klassifikation psychobiologischer Regulationszustände (s. Kap. 2.2.2.2 bzw. Anhang)

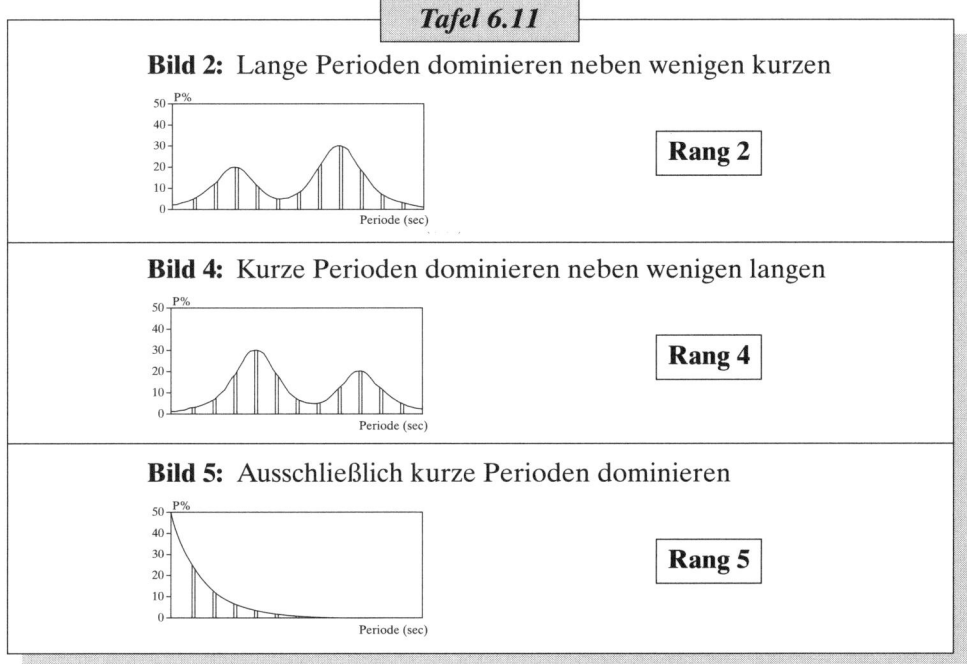

6. Berechnung eines Klassenwertes:

Die Periodenverteilung innerhalb eines *Rangs* kann zu kürzeren oder längeren Perioden verschoben sein oder in der Höhe variieren. Um diese Feinheiten exakt zu analysieren, wurde aus der ermittelten Periodenverteilung mittels der Software *„orion 03.exe"* ein *Klassenwert* (Wert zwischen 0–1) berechnet. Nur mit diesem

Klassenwert waren in Verbindung mit dem *Rang* (s. o.) genaue Aussagen über den Erregungs- bzw. Entspannungszustand einer Person möglich.

Um zu verhindern, daß man zur Benennung des aktuellen Zustandes der Vpn sowohl den *Klassenwert*, als auch den Rang angeben muß, wurde abschließend ein zusammengefaßter *Rangwert* berechnet.

7. Berechnung des Rangwertes (RW):

Die Berechnungen erfolgten ebenfalls mit Hilfe der Software *„orion 03.exe".* Durch den *Rangwert (RW)* waren folgende Aussagen zum Erregungszustand der Vpn möglich:

RW 2–4: bedeutet Deaktivierung bzw. Entspannung (von Hecht und Balzer als *3er-Zustände* definiert)

RW 7–11: bedeutet Aktivierung (als *9er-Zustände* definiert) und

RW 12–16: bedeutet Überaktivierung (als *15er-Zustände* definiert).

In der nachfolgenden Abbildung 6.14 ist die Zuordnung der EDA-Periodenverteilungen zu den entsprechenden Rangwerten und ihre Interpretation zusammenfassend dargestellt:

Periodenverteilungsbild	Rang	Klassen-wert	Rang-wert	Interpretation
2	2	0…1	2–4	dcaktivierte Zustände Entspannung **(3er-Zustände)**
4	4	0…1	7–11	aktivierte Zustände **(9er-Zustände)**
5	5	0…1	12–16	hyperaktivierte Zustände **(15er-Zustände)**

Abb. 6.14: Zuordnung der Periodenverteilungen zu Rangwerten und ihre Interpretation.

Anmerkung: Rang 3 stellt ein Zwischenstadium zwischen Rang 2 und 4 dar und kommt relativ selten vor. Deshalb wurde er im Rahmen der Sitzungsverlaufsmessung nicht berücksichtigt (Hecht & Balzer, persönl. Mitteilung 9/1996)

8. Bestimmung der Entspannungswirkung einer Sitzung:

– In einem ersten Schritt wurden die Sitzungen in drei gleiche Zeitanteile geteilt (Anfangsteil, Mittelteil, Endteil). Danach erfolgte die Auszählung und prozentuale Darstellung der Entspannungszustände (3er-Zustände) für jeden Zeitabschnitt mit Hilfe der Excel-Datei „*geie05.xls*".

– Zur Bestimmung der Entspannungswirkung der Sitzungen wurden die Prozenthäufigkeiten der 3er-Zustände der Sitzungsteile miteinander verglichen und in eine Rangreihe geordnet (ohne Software). Die Kodierung erfolgte nach folgendem Schlüssel:
Der Teil mit den meisten 3er-Zuständen erhielt eine „3", demjenigen mit der zweithöchsten Anzahl wurde eine „2" zugeordnet und der mit der geringsten Anzahl der Entspannungszustände bekam eine „1". Die Sitzungsteile mit den entsprechenden Prozenthäufigkeiten der 3er-Zustände mußten sich um mindestens 5% unterscheiden, um als verschieden anerkannt zu werden.

Als Ergebnis der Auszählung und des Vergleichs ergaben sich die folgenden in Tabelle 6.9 dargestellten Entspannungsverlaufs-Typen:

Verlaufstyp	Interpretation
1-2-3 / 2-1-3 / 2-2-3 / 2-3-3	*Eindeutig positiver Verlauf,* d. h. im Vergleich der drei gleichgeteilten Zeitabschnitte sind im letzten Zeitabschnitt die meisten Entspannungszustände enthalten.
1-3-2 / 2-3-1 / 2-3-2	*Positiver Verlauf,* d. h. im Vergleich mit dem ersten und dritten Zeitabschnitt befinden sich im mittleren Zeitabschnitt die meisten Entspannungszustände.
3-2-1 / 3-1-2 / 3-2-2 / 3-3-2	*Eindeutig negativer Verlauf,* d. h. im Endteil wurden die wenigsten Entspannungszustände festgestellt.
3-3-3 / 3-2-3	*Neutraler Verlauf,* d. h. die Entspannungszustände sind annähernd gleichverteilt.

Tabelle 6.9: Übersicht zu den möglichen Entspannungsverlaufs-Typen

Einige Entspannungsverlaufs-Typen sollen anhand von gemessenen und analysierten Sitzungsdiagrammen in den Abbildungen 6.15 bis 6.17 als Beispiele vorgestellt werden:

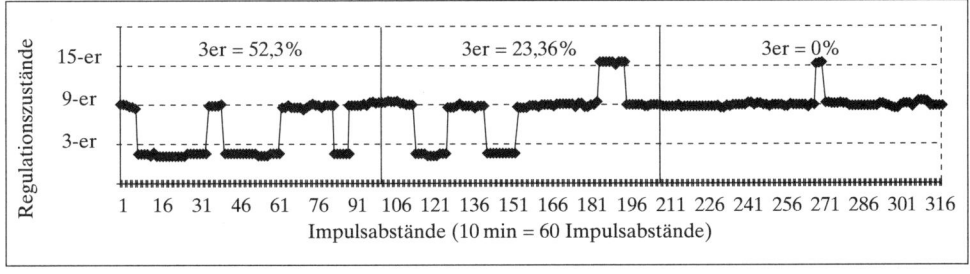

Abb. 6.15: Beispiel für 3-2-1-Verlaufstyp

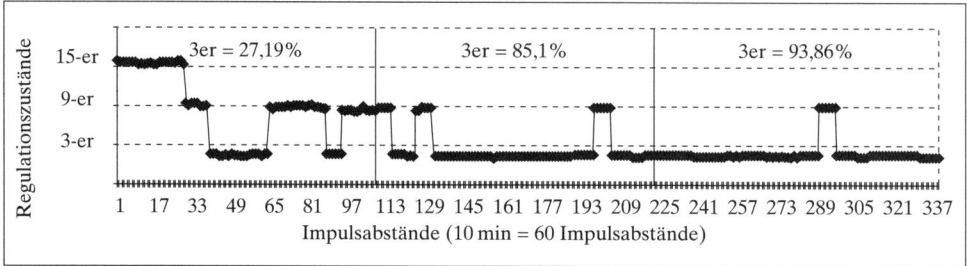

Abb. 6.16: Beispiel für 1-2-3-Verlaufstyp

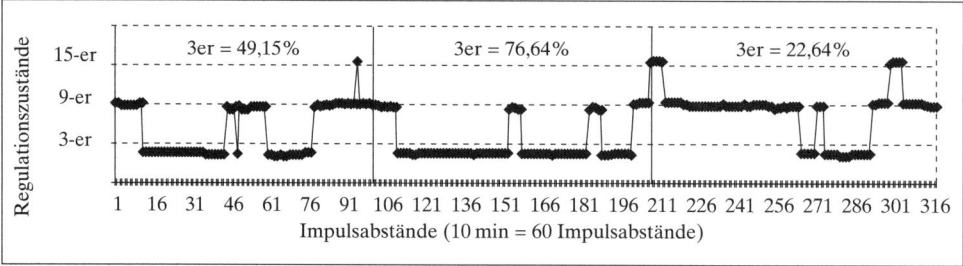

Abb. 6.17: Beispiel für 2-3-1-Verlaufstyp

Bei der Betrachtung der Beispiele (s. Abb. 6.15–6.17) fällt der sprunghafte Wechsel zwischen den hyperaktivierten (15er Zustände), aktivierten (9er-Zustände) und de-aktivierten (3er-Zustände) Periodenverteilungen, d. h. von langen Perioden zu kurzen Perioden auf. Diese Besonderheit in der Arbeitsweise biologischer Systeme wurde bereits in Kapitel 2.1.2.2 mit Hilfe des Gesetzes der Erhaltung der Energie und der Anregungstheorie schwingender Systeme erläutert.

7 Hypothesen

Ausgehend von den theoretisch-methodischen Voraussetzungen und dem daraus resultierenden Variablenplan wurden zur Beantwortung der im Kapitel 5 formulierten Fragestellungen folgende Hypothesen aufgestellt:

7.1 Hypothesen zur 1. Fragestellung

Die Hypothesen sind nach dem Ordnungsprinzip des Variablenplans (s. Kap. 6.3.1.2) aufgestellt.

– Es wird angenommen, daß kurzfristig (Prä-Post 1-Vergleich):

7.1.1   die aggressive Ichdurchsetzung abgebaut,

7.1.2   das aktive Engagement verbessert,

7.1.3   das Bedürfnis nach Alleinsein gesenkt,

7.1.4   die Emotionskontrolle verbessert,

7.1.5   die Hilflosigkeit in schulischen Anforderungssituationen abgebaut,

7.1.6   die Selbstaufmerksamkeit erhöht,

7.1.7   die Akzeptanz bei Mitschülern gesteigert,

7.1.8   die Fähigkeit zur statischen Balance verbessert,

7.1.9   das Auftreten von körperlichen Beschwerden verringert,

7.1.10 das psychophysische Verhalten beim Umgang mit dem Stressor im Streß-Entspannungs-Test (Streßbelastbarkeit) verbessert werden.

– Es wird angenommen, daß kurz- wie langfristig (Prä-Post 1-Post 2-Vergleich):

7.1.11 die Ängstlichkeit (Trait-Angst) kontrollierbarer,

7.1.12 die Scheu und Zurückhaltung vor Sozialkontakt verbessert,

7.1.13 die extravertierte Aktivität reduziert,

7.1.14 das Gefühl der Unterlegenheit abgebaut,

7.1.15 die Selbstüberzeugung verbessert,

7.1.16 die emotionale Ausgeglichenheit verbessert,

7.1.17 das impulsive Verhalten besser kontrollierbar,

7.1.18 die Schulunlust abgebaut werden.

– Es wird angenommen, daß bzgl. der psychologischen Verlaufsvariablen:

7.1.19 sich die Konzentrationsfähigkeit,

7.1.20 die allgemeine Befindlichkeit der Vpn (via Elterneinschätzung),

7.1.21 die allgemeine Befindlichkeit der Vpn (via Lehrereinschätzung) verbessert,

7.1.22 die im Training erlernten Übungen selbständig fortgesetzt und zur Selbstregulation genutzt werden,

7.1.23 während der Übungsstunden des Entspannungstrainings ein subjektiv empfundener Entspannungseffekt erreicht wird und sich bei den Vpn das allgemeine Wohlbefinden verbessert,

7.1.24 Es wird angenommen, daß sich bei der psychophysiologischen Verlaufsvariable, Entspannungseffekte infolge der Trainingssitzungen objektiv nachweisen lassen.

7.2 Hypothese zur 2. Fragestellung

Es wird angenommen, daß kurz- wie langfristig *(Prä-Post 1-Post 2-Vergleich)* die Prüfungsangst abgebaut wird.

7.3 Hypothesen zur 3. Fragestellung

Es wird angenommen, das hinsichtlich der psychologischen Verlaufsvariablen:

7.3.1   bei den Trainingsteilnehmern eine gute Bereitschaft zur Mitarbeit in den Trainingssitzungen vorliegt,

7.3.2   die Teilnehmer das Training akzeptieren und es als attraktiv einschätzen.

8 Ergebnisdarstellung und Interpretation

Vorbedingung für die statistische Hypothesenprüfung, ist die **Feststellung der Ausgangswerthomogenität der Variablen für die VG und KG:**

Im Ergebnis dieser statistischen Überprüfung (t-Test) erwiesen sich alle im Variablenplan aufgeführten Variablen (Kontroll-, Verlaufs- und Kovariablen) als ausgangswerthomogen. Die Ergebnisse sind im Anhang dieser Arbeit dargestellt.

Die folgende Überprüfung der Hypothesen wurde in Abhängigkeit von der jeweiligen Analyse- bzw. Erhebungsmethode entweder mit Hilfe statistischer Prüfverfahren oder deskriptiv vorgenommen:

– Für den Fall einer statistischen Überprüfung wurde die Überschreitungswahrscheinlichkeit p % bestimmt. Alle statistischen Beurteilungen erfolgten einheitlich auf dem Signifikanzniveau von $\alpha = 5\%$. Die Hypothesen gelten immer dann als verifiziert, wenn sich die entsprechenden Nullhypothesen statistisch falsifizieren lassen. In all diesen Fällen wurde die Überschreitungswahrscheinlichkeit p % mit einem Stern (*) versehen.

– Bei allen Hypothesen, die sich nicht statistisch überprüfen ließen, erfolgte deren Bestätigung bzw. Nichtbestätigung deskriptiv in Form von angebbaren Maßzahlen (Effizienzkoeffizient, Prozenthäufigkeiten).

8.1 Ergebnisse zur Beantwortung der 1. Fragestellung

8.1.1 Kontrollvariablen im Prä-Post 1-Vergleich (Hypothesen 7.1.1–7.1.9)

Die Ergebnisse der statistischen Hypothesenprüfung sind in der Tabelle 8.1, S. 130, dargestellt.

Post 1-Interview-Aussagen (Vpn, Eltern) zu Beschwerden (betr. Hypothese 7.1.9):

– 10 Vpn (47,6%) berichten über 12 Verbesserungen im Trainingszeitraum in folgenden Bereichen (absolute Antworthäufigkeit): Asthma (1), Kopfschmerzen (2), Einschlaf- bzw. Schlafstörungen (Alpträume) (4), Bauch (1)- und Rückenschmerzen (1), nervöses Husten (1), Zittern der Hände (2).

– Die Eltern[8] von zehn Vpn (47,6%) beobachteten 13 Verbesserungen bzgl. der Beschwerden, wie z. B. Asthma (1), Kopfschmerzen (2), Einschlaf- bzw. Schlafstörungnen (3), Bauchschmerzen (1), Rückenschmerzen (2), nervöses Husten (1), Zittern der Hände (1), Stottern in Streß- bzw. Krisensituationen (1) und Nägelkauen (1).

– Fünf Eltern berichten von denselben Veränderungen wie ihre Kinder. Beim Vergleich zwischen Eltern- und Vpn-Urteil ergibt sich somit eine Übereinstimmung von 50%.

---

8 Mit Eltern ist entweder der eine oder der andere Part gemeint

	Prä-Post 1 (kurzfristige Effekte)			
	VG		KG	
Hypothesen	**mean (sd)**	**p %**	**mean (sd)**	**p %**
Aggressive Ichdurchsetzung (Hypothese 7.1.1)	54,1 (6,8) 49,4 (7,5)	**2,1***	53,8 (9,9) 52,6 (10,0)	42,0
Aktives Engagement (Hypothese 7.1.2)	48,2 (7,5) 50,1 (9,4)	36,7	46,0 (9,5) 47,2 (10,0)	45,3
Bedürfnis nach Alleinsein (Hypothese 7.1.3)	54,2 (11,7) 52,2 (9,4)	26,4	52,2 (9,0) 48,9 (12,1)	11,1
Hilflosigkeit in schulischen Anforderungssituationen (Hypothese 7.1.4)	19,5 (3,7) 16,5 (4,5)	**1,6***	19,3 (4,9) 19,2 (3,8)	93,2
Akzeptanz bei Mitschülern (Hypothese 7.1.5)	13,1 (4,6) 14,5 (4,4)	20,4	14,0 (3,8) 14,1 (3,5)	95,9
Selbstaufmerksamkeit (Hypothese 7.1.6)	17,4 (4,0) 17,2 (3,2)	86,9	15,0 (4,3) 16,1 (4,0)	**4,4***
Emotionskontrolle (Hypothese 7.1.7)	16,0 (3,7) 18,1 (4,9)	8,8	17,6 (5,4) 19,0 (4,6)	18,4
Statische Balancefähigkeit (Hypothese 7.1.8)	5,8 (0,9) 7,0 (0,9)	**0,0***	5,5 (1,3) 5,8 (1,1)	13,7
Körperliche Beschwerden (Hypothese 7.1.9)	28,4 (5,3) 24,6 (6,4)	**2,2***	27,3 (6,6) 27,7 (8,0)	68,5

Tabelle 8.1: Ergebnisse der statistischen Hypothesenprüfung der Kontrollvariablen im Prä-Post 1-Vergleich

Anmerkung: Die Prätest-Werte stehen in der Mittelwertspalte an erster Stelle, dahinter in Klammern steht die standard deviation; darunter befinden sich die Post 1-Testwerte. p % ist die prozentuale Überschreitungswahrscheinlichkeit; die mit einem * versehenen p % zeigen signifikante Veränderungen an.

– Sieben (70%) der insgesamt 10 Eltern, die über Beschwerde-Verbesserungen berichteten, waren der Meinung, daß die von ihnen genannten Veränderungen etwas mit dem Training zu tun haben könnten. Drei Eltern (30%) wußten es nicht, sagten jedoch aus, daß sie die Veränderungen im Trainingszeitraum beobachtet hätten.

Psychophysisches Verhalten beim Umgang mit dem Stressor im Streß-Entspannungs-Test (SET) (Hypothese 7.1.10):

– *Ergebnisse des 1. SET:*

Im ersten SET zur Bestimmung des Streßbelastungstyps bzgl. des Umgangs mit dem unbekannten Stressor lagen lediglich vier Vpn (19%) im positiven Bereich der

Berliner Streßskala (BSS-Werte: 1–6, gut bis sehr gut). Neun Vpn (42,9%) konnten nur mittelmäßig mit dem Stressor umgehen (BSS-Werte: 7–10). Bei 8 Vpn (38,1%) wurde ein unzureichender Umgang mit dem Stressor ermittelt (BSS-Werte: 11–16).

– *Prä-Post 1-Vergleich des 2. und 3. SET:*

In der folgenden Abbildung 8.1 werden zunächst die erreichten BSS-Ergebnisse des 2. SET (vor dem Training) und nach dem Training (3. SET) als absolute Häufigkeiten dargestellt.

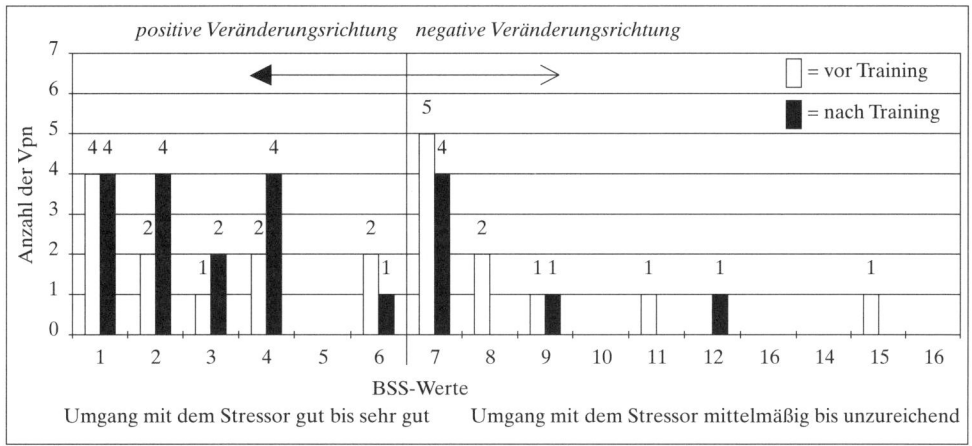

Abb. 8.1: BSS-Ergebnisse (absolute Häufigkeiten) im 2. und 3. SET

Diese Ergebnisse zeigen jedoch noch nicht die individuellen Veränderungen auf der BSS sowie ihre statistische Beurteilung. Deshalb wurden zwei Prä-Posttest-Analysen nach Lander (PPA) in *positiver und negativer Veränderungsrichtung*[9] durchgeführt.
Folgende Ergebnisse liegen vor:

– *Ergebnisse der PPA bei positiver Veränderungsrichtung:*

Bei einer Zielgröße von $Y_0 = 2,9$ (BSS-Skalenwert) konnte bei 10 von 11 Vpn [unter Einbeziehung des Erwartungswertes (M)] ein Treatment-Effekt gefunden werden (90,9%). Lediglich eine Vp wies keinen Interventionseffekt auf. Die Veränderungen erwiesen sich mit einer Verfahrenseffizienz von $\eta_1 = .83$ als sehr effizient (gefordertes Effizienzmaß $\eta_0 = .7$).
Die wichtigsten Resultate der PPA bei positiver Veränderungsrichtung sind in der Tabelle 8.2 dargestellt:

---

9 *Positive Veränderungsrichtung* in der BSS: Vpn die sich vom BSS-Bereich 7-16 vor dem Training zum BSS-Bereich 1-6 nach dem Training verbesserten. *Negative Veränderungsrichtung* in der BSS: Vpn, die sich vom BSS-Bereich 1-6 vor dem Training zum BSS-Bereich 7–16 nach dem Training verschlechterten.

BSS – positive Veränderungsrichtung		Ziel – Effekte				
		JA	P %	NEIN	P %	**Summe**
Treatment-Effekte	JA	10	90,91 **(M)**	0	0	90,91
	NEIN	0	0	1	9,1	9,1
Summe		10	90,91	1	9,1	100

Tabelle 8.2: Vierfelder-Schema zur Prä-Post 1-Veränderung bei positiver Veränderungsrichtung auf der BSS

– Ergebnisse der PPA bei negativer Veränderungsrichtung:

Bei einer Zielgröße von $Y_0 = 7$ (BSS-Skalenwert) erreichten vier Vpn (40%) einen negativen Treatment-Effekt und gelangten in den negativen Bereich der BSS (7–16). Bei vier Vpn (40%) gab es weder Treatment- noch Ziel-Effekte, d. h. sie verblieben im positiven Bereich der BSS. In zwei Fällen (20%) einschließlich Erwartungswert (M) ergab sich ein Treatment-, aber kein Ziel-Effekt. Die Verfahrenseffizienz erreichte nur einen Wert von $\eta_1 = .42$.

Die Resultate der PPA bei negativer Veränderungsrichtung sind in Tabelle 8.3 dargestellt:

BSS – negative Veränderungsrichtung		Ziel – Effekte				
		JA	P %	NEIN	P %	**Summe**
Treatment-Effekte	JA	4	40	2 **(M)**	20	60
	NEIN	0	0	4	40	40
Summe		4	40	6	60	100

Tabelle 8.3: Vierfelder-Schema zur Prä-Post 1-Veränderung bei negativer Veränderungsrichtung auf der BSS

Anmerkung: Zwei Vpn lagen prä- wie postinterventiv im Zielbereich und wurden deshalb nicht in das Vierfelder-Schema aufgenommen.

Interpretation der Ergebnisse:

– **aggressive Ichdurchsetzung** (Hypothese 7.1.1):

Die Schüler der VG wiesen nach dem Entspannungstraining bzgl. des aggressiven Verhaltens bei der Durchsetzung ihrer eigenen Wünsche und Bedürfnisse eine signifikant höhere Selbstbeherrschung bzw. internale Kontrolle auf. Das aggressive Dominanzstreben, verbunden mit Normüberschreitungen (Liesehout, 1973), wurde zugunsten der Fähigkeit, sich in entsprechenden Situationen selbst kontrollieren zu können, signifikant verbessert. Dieser Befund wird durch die

Eltern im Post 1-Interview bestätigt (38,1% sagen, daß ihre Kinder weniger „ausrasten" bzw. weniger Jähzornsausbrüche zeigen und „nicht mehr so aufbrausend bzw. aggressiv" reagieren). Da diese genannten Veränderungen im Trainingszeitraum festgestellt wurden, ist davon auszugehen, daß die Entspannungswirkung, aber auch die emotionalen Coping-Angebote des Trainings (die von den Vpn angewendet wurden), zu dieser Verbesserung beigetragen haben.

Diese Hypothese kann statistisch und deskriptiv bestätigt werden (t-Test, Prozenthäufigkeit).

– **aktives Engagement** (Hypothese 7.1.2):

Bei den Vpn wurden nach dem Training keine signifikanten Verbesserungen zugunsten eines aktiveren und frohgelaunteren Verhaltens bzw. einer mehr erfolgsoptimistischen Einstellung, vor allem schulischen Anforderungen gegenüber, sichtbar. Dieses Ergebnis zeigt, daß das Entspannungstraining keine Transfereffekte hinsichtlich einer Aktivitätserhöhung im schulischen Alltag der Vpn zur Folge hat.

Diese Hypothese ließ sich statistisch nicht verifizieren (t-Test).

– **Bedürfnis nach Alleinsein** (Hypothese 7.1.3):

Die Vpn hatten infolge der Gruppenerfahrungen im Training kein signifikant gesteigertes Bedürfnis nach Geselligkeit. Andererseits lag aber auch kein signifikant vermehrtes Interesse am Alleinsein vor.

Diese Hypothese ließ sich statistisch nicht verifizieren (t-Test).

– **Emotionskontrolle** (Hypothese 7.1.4):

Obwohl keine signifikanten Ausgangswertveränderungen in VG und KG festgestellt werden konnten, lag die Überschreitungswahrscheinlichkeit mit p = 8,8% noch im Trend zu erwartender Veränderungen. Es wird demnach die Tendenz sichtbar, daß ein Großteil der Vpn nach dem Training mit den eigenen Stimmungen und Affekten besser umgehen kann. Neben der Verringerung der Stimmungslabilität und Reizbarkeit betrifft das hauptsächlich eine tendentiell verbesserte Ärgerkontrolle. Der aufgezeigte Trend ließ sich durch die Post 1-Interviews mit den Vpn bestätigen (47,6% der Vpn gaben an, ihre Emotionen wie Wut oder Ärger besser kontrollieren zu können, wobei die Übungen des Trainings gezielt angewendet wurden).

Trotz dieser positiven Tendenz ließ sich diese Hypothese statistisch nicht verifizieren (t-Test).

– **Hilflosigkeit in schulischen Anforderungssituationen** (Hypothese 7.1.5):

Die signifikanten, trainingsbedingten Veränderungen in der VG verdeutlichen, daß die Vpn nach dem Training der Überzeugung sind, Problemsituationen in der Schule besser bewältigen zu können. Sie fühlen sich in schulischen Belastungssituationen weniger hilflos. Offensichtlich helfen ihnen dabei auch die

Erfahrungen aus dem Entspannungstraining, vor allem die Selbstregulationstechniken.
Diese Hypothese ist statistisch verifizierbar (t-Test).

– **Selbstaufmerksamkeit** (Hypothese 7.1.6):

Es gab bei den Vpn der VG keine signifikant erhöhte Zentrierung der Aufmerksam-
keit auf die eigene Person bzw. auf die eigenen Handlungen und Gefühle infolge der
Selbsterfahrungen im Training. Da der Mittelwert der VG präinterventiv in der Ska-
lenmitte lag und somit als realistisch eingeschätzt werden kann, sollte die signifikante
Verbesserung der KG in Richtung Skalenmitte nicht überbewertet werden.
Diese Hypothese ließ sich statistisch nicht verifizieren (t-Test).

– **Akzeptanz durch die Mitschüler** (Hypothese 7.1.7):

Die Teilnahme der Vpn an der schulbegleitenden Maßnahme des Entspannungstrainings ergab keine signifikanten Verbesserungen bzgl. der von den Vpn wahr-
genommenen Akzeptanz durch die Mitschüler.
Diese Hypothese konnte statistisch nicht verifiziert werden (t-Test).

– **statische Balancefähigkeit** (Hypothese 7.1.8):

Es wird deutlich, daß u. a. das Üben der konzentrationsfördernden Balancehaltungen des Yoga die signifikanten Verbesserungen der Vpn im Motoriktest zur
statischen Balancefähigkeit mitbedingt haben. Die Forderung bei den Asana (besonders bei Balancehaltungen) „sich auf einen Punkt zu konzentrieren", wurde
offensichtlich angenommen und umgesetzt.
Diese Hypothese kann statistisch verifiziert werden (t-Test).

– **körperliche Beschwerden** (Hypothese 7.1.9):

Hinsichtlich der Befunde des Fragebogens konnte bei den Vpn eine signifikante
Abnahme der körperlichen Beschwerden, bei denen eine psychogene Beteiligung
vermutet wurde (Hofmann & Unger, 1984), festgestellt werden. Dieses Ergebnis
wurde in den Post 1-Interviews sowohl von den Eltern als auch von den Vpn
bestätigt. Aufgrund der Übereinstimmung zwischen Eltern- und Vpn-Urteil im
Post 1-Interview kann dabei von einem validen Ergebnis ausgegangen werden. Die
Ergebnisse zeigen, daß durch die intensive Körper- und Atemarbeit mit den Vpn im
Training auch Körperprozesse harmonisiert und Beschwerdenbereiche behandelt
wurden. Die signifikanten Veränderungen sind offensichtlich mitbedingt durch
den Abbau von Spannungszuständen, durch die Verbesserung der emotionalen
Ausgeglichenheit sowie durch die verbesserte Affektkontrolle bei den Vpn. Aber
auch die Verbesserung der allgemeinen Befindlichkeit (nach Lehrer- und El-
ternurteil) kann als eine Bedingung für das signifikant verbesserte körperliche
Wohlbefinden gelten.
*Die Hypothese ließ sich statistisch und deskriptiv bestätigen (t-Test, Prozenthäufig-
keiten).*

– **psychophysisches Verhalten im Umgang mit dem Stressor im Streß-Entspannungs- Test (SET)** (Hypothese 7.1.10):

Das über dem Schwellenkriterium liegende Effizienzmaß in positiver Veränderungsrichtung auf der Berliner-Streß-Skala (BSS) zeigt, daß nach dem Entspannungstraining effektive positive Veränderungen auf der BSS erreicht wurden. D. h. die Vpn, die in der Prätest-Phase (2. SET) einen mittelmäßigen bis unzureichenden Umgang mit dem Stressor aufwiesen, zeigten nach dem Entspannungstraining (3. SET) eine gute bis sehr gute psychophysiologische Reaktion auf diesen Stressor. Gemäß der Interpretation von Hecht und Balzer (1996) deutet dieser Befund auf eine verbesserte Streßbelastbarkeit infolge des Trainings hin. Es läßt sich vermuten, daß der Effekt in positiver Veränderungsrichtung u. a. mit den Prä-Post 1-Verbesserungen in der PFK-Skala „Emotionale Ausgeglichenheit" zusammenhängt, was durch eine statistisch ermittelte Korrelation von r = .46 (p = 3,6%) nahegelegt wird.

Die unter dem Schwellenkriterium liegende PPA-Verfahrenseffizienz in negativer Veränderungsrichtung zeigt, daß sich infolge des Trainings keine effizienten Verschlechterungen bei den Vpn im psychophysischen Verhalten beim Umgang mit dem Stressor im SET ergaben.

Diese Hypothese läßt sich deskriptiv bestätigen (Effizienzmaß der PPA).

8.1.2 Kontrollvariablen im Prä-Post 1-Post 2-Vergleich (Hypothesen 7.11–7.18)

Die Ergebnisse sind auf der nächsten Seite in Tabelle 8.4 dargestellt.

Interpretation der Ergebnisse:

– **Ängstlichkeit / Trait-Angst** (Hypothese 7.11):

Die *Trait-Ängste* konnten unmittelbar nach dem Entspannungstraining im Post 1-Meßzeitpunkt von den Vpn der VG im Gegensatz zur KG signifikant besser kontrolliert werden. Dieser signifikante Effekt erwies sich zwar als ein stabiler Effekt im Sinne einer Prä-Post 2-Testveränderung, doch auch die KG wies eine solche Veränderung auf. Bezüglich der beobachteten Verbesserungen beider Gruppen im Prä-Post 2-Vergleich sind Meßwiederholungs- und Versuchsleitereffekte, aber auch entwicklungspsychologische Ursachen hinsichtlich einer altersbedingten Verbesserung der Trait-Angst anzunehmen.
Diese Hypothese ist statistisch verifizierbar (ANOVA).

– **Scheu und Zurückhaltung im Sozialkontakt** (Hypothese 7.12):

Hinsichtlich des sozial relevanten Verhaltensstils *Scheu und Zurückhaltung im Sozialkontakt* ergaben sich keine signifikanten, kurzfristigen Veränderungen unmittelbar nach dem Entspannungstraining. Die gefundenen signifikanten Veränderungen im Prä-Post 2-Vergleich in der VG deuten jedoch darauf hin, daß die Trainingsteilnehmer ihre Kontaktfähigkeit, d. h. ihre Unsicherheit im Umgang

Hypothesen 7.12–7.19:

Hypothesen	Prä-Post 1 (kurzfristige Effekte)				Prä-Post 2 (langfristige Effekte)				Post 1–Post 2 (Nachwirkungs-Effekte)			
	VG		KG		VG		KG		VG		KG	
	mean (sd)	p %	mean (sd)	p %	mean (sd)	p %	mean (sd)	p %	mean (sd)	p %	mean (sd)	p %
Ängstlichkeit/Trait-Angst (Hyp. 7.11) PFK: Skala: Allg.-Angst	60,0 (7,5) 55,4 (7,9)	0,7*	55,1 (9,7) 52,8 (9,5)	34,4	60,0 (7,5) 51,0 (8,0)	0,01*	55,1 (9,6) 48,9 (10,2)	0,1*	55,4 (7,9) 51,0 (8,0)	1,0*	52,8 (9,5) 48,9 (10,2)	6,7
AFS: Skala: Manifeste Angst	65,6 (8,7) 59,9 (8,6)	6,8	60,4 (9,7) 59,0 (13,4)	80,8	65,6 (8,7) 51,8 (10,2)	0,01*	59,0 (13,4) 50,4 (15,0)	0,02*	59,9 (8,6) 51,8 (10,2)	0,07*	59,0 (13,4) 50,4 (15,0)	0,07*
Scheu im Sozialkontakt (Hypothese 7.12)	56,6 (9,4) 54,8 (9,0)	54,7	55,5 (8,9) 53,0 (9,0)	36,3	56,6 (9,4) 51,7 (6,3)	1,8	55,5 (8,9) 52,2 (9,6)	17,5	54,8 (9,0) 51,7 (6,3)	18,1	53 (9,0) 52,2 (9,6)	89,8
Extravertierte Aktivität (Hypothese 7.13)	51,3 (9,7) 50,1 (7,9)	74,6	46,5 (9,8) 47,7 (10,5)	78,7	51,3 (9,7) 45,7 (7,6)	0,4*	46,5 (9,8) 44,9 (10,8)	65,9	50,1 (7,9) 45,7 (7,6)	2,7*	47,7 (10,5) 44,9 (10,8)	28,3
Gefühl der Unterlegenheit (Hypothese 7.14)	55,7 (9,2) 46,6 (10,6)	0,02*	52,0 (10,9) 53,0 (12,5)	88,8	57,7 (9,2) 47,9 (10,1)	0,05*	52,0 (10,9) 47,0 (12,0)	4,5*	46,6 (10,6) 47,9 (10,1)	4,5*	53,0 (12,5) 47,0 (12,0)	1,4*
Selbstüberzeugung (Hypothese 7.15)	46,4 (7,5) 50,3 (8,0)	14,2	48,3 (8,8) 47,4 (11,2)	90,5	46,4 (7,5) 48,4 (8,7)	57,2	48,3 (8,8) 49,2 (12,3)	88,9	50,3 (8,0) 48,4 (8,7)	63,1	47,4 (11,2) 49,2 (12,3)	64,9
Emotionale Ausgeglichenheit (Hypothese 7.16)	62,6 (6,4) 54,4 (8,7)	0,1*	59,2 (9,0) 55,7 (12,1)	25,4	62,6 (6,4) 51,1 (8,6)	0,01*	59,2 (9,0) 53,9 (12,0)	4,7*	54,4 (8,7) 51,1 (8,6)	25,1	55,7 (12,1) 53,9 (12,0)	68,2
Impulsivität (Hypothese 7.17)	58,6 (7,8) 54,7 (7,6)	14,9	57,5 (9,8) 54,1 (10,1)	16,6	58,6 (7,8) 53,3 (8,4)	3,7*	57,5 (9,8) 54,4 (10,2)	23,1	54,7 (7,6) 53,3 (8,4)	79,2	54,1 (10,1) 54,4 (10,2)	98,2
Schulunlust (Hypothese 7.18)	59,2 (8,2) 57,3 (9,7)	71,6	58,0 (9,0) 57,4 (8,8)	93,2	59,2 (8,2) 51,0 (10,7)	0,5*	58,0 (9,0) 57,3 (8,4)	91,4	57,3 (9,7) 51,0 (10,7)	3,4*	57,4 (8,8) 57,3 (8,4)	99,9

Tabelle 8.4: Ergebnisse der statistischen Hypothesenprüfung der Kontrollvariablen im Prä-Post 1-Post 2-Vergleich

Anmerkung: s. Tabelle 8.1

mit anderen, langfristig verbessern konnten. Offensichtlich halfen in diesem Transferprozeß die im Training gewonnenen Gruppenerfahrungen im Umgang mit anderen.

Diese Hypothese läßt sich statistisch verifizieren (ANOVA).

– extravertierte Aktivität (Hypothese 7.13):

Die Vpn der VG zeigten als Langzeiteffekt signifikant weniger extravertierte Aktivität, d. h. ihre Handlungen sind weniger nach außen gerichtet. Dagegen läßt sich eine zunehmende Verlagerung in Richtung einer Innenorientierung vermuten. Das Erlernen von Aktivitäten auf internen Regulationsniveaus stellt eine im Training zu erlernende Fähigkeit dar. Die gefundenen Prä-Post 2-Veränderungen beruhen vor allem auf Nachwirkungseffekten.

Diese Hypothese ließ sich statistisch verifizieren (ANOVA).

– Gefühl der Unterlegenheit (Hypothese 7.14):

Die kurzfristigen, signifikanten Verbesserungen hinsichtlich des *Gefühls der Unterlegenheit* (Minderwertigkeit) gegenüber anderen zeigen, daß sich die Vpn unmittelbar nach dem Entspannungstraining bei der Bewertung ihrer eigenen Person anderen gegenüber weniger unterlegen fühlen bzw. sich weniger mit anderen vergleichen. Sie setzen offensichtlich die bei den Yoga-Übungen erhobene Forderung um, wonach der Übende dazu angehalten wird, seine Leistungen nur an seinem eigenen Fortschritt zu messen und sich dabei nicht an anderen zu orientieren. Die Bewertung durch die Vpn bzgl. des „besser bzw. schlechter sein als der andere" wurde in den Übungssitzungen bewußt nicht vorgenommen. Die signifikanten Prä-Post 1-Verbesserungen in der VG konnten nicht stabil zum Post 2-Meßzeitpunkt aufrecht erhalten werden, so daß kein echter Nachwirkungseffekt des Trainings festgestellt werden kann.

Diese Hypothese läßt sich statistisch verifizieren (ANOVA).

– Selbstüberzeugung (Hypothese 7.15):

Die Ergebnisse auf der PFK-Skala *Selbstüberzeugung* (hinsichtlich Erfolg und Richtigkeit eigener Meinungen, Entscheidungen und Vorhaben), die auch dem Faktor *Selbstvertrauen* nach Guilford (1964, zit. nach Seitz & Rausche, 1992) entspricht, zeigen, daß durch das Entspannungstraining mit Yogaelementen keine signifikanten kurz- wie langfristigen Verbesserungen der Vpn erreicht wurden. Die Überzeugung der Vpn, daß sie die (positiven, erwünschten) Folgen des eigenen Verhaltens selbst kontrollieren können, wurde durch das Entspannungstraining sowohl kurz- als auch langfristig nicht signifikant verändert. Die wichtigsten, „dieser Skale gleichzusetzenden Konstrukte" (Seitz & Rausche, 1992, S. 93) sind „internale Kontrollüberzeugung" nach Rotter (1966) oder in umgekehrter Richtung die „erlernte Hilflosigkeit" nach Seligman (1975). Aus diesen Vergleichen wird deutlich, daß kognitive Kontrollüberzeugungen bzw. Attribuierungen durch das Entspannungstraining mit Yogaelementen offensichtlich nicht verändert werden. Die Befunde zeigen, daß der Effizienzbereich des Entspannungstrainings mit Yogaelementen für diese grundlegende Persönlichkeitsdimension nicht ausgelegt ist. Damit werden die Annahmen aus der Yogaliteratur widerlegt, wonach Yoga zur Steigerung des Selbstvertrauens bei Kindern beitragen soll (u. a. Hannsz, 1992).

Schröder (persönl. Mitteilung, 3/97) vermutet, daß Kinder, wenn sie ausreichend lange Yoga betreiben, mehr hinsichtlich der Formalfunktionen wie Konzentrationssteigerung oder Verbesserung der Selbstkontrolle und weniger hinsichtlich der o.g. Selbstreflexionsprozesse profitieren.

Diese Hypothese ließ sich statistisch nicht verifizieren (ANOVA).

- **emotionale Ausgeglichenheit** (Hypothese 7.16):

Die signifikanten Prä-Post 1-Verbesserungen hinsichtlich der *emotionalen Ausgeglichenheit* zeigen, daß die Vpn infolge des Trainings ihre Fähigkeit verbesserten, in leistungs- und sozial relevanten Situationen auf äußere Stimuli weniger ängstlich erregt, d. h. ausgeglichener zu reagieren. Dieser Befund wird durch einige in dieser Arbeit vorgestellte Untersuchungen (s. Kap. 3.2.2) zu den Wirkungen von Entspannungstrainings bei Kindern bestätigt (u. a. Hochmuth, 1992; Unger & Hofmann, 1984). Wir vermuten, daß die durch den Einsatz von Entspannungsmethoden erreichte Verminderung der sympatho-adrenergen Erregungsbereitschaft (Vaitl, 1993) eine Ursache für die signifikanten Verbesserungen hinsichtlich der emotionalen Ausgeglichenheit darstellt. Der festgestellte signifikante, trainingsbedingte Effekt erwies sich in der VG als ein stabiler Effekt im Sinne einer Langzeitveränderung. Auch die KG wies eine solche signifikante langfristige Veränderung auf, wobei wir hier Meßwiederholungs- und Versuchsleitereffekte vermuten. Die statistische Verifikation dieser Hypothese wird durch Eltern und Vpn deskriptiv bestätigt (71,4% der Eltern sagen im Post 1-Interview aus, ihre Kinder ruhiger, ausgeglichener, gelassener, weniger nervös, weniger gestreßt und weniger zapplig zu erleben; 85,7% der Vpn sagen ebenfalls im Post 1-Interview, daß ihnen das Yogaüben Beruhigung, Entspannung und Ausgeglichenheit „gebracht habe").

Diese Hypothese läßt sich statistisch wie deskriptiv bestätigen (ANOVA, Prozenthäufigkeiten).

- **Impulsivität** (Hypothese 7.17):

Der gefundene signifikante Langzeiteffekt hinsichtlich des *Selbsterlebens von Impulsivität* ließ sich anhand einer stetigen Verbesserung der Mittelwerte in der VG, die sich im Unterschied zur KG nach dem Post 1-Meßzeitpunkt fortsetzt, nachweisen. Dieser Befund zeigt, daß das für Belastungssituationen wichtige, reflexive Einhalten eines Moments in Ruhe und Besinnung vor der Reaktion mit Hilfe der Übungen des Entspannungstrainings langfristig erlernt wurde.

Die Hypothese ist statistisch verifizierbar (ANOVA).

– **Schulunlust** (Hypothese 7.18):

Die langfristigen signifikanten Veränderungen auf der AFS-Skala *Schulunlust* deuten darauf hin, daß die schulbegleitende Maßnahme des Entspannungstrainings mit Yogaelementen einen positiven Einfluß auf die Schulmotivation der Teilnehmer genommen hat. Dieser Effekt zeigt sich vor allem nach Beendigung des Trainings in einer signifikanten Post 1-Post 2-Veränderung, im Sinne eines Nachwirkungseffekts. Dieser Effekt ist in der KG nicht zu beobachten.
Die Hypothese kann statistisch verifiziert werden (ANOVA).

8.1.3 Psychologische Verlaufsvariablen (Hypothesen 7.19–7.23)

Konzentrationsfähigkeit (Hypothese 7.19):

Da die Ausgangswerte der VG und KG sich als homogen (p = 14,6%) erwiesen, konnte die Hypothese mit Hilfe des Reskalierungsverfahrens (s. Kap. 6.5.2.4) beantwortet werden (s. Tab. 8.5):

Tabelle 8.5: Ergebnisse der Hypothesenprüfung bzgl. der Konzentrationsfähigkeit

Konzentration	VG		KG	
Meßzeitpunkte	Mean (sd)	Änderung in %	Mean (sd)	Änderung in %
t1 (Prä)	252,2 (52,1)	0,0%	279,9 (72,5)	0,0%
t2	321,6 (37,1)	27,5%	331,6 (62,2)	18,5%
t3	358,5 (42,3)	42,1%	370,2 (62,4)	32,3%
t4 (Post 1)	390,8 (51,3)	55,0%	396,4 (58,4)	41,6%
t5 (Post 2)	409,7 (62,4)	62,4%	407,1 (67,0)	45,5%

Die Ergebnisse der Hypothesenprüfung sind in der Abbildung 8.2 (S. 140) graphisch dargestellt.

Elterneinschätzung zur allgemeinen Befindlichkeit (Hypothese 7.20):

Die Auswertung der Elterneinschätzungen zur allgemeinen Befindlichkeit der Schüler der VG ergab folgende Ergebnisse (s. Tab. 8.6):

Tabelle 8.6: Ergebnisse der Hypothesenprüfung bzgl. der Elterneinschätzung zur allgemeinen Befindlichkeit

Eltern der VG t (mean, sd)	Meßzeitpunkt t1 p %	Meßzeitpunkt t2 p %	Meßzeitpunkt t3 p %	Meßzeitpunkt t4 p %
t1 (4,8; 0,6)		**0,02***	**0,02***	**0,02***
t2 (5,5; 0,5)	**0,02***		**2,5***	**4,4***
t3 (5,8; 0,4)	**0,02***	**2,5***		99,6
t4 (5,8; 0,4)	**0,02***	**4,4***	99,6	

Eltern der KG t (mean, sd)	Meßzeitpunkt t1 p %	Meßzeitpunkt t2 p %	Meßzeitpunkt t3 p %	Meßzeitpunkt t4 p %
t1 (4,6; 1,0)		64,3	98,4	96,0
t2 (4,9; 0,9)	64,3		84,7	34,5
t3 (4,7; 0,9)	98,4	84,7		82,5
t4 (4,6; 0,9)	95,5	34,5	82,5	

Tabelle 8.6 : Fortsetzung

Anmerkung: p % ist die prozentuale Überschreitungswahrscheinlichkeit; die mit einem * versehenen p % zeigen signifikante Veränderungen an.

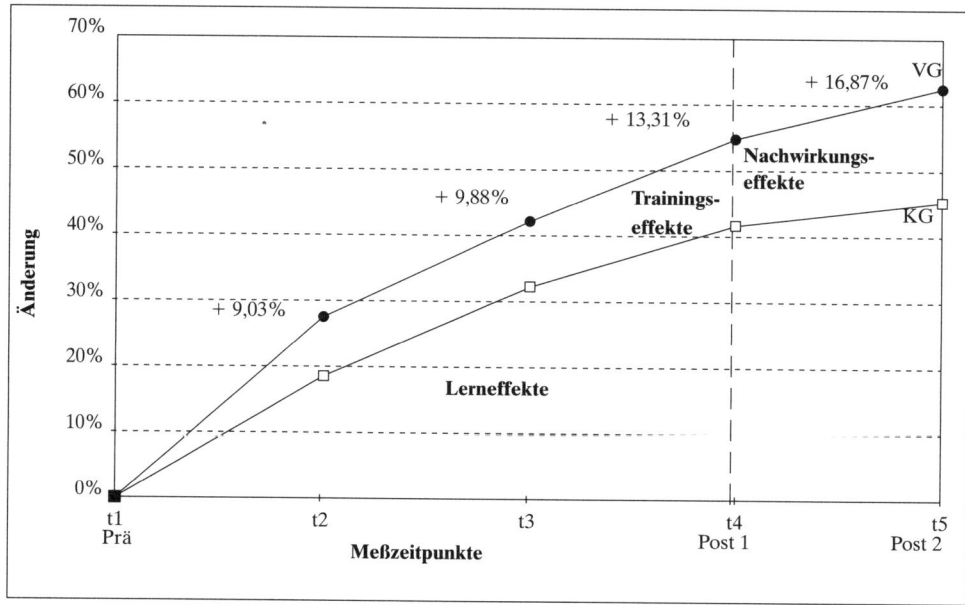

Abb. 8.2: Prozentualer Vergleich der Konzentrations-Meßergebnisse der VG und KG

Die Ergebnisse der Elterneinschätzungen sind in der Abbildung 8.3, S. 141, dargestellt.

Die Befunde bzgl. der signifikanten Prä-Post 1-Verbesserungen (t1–t3) der allgemeinen Befindlichkeit in der VG werden durch die Eltern-Interview-Aussagen (Post 1) zur Frage nach den beobachteten Veränderungen bei ihren Kindern bestätigt. Dabei wurden folgende in der Tabelle 8.7, S. 141, dargestellte Antwortklassen ermittelt.

Hinsichtlich der Beurteilung, inwieweit die von den Eltern genannten Veränderungen auf das Training zurückzuführen sind, gab es folgende Ergebnisse:

Zwölf Eltern (57,1 %) gaben an, daß die Veränderungen etwas mit dem Training zu tun haben. Neun Eltern (42,9 %) wußten es nicht, sagten jedoch aus, daß sie die Veränderungen im Trainingszeitraum beobachtet hätten.

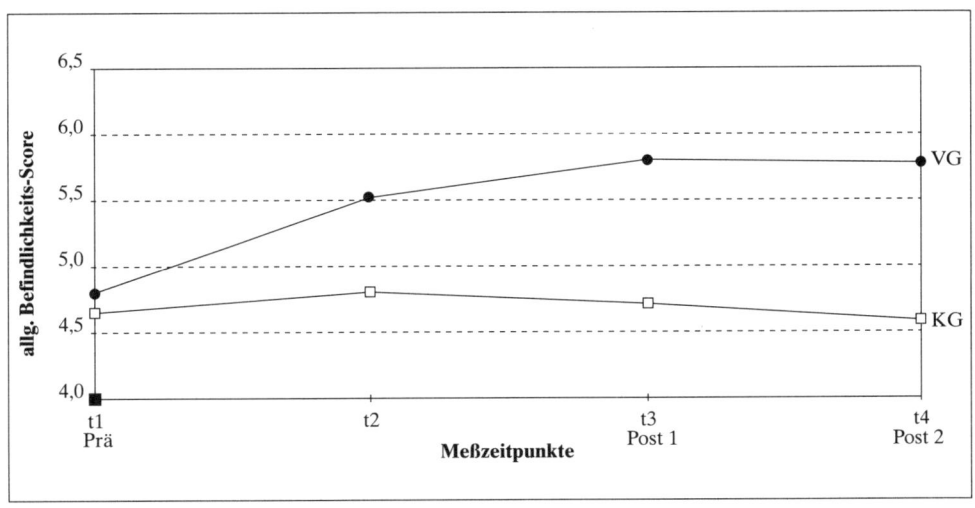

Abb. 8.3: Ergebnisse der Elterneinschätzung zur allgemeinen Befindlichkeit

	Veränderungsdimensionen/verbale Aussagen der Eltern	Anzahl der Nennungen (P%)
1	ruhiger, ausgeglichener, gelassener, weniger nervös, weniger gestreßt, weniger zapplig	15 (71,4%)
2	selbstbewußter	10 (47,6%)
3	weniger Beschwerden	10 (38,1%)
4	weniger „Ausrasten" bzw. Jähzorn, nicht mehr so aufbrausend bzw. aggressiv	8 (38,1%)
5	konzentrierter, mehr Ausdauer	8 (38,1%)
6	weniger ängstlich	5 (23,8%)
7	besserer Schlaf, besseres Einschlafen	3 (14,3%)
8	bessere Schulleistungen	3 (14,3%)
9	Freunde gefunden, kontaktfreudiger	2 (9,5%)
10	gelenkiger, sportlicher	2 (9,5%)
11	lustiger, lebendiger	2 (9,5%)

Tabelle 8.7: Interview-Aussagen der Eltern (Post 1) zu Veränderungen bei den Trainingsteilnehmern

Lehrereinschätzung zur allgemeinen Befindlichkeit (Hypothese 7.21):

Die Lehrereinschätzungen in den Fächern Mathematik und Deutsch bzgl. der allgemeinen Befindlichkeit der Schüler der VG und KG führten zu folgenden Ergebnissen (s. Tab. 8.8, S. 142):

141

Lehrer VG t (mean, sd)	Meßzeitpunkt t1 p %	Meßzeitpunkt t2 p %	Meßzeitpunkt t3 p %	Meßzeitpunkt t4 p %
t1 (3,8; 0,8)		16,1	**3,9***	**0,7***
t2 (4,07; 0,7)	16,1		92,3	58,5
t3 (4,15; 0,8)	**3,9***	92,3		91,8
t4 (4,24; 1,1)	**0,7***	58,5	91,8	

Lehrer KG t (mean, sd)	Meßzeitpunkt t1 p %	Meßzeitpunkt t2 p %	Meßzeitpunkt t3 p %	Meßzeitpunkt t4 p %
t1 (3,82; 0,8)		**88,8**	50,2	100
t2 (3,89; 0,7)	**88,8**		90,5	92,2
t3 (3,96; 0,7)	50,2	90,5		55,9
t4 (3,83; 0,9)	100	92,2	55,9	

Tabelle 8.8: Ergebnisse der Hypothesenprüfung bzgl. der Lehrereinschätzung zur allgemeinen Befindlichkeit

Anmerkung: s. Tabelle 8.6

Die folgende Abbildung 8.4 zeigt Veränderungen im Lehrerurteil zur allgemeinen Befindlichkeit:

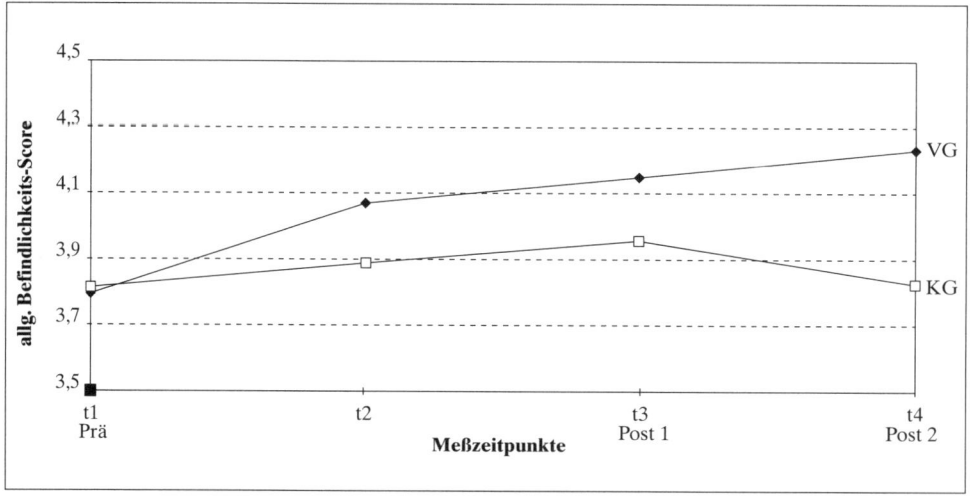

Abb. 8.4: Ergebnisse der Lehrereinschätzung zur allgemeinen Befindlichkeit

Selbständiges Übungsverhalten (Hypothese 7.22):

a) *Übungsverhalten im Trainingszeitraum (Post 1-Interview):*

Die Ergebnisse der vor jeder Sitzung durchgeführten Befragung bzgl. des selbständigen Durchführens der im Training erlernten Yogaübungen *(Hast Du zu Hause geübt?)* zeigten hinsichtlich der Antwortmöglichkeiten „oft geübt" (Minimum: 5%; Maximum: 22%) und „manchmal bzw. ab und zu geübt" (Minimum: 37%; Maximum: 76%) einen prozentualen Anstieg im Verlauf der 18 Sitzungen. Die Antworten „nicht geübt" nahmen im Verlauf der Sitzungen ab (Minimum: 9%, Maximum: 57%). Den Verlauf des selbständigen Übungsverhaltens im Trainingszeitraum zeigt die folgende Abbildung 8.5:

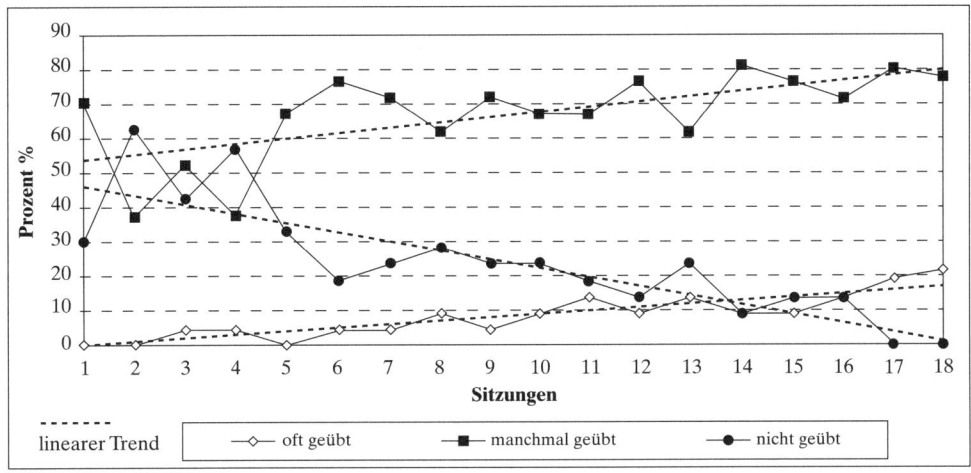

Abb. 8.5: Verlauf des selbständigen Übungsverhaltens

Die Elternantworten zur Frequenz des selbständigen Übens der Vpn zu Hause brachten folgende Ergebnisse:

– Nach Angaben der Eltern wurden drei Vpn (14,3%) im Trainingszeitraum fast täglich beim Durchführen von Yoga-Übungen beobachtet. Mehrmals wöchentlich (mehr als zweimal pro Woche) übten zehn Vpn (47,6%). Bei drei Vpn (14,3%) wurde die Übungsfrequenz mit „manchmal oder ab und zu (zweimal pro Woche und weniger)" von den Eltern eingeschätzt und eine Vp zeigte ein eher sporadisches Übungsverhalten. Keine Beantwortung der Frage konnten vier Eltern vornehmen, die vorgaben, das selbständige Übungsverhalten ihrer Kinder nicht beurteilen zu können. 17 Eltern der insgesamt 21 Vpn (80,1%) gaben an, von ihren Kindern auf die Wichtigkeit der *„Kopplung der Atmung mit der Bewegung"* bei den Körperübungen hingewiesen worden zu sein (beim Erzählen über Yoga bzw. beim Vormachen der Übungen zu Hause).
– Hinsichtlich der Übungsbedingungen zu Hause gaben 20 Eltern (95,2%) an, daß ihre Kinder einen ruhigen Platz zum Üben hätten. Lediglich bei einer Vp lagen aufgrund eines scheidungsbedingten Umzuges keine optimalen häuslichen Voraussetzungen zum selbständigen Üben vor.

Der Stellenwert, den das Yogaüben für die Vpn hat, und die Motivation zum selbständigen Üben läßt sich auch aus der Beantwortung folgender Fragen ableiten:

Was bringt Dir das Yogaüben?
Was hat sich bei Dir verändert, seit wir üben?

143

Nachfolgende Antwortkategorien wurden klassifiziert. In Klammern ist die absolute Auftrittshäufigkeit sowie die Prozenthäufigkeit (P%) der Nennungen angegeben (P% bezieht sich hier auf insgesamt 21 Vpn):

– Beruhigung, Entspannung, Ausgeglichenheit (18; 85,7%)
– Spaß (15; 71,4%)
– (sportliches) Interesse am Yoga (13; 61,9%)
– Konzentration (10; 47,6%)
– Ärgerkontrolle, Aggressionskontrolle (10; 47,6%)
– Wohlbefinden (9; 42,9%)
– Selbstbewußtsein (7; 33,3%)
– Sorgen vergessen (5; 23,8%)
– Soziale Beziehungen (4; 19%)
– Schlafverbesserungen (4; 19%)

Die Frage, in welchen Situationen die Asana geübt wurden, sollte Aufschluß über die Art und Weise des selbständigen Praktizierens der Asana geben. Folgende Situationsklassen konnten ermittelt werden (s. Tab. 8.9):

	Situation	Anzahl der Nennungen (P%)
1	Übungen in der Schule gemacht (z. B. vor Klassenarbeiten oder in der Stunde: Krähe, Schmetterlingsflügel, Elefantenohren)	8 (38,1%)
2	Nach der Schule zum Abschalten	6 (33,3%)
3	Beruhigung bei Problemen zu Hause	5 (27,8%)
4	Aus Lust am Üben	4 (22,2%)
5	Entspannung vor oder zwischen der Hausaufgabenerledigung	2 (11,1%)
6	Übungen vor dem Einschlafen	2 (11,1%)
7	Bei Computerspielen, um ruhig zu sein	2 (11,1%)
8	Morgens als Muntermacher	1 (5,6%)

Tabelle 8.9: Situationen, in denen die Asana sebständig geübt werden

Von den insgesamt 21 Vpn sagten 18 Vpn (85,7%) zum Post 1-Meßzeitpunkt aus, folgende im Training erlernten Atemtechniken außerhalb des Entspannungstrainings selbständig angewendet zu haben (P% bezieht sich auf insgesamt 18 Vpn):

– Indische Geheimtechnik (Ujjayi) (13; 61,9%)
– Rhythmisches Atmen (12; 57,1%)
– Wechselatmen (Nadhi Shodhana) (7; 33,3%)
– Ballon aufblasen (4; 19%)

In Verbindung mit den o. g. Atemtechniken kam auch der im Training erlernte Gedankenstop zum Einsatz.

Die Atemtechniken wurden von den 18 Vpn in folgenden Situationen eingesetzt (P% bezieht sich auf insgesamt 18 Vpn):

- Emotionales Coping in Belastungssituationen (Prüfungssituationen; unerwartete, „stressige" Situationen) (18; 100%)
- Ärgerkontrolle (9; 50%)
- Einschlafen (5; 27,8%)
- Konzentrationssteigerung (2; 11,1%)
- Bestandteil des selbständigen Yogaübens (2; 11,1%)

b) *Übungsverhalten nach dem Tainingszeitraum (Post 2-Interview):*

Bezüglich der Fortsetzung der im Trainingszeitraum erlernten Übungen auch nach dem Entspannungstraining ergaben sich zum Post 2-Meßzeitpunkt folgende Ergebnisse (s. Tab. 8.10):

Antwortklassen	Vpn: Wie oft hast Du Yoga geübt? (P%)	Eltern: Wie oft hat Ihr Kind zu Hause geübt? (P%)
Sehr oft (fast täglich)	1 (5%)	1 (5%)
Manchmal; ab und zu (ein- bis zweimal pro Woche)	16 (76%)	10 (48%)
Fast nie; sporadisch (einmal pro Monat)	1 (5%)	3 (14%)
Gar nicht	3 (14%)	5 (24%)
Kann ich nicht angeben		2 (9%)

Tabelle 8.10: Häufigkeit des Weiterübens

- 18 Vpn (86%) gaben an, daß sie selbständig einige der Übungen fortgesetzt haben und konnten diese Aussage durch Vorführen der von ihnen genannten Übungen belegen. Dabei variierte der Qualitätsgrad der Übungsausführung. Bei drei Vpn (14%) konnte kein Weiterüben nachgewiesen werden.
- Die Vpn-Aussagen wurden mit denen der Eltern validiert. 14 von insgesamt 21 Eltern (67%) sagten im Post 2-Interview aus, daß ihre Kinder weitergeübt haben. Zwei Eltern (9%) gaben an, darüber nicht Bescheid zu wissen und 5 Eltern (24%) sagten aus, daß ihre Kinder nicht weitergeübt hätten.
- Es wurde eine prozentuale Übereinstimmung von 81% beim Vergleich des Kind-Eltern-Urteils hinsichtlich der Ja- bzw. Nein-Antworten festgestellt.

Die *Motivation zum selbständigen Weiterüben* der 18 Vpn, die die Übungen fortgesetzt haben, sollte durch die Frage „*Warum hast Du weiter geübt? (Was hat es dir gebracht?)*" abgeklärt werden. Die Vpn nannten im Post 2-Interview folgende Gründe für das Weiterüben (P% bezieht sich auf insgesamt 18 Vpn):

- Entspannung, Ruhefindung, Abbau von Aufregung und Streß (17; 94,4%)
- Spaß (9; 50%)
- Wohlbefinden (7; 38,9%)
- (sportliches) Interesse am Yoga (5; 27,8%)
- bessere Konzentration (3; 16,7%)

- Ärgerkontrolle (3; 16,7%)
- Vergessen von Sorgen (2; 11,1%)
- Vorbereitung („Fitmachen") für die Schule (2; 11,1%)
- zum Einschlafen (1; 5,6%)
- bei Langeweile (1; 5,6%)

Die von den 18 Vpn im Nachtrainingszeitraum am häufigsten geübten Asana sind die *Kerze*, die *Krähe* und der *Baum*. Sechs Kinder (33,3%) gaben an, alle Übungen nacheinander aus ihrem Yogahefter zu üben. Tabelle 8.11 gibt einen Überblick über die Körperübungen, die am beliebtesten waren, mit den ihnen zugeordneten absoluten Antworthäufigkeiten (h):

Yogaübung	h	Yogaübung	h	Yogaübung	h	Yogaübung	h
Kerze	11	Sonnentanz	3	H. Kopfstand	1	Elef.ohren/Schmettfl.	0
Krähe	11	G. Brücke	3	Hund	1	Gr. Atemkreis	0
Baum	7	Pflug	3	Stille	1	Blatt	0
Hefter geübt	6	H. Brücke	3	Schildkröte	1	Rutschbahn	0
Fisch	4	Mond	3	Palme	1	Bogen	0
Kobra	4	Kreuzspinne	2	Katzenhaltungen	1	Panther	0
Spatz	4	Heuschrecke	2	Sternhaltung	1		
Anfangsentsp.*	3	Löwe	1	Delphin	0		

Tabelle 8.11: Beliebtheit der Körperübungen

Anmerkung: * Drei Vpn sprachen sich die Anfangsentspannung („Reise durch den Körper") auf Tonband und entspannten sich damit (teilweise mit selbstgebastelten „Entspannungssäckchen").

Zwölf von 18 Vpn (66,7%), die weitergeübt haben, gaben an, die im Entspannungstraining erlernten Atemübungen in Verbindung mit dem Gedankenstop anzuwenden. Folgende Atemübungen wurden von ihnen genannt (P% bezieht sich auf 12 Vpn):

- Indische Geheimtechnik (Ujjayi) (11; 91,7%)
- Rhythmisches Atmen (7; 58,3%)
- Wechselatmen (Nadhi Shodhana) (6; 50%)
- Ballon aufblasen (2; 16,7%)
- Brustatmung zur Beruhigung (*nicht korrekt zum Erreichen von Entspannung*) (1; 8,3%)

In folgenden Situationen wurden die Atemtechniken von den 12 Vpn angewendet (P%):

- Emotionales coping in Belastungssituationen (Prüfungssituationen; unerwartete, „stressige" Situationen) (12; 100%)
- Ärgerkontrolle (bei Ärger zu Hause oder in der Schule) (7; 58,3%)

- zum Einschlafen (5; 41,7%)
- Steigerung der Konzentration (2; 16,7%)
- Bestandteil des selbständigen Yogaübens (2; 16,7%)
- Wohlbefinden (1; 8,3%)
- Spaß (1; 8,3%)

Entspannungsempfinden und Wohlbefinden infolge der Sitzungen
(Hypothese 7.23):

Folgende Ergebnisse liegen vor:

- *Entspannungsempfinden infolge der Sitzungen:*

In 15 von 18 Übungsstunden (84%) des Entspannungstrainings schätzten die Vpn des ersten und zweiten Untersuchungsdurchganges ein, daß sie sich nach der Sitzung wesentlich entspannter fühlten als zuvor (in diesen Fällen lag die Überschreitungswahrscheinlichkeit unter dem festgelegten Signifikanzniveau). Lediglich die 1. (p = 45,9%), die 12. (p = 9,2%) und die 18. Sitzung (p = 28,8%) brachten keine signifikanten Effekte.

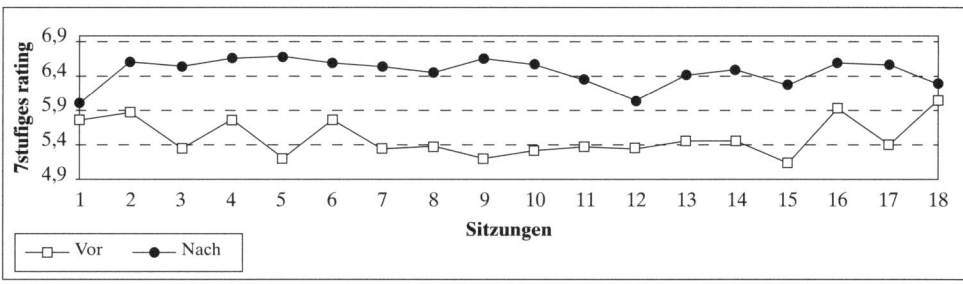

Abb. 8.6: Vor- und Nachsitzungseinschätzung beim Item „entspannt vs. nicht entspannt"
Anmerkung: In der 1., 2. und 17. Sitzung fand in den ersten 20 min der Streß-Entspannungs-Test statt.

- *Wohlbefinden infolge der Sitzungen:*

Die Vpn verbesserten sich im Vor-Nachsitzungs-Vergleich in 15 von 18 Sitzungen (83,3%) signifikant. Lediglich in der 1. (p = 54,8%), in der 12. (p = 8,3%) und in der 18. Sitzung (p = 14,7%) ergaben sich keine signifikanten Effekte.

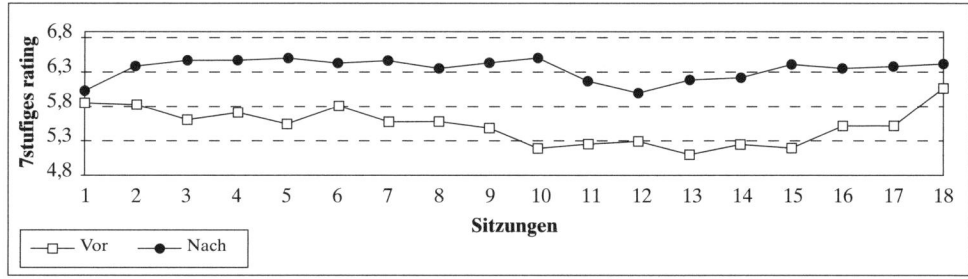

Abb. 8.7: Vor- und Nachsitzungseinschätzung hinsichtlich des Wohlbefindens
Anmerkung: s. Abb. 8.6

Interpretation der Ergebnisse:

– **Konzentrationsfähigkeit** (Hypothese 7.1.19):

Die Ergebnisse des *Konzentrationstests „d2"* zeigen, daß die teilweise schwierigen und konzentrationsfordernden Balancehaltungen des Yoga bzw. die dabei erhobene Forderung des „Sich-auf-den-Punkt-Konzentrierens", aber auch die meditativen Übungen sowie die Konzentrationsaufgaben aus dem Spielteil des Entspannungstrainings mit Yogaelementen offensichtlich zur Verbesserung der Konzentration bzw. der Fähigkeit zur Aufmerksamkeitsfokussierung beigetragen haben.
Diese Hypothese läßt sich deskriptiv bestätigen (Reskalierungsverfahren).

– **Allgemeine Befindlichkeit (via Eltern- und Lehrereinschätzung)**
(Hypothesen 7.1.20 und 7.1.21):

In den beiden Fremdbeurteilungen zu Veränderungen bei verschiedenen Befindlichkeitsmerkmalen (u. a. ausgeglichen, selbstbewußt, weniger ängstlich) der Vpn zeigte sich, daß auch den Eltern bzw. den Lehrern ein positiver Effekt des Entspannungstrainings auffiel. Sowohl Eltern als auch Lehrer (die oft gar nicht wußten, wer am Training teilnahm und wer nicht), stellten eine signifikante, kurz- wie langfristige Verbesserung in der allgemeinen Befindlichkeit fest. Der statistische Befund bzgl. der kurzfristigen Befindlichkeitsveränderung konnte durch die Post 1-Interview-Aussagen der Eltern bestätigt werden, wonach die meisten Eltern angaben, ihre Kinder ruhiger und ausgeglichen bzw. nicht mehr „so aufbrausend" zu erleben. Sie wurden als ausdauernder beschrieben und wiesen weniger Beschwerden auf.
Diese Hypothesen können statistisch und deskriptiv bestätigt werden (ANOVA, Prozenthäufigkeiten).

– **Selbständiges Übungsverhalten** (Hypothese 7.22):

Im Trainings- und Nachtrainingszeitraum wurden die Yoga-, aber auch die Atemübungen selbständig von den Teilnehmern geübt. Diese Aussagen der Vpn wurden ebenfalls durch die Eltern sowohl im Post 1- als auch im Post 2-Interview bestätigt und können somit als valide angesehen werden. Die Intensität des selbständigen Übens nahm im Verlauf des Entspannungstrainings zu. Es fällt bei der Betrachtung der entsprechenden Abbildung 8.5 auf, daß sich ab der fünften Sitzung bei den Vpn ein bestimmtes Übungsverhalten stabil herausbildete, welches nicht mehr so stark wechselte, wie zwischen der 2. bis 5. Sitzung. In dieser Zeit ist die Motivierung der Vpn zum selbständigen Üben durch den Kursleiter sehr wichtig.
Sowohl im Trainings- als auch im Nachtrainingszeitraum wurden die Körper- und Atemübungen in und außerhalb der Schule geübt bzw. angewendet. Die Asana wurden verstärkt zu Hause durchgeführt, da hier eher der nötige Platz gegeben war. Lediglich die platzsparenden Yogaübungen *Schmetterlingsflügel* und *Ele-*

fantenohren sowie die *Krähe* wurden in der Schule ausgeführt. Das Üben der Asana wurde als Einflußmöglichkeit auf körperlich-emotionale Reaktionen bei Belastungen der Vpn (u. a. zum Entspannen, zum Vergessen von Sorgen, zum Abschalten nach der Schule, vor bzw. in Klassenarbeiten), aber u. a. auch zur Verbesserung des Wohlbefindens, des Selbstbewußtseins und zur Ärgerkontrolle (hier besonders bei Problemen zu Hause) eingesetzt. Die erlernten Atemtechniken und der Gedankenstop kamen ebenfalls als emotionszentriertes, palliatives Coping zur Beeinflussung der körperlich emotionalen Reaktionen sowohl in als auch außerhalb der Schule in Belastungssituationen (u. a. Prüfungssituationen in der Schule), aber auch zur Ärgerkontrolle und bei weiteren Indikationen (Einschlafen, Konzentration) zum Einsatz.
Diese Hypothese läßt sich deskriptiv bestätigen (Prozenthäufigkeiten).

– **Entspannungsempfinden und Wohlbefinden infolge der Sitzungen** (Hypothese 7.1.23):

Die signifikanten Verbesserungen in den meisten Fällen der Vor- und Nachsitzungsbefragung der Vpn zeigen, daß die Übungsstunden sehr gut geeignet sind, um subjektiv eingeschätzte Entspannung zu erreichen und insgesamt das Niveau bzgl. des allgemeinen Wohlbefindens (Ruhe, Ausgeglichenheit, Entspanntheit, Abschalten von Sorgen, Zufriedenheit, Stimmung) anzuheben.
Diese Hypothese ist statistisch verifizierbar (t-Test).

8.1.4 Psychophysiologische Verlaufsvariable (Hypothese 7.24)

Elektrodermale Aktivität im Sitzungsverlauf (Hypothese 7.24):

Die Ergebnisse der Sitzungsverlaufsmessungen sind in der Tabelle 8.12, Seite 150, dargestellt.

Die Ergebnisse (Tab. 8.12) lassen sich auf zwei Betrachtungsebenen veranschaulichen.

a) Auftretenshäufigkeit der Entspannungsverlaufstypen über alle Sitzungen:

– Hinsichtlich der berechneten Prozenthäufigkeiten der einzelnen Entspannungsverlaufstypen über alle Sitzungen hinweg zeigte sich, daß die positiven Entspannungsverläufe von *Typ 1* (60; 37,4%) und *Typ 2* (48; 30,3%) gegenüber dem *Entspannungsverlaufs-Typ 3* (45; 28%) und *Typ 4* (6; 3,29%) dominieren (s. Abb. 8.8, S. 151).
– Zur besseren Darstellung der Entspannungswirkung der Trainingssitzungen wurden die Prozenthäufigkeiten der positiven Entspannungsverläufe von Typ 1 und 2 zusammengefaßt (Annahme einer *positiven Entspannungswirkung*, da im Mittelteil [20. bis 40. Minute] die meisten Entspannungszustände [3er-Zustände] auftraten). Ebenso wurden die Prozenthäufigkeiten der negativen und neutralen

Verläufe von Typ 3 und 4, unter Annahme der ausgebliebenen Entspannungswirkung, zu einem Gesamtwert addiert (s. Abb. 8.9, S. 151).

Entspannungs-verläufe (159)		Sitzungen (15)															
Entspannungs-verlaufs-Typen		3	4	5	6	7	8	9	10	11	12	13	14	15	16	18	P % (3–18)
Typ 1	123	4	2	6	1		1	2	1	3	2	1	2	3	2	1	18,9
pos. Verlauf	213	1	1	1	3	4	1		2	1	3		1	1	2	2	14,5
mit Maximum	223		1				2										1,9
im Endteil	233									1	1	1		2			2,5
P %		**42**	33	**58**	36	36	36	18	27	**42**	**50**		27	**55**	33	30	**37,4**
Typ 2	132		1	1		1	2	2	3	3	2		2	2	1	2	13,8
pos. Verlauf bis	231	2	2		2	2	1	4	1	1	2		2		1	1	13,2
Mittelteil, dann	232	1			1	1									1	1	3,1
Verschlechterung																	
P %		25	25	8	27	**36**	27	**55**	**36**	33	33		**36**	18	25	**40**	30,3
Typ 3	321	2	2	3	3	2		2	2	2	1		1	2	3	2	17
neg. Verlauf	312	1	2	1	1		1			1	1		2		2		7,5
mit Maximum	322							1				1					0,6
im Anfangsteil	332	1	1				1		1					1			3,1
P %		33	**42**	33	36	18	18	27	27	25	17		27	27	**42**	20	28
Typ 4	323					1	2		1				1			1	3,8
neutraler Verlauf	333																
mit gleichverteilten																	
Entsp.zuständen																	
P %		0	0	0	0	9	18	0	9	0	0	0	9	0	0	10	3,8

Tabelle 8.12 : Überblick über die Verteilung der Entspannungsverläufe

Anmerkungen: In der 1.; 2.; 17. Sitzung keine Verlaufs-Messungen wegen Streß-Entspannungs-Test;
Die Analyse und Ermittlung der Entspannungsverlaufs-Typen sind im Kapitel 6.5.2.6 näher erläutert.
– Alle Zahlen, die sich hinter den Einzelverläufen (2. Spalte), ab der 3. bis zur 18. Spalte, befinden, geben die absoluten Häufigkeiten dieser Verläufe pro Sitzung an.
– **Fettgedruckte Zahlen** in der 4., 6., 8. und 10. Zeile geben die dominanten Entspannungsverläufe pro Sitzung in Prozenthäufigkeit (P%) an.
– Die Zahlen in der letzten Spalte (P% [3–18]) geben die Prozenthäufigkeiten der Entspannungsverläufe über alle Sitzungen hinweg an.
– Die 13. Sitzung wurde nicht in die Berechnungen mit einbezogen, da aufgrund von Geräteausfällen und Datenfehlern nur 3 Messungen existieren.

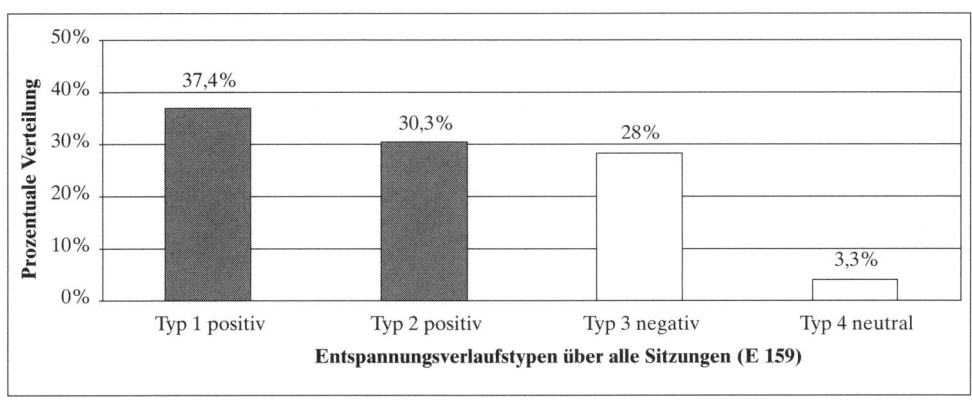

Abb. 8.8: Prozentuale Verteilung der Entspannungsverläufe über alle Sitzungen

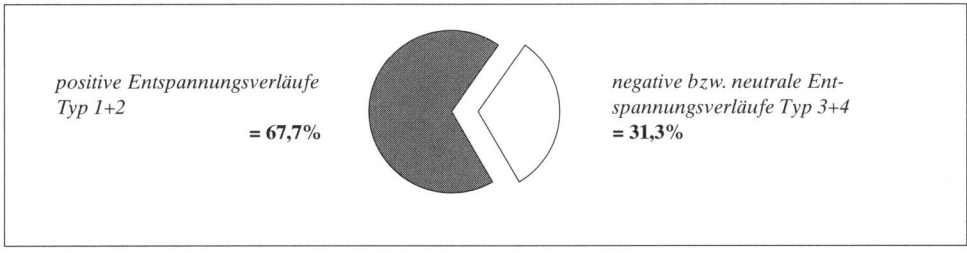

Abb. 8.9: Verteilung der Typ 1 + 2- bzw. der Typ 3 + 4- Entspannungsverläufe (insgesamt 159 Entspannungsverläufe)

b) Dominierende Verlaufstypen pro Sitzung:

Die folgende Tabelle 8.13 zeigt die Ergebnisse der sitzungsbezogenen Auswertung der dominierenden Entspannungsverläufe:

Entspannungsverläufe, die in der Sitzung überwiegen	Anzahl der Sitzungen, in der die Verläufe überwiegen (P%)	Konkrete Sitzungsnummer, in der die Verläufe überwiegen
Verläufe Typ 1	6 (42,86%)	3;5;8;11;12;15
Verläufe Typ 2	4 (28,57%)	9; 10; 14; 18
Verläufe Typ 1 + Typ 2	1 (7,14%)	7
Verläufe Typ 1 + Typ 3	1 (7,14%)	6
Verläufe Typ 3	2 (14,29%)	4;16
Summe:	**14**	**14**

Tabelle 8.13: Übersicht zu den dominanten Entspannungsverlaufstypen in den einzelnen Sitzungen

Anmerkung: In der 13. Sitzung existieren aufgrund von gehäuften Geräteausfällen bzw. Datenfehlern lediglich drei brauchbare Messungen, so daß auf die Bestimmung des vorherrschenden Entspannungsverlaufs verzichtet wurde.

In 11 von insgesamt 15 Sitzungen (73,3%) des zweiten Untersuchungsdurchganges treten die positiven Entspannungsverläufe von Typ 1 und Typ 2 am häufigsten auf. Die Anzahl der dominierenden negativen Entspannungsverläufe sind mit einer relativen Auftretenshäufigkeit von 7,1% vertreten. In zwei Sitzungen (14,3%) konnte kein eindeutig dominanter Entspannungsverlauf festgestellt werden.

Interpretation der Ergebnisse

Elektrodermale Aktivität im Sitzungsverlauf (Hypothese 7.24):

Anhand der Auswertungsergebnisse unter Punkt a) wird sichtbar, daß die positiven Verlaufstypen von Typ 1 und Typ 2 gegenüber den negativen und neutralen Verläufen (Typ 3 und 4) über alle Sitzungen hinweg dominieren. Dieser Befund spiegelt sich auch in der Auswertung bzgl. der dominierenden Entspannungsverläufe pro Sitzung (s. Punkt b) wider. In den meisten Sitzungen herrscht dabei die Typ 1- bzw. die Typ 2-Entspannung vor, d. h. das Entspannungsoptimum (die meisten 3er-Zustände) liegt in diesen Fällen im Mittel- bzw. im Endteil der Sitzungen. Die vorliegenden Ergebnisse der psychophysiologischen Messungen zeigen, daß sich die Mehrzahl der Vpn der Untersuchungsstichprobe während der Sitzungen entspannt haben und das vorliegende Training zurecht als Entspannungstraining bezeichnet werden kann.

Diese Hypothese läßt sich deskriptiv bestätigen (Prozenthäufigkeit).

8.2 Ergebnisse zur Beantwortung der 2. Fragestellung

Prüfungsangst (Hypothese 7.2.):

Zur Bestimmung der kurz- wie langfristigen Wirkung des Trainings auf den Abbau von Prüfungsängsten wurden zwei Prä-Posttest-Analysen (PPA nach Lander) gerechnet:

– *Ergebnisse der PPA (Prä-Post 1, kurzfristig):*

In der Abbildung 8.10, S. 153, sind die Ergebnisse der PPA zunächst graphisch dargestellt.

Bei einer vorgegebenen Zielgröße von $Y_0 = 52$ (T-Skalenwert) erreichten 63,16% der Vpn (von insgesamt 19 Vpn unter Einbezug des Erwartungswertes M) einen Treatment-Effekt. Eine Vp gelangte zwar in den Zielbereich, lag aber präinterventiv schon so nahe am Ziel, daß keine Interventionswirkung erreicht wurde. Bei sechs Vpn (31,58%) konnten weder Ziel- noch Treatment-Effekte gefunden werden. Dabei wies eine Vp keine Veränderung zwischen Prä-Post 1-Test auf, bei drei Vpn kam es zwar zu positiven Veränderungen, die jedoch nicht ausreichten, um einen Ziel- bzw. Treatment-Effekt zu erreichen. Zwei der sechs Vpn hatten gegenläufige Effekte, d. h. sie wiesen nach dem Entspannungstraining eine höhere

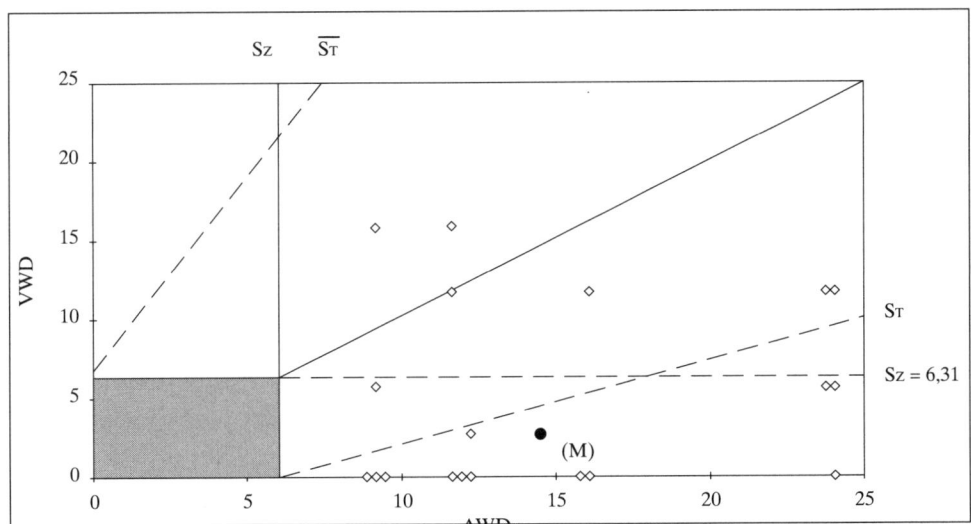

Abb. 8.10: Prä-Post 1-Veränderungen bei Prüfungsangst

Anmerkung: (M) kennzeichnet den Durchschnittseffekt der VG. Alle weiteren Abkürzungen s. Text.

Prüfungsangst auf. Sie lagen jedoch noch nicht über der negativen Treatment-Schranke.

Die wichtigsten Resultate sind in Tabelle 8.14 dargestellt:

Prüfungsangst		Ziel-Effekte				
Prä-Post 1		JA	P %	NEIN	P %	**Summe**
Treatment-Effekte	JA	12 **(M)**	63,16	0	0	63,16
	NEIN	1	5,26	6	31,58	36,84
Summe		13	68,42	6	31,58	100

Tabelle 8.14: Vierfelder-Schema zur Prä-Post 1-Veränderung bei Prüfungsangst

Weitere Ergebnisse der PPA zeigen, daß der Remissionseffekt[10] (λ = .59) 58,9% der Veränderung in der VG ausmacht, was den Erwartungswert von 33,33% (λ_0 = .33) deutlich übersteigt. Dieser relativ hohe Remissionseffekt könnte durch Versuchslei-ter- oder Meßwiederholungseffekte zustande gekommen sein.

Für das Entspannungstraining konnte im Prä-Post 1-Vergleich unter Verwendung der aufgeführten statistischen Kennwerte eine Verfahrenseffizienz mittlerer Güte (η_1 = .48) ermittelt werden. Das Schwellenkriterium liegt bei η_0 = .7.

---

10 Unter Remissionseffekt sollen hier alle Ausgangswertveränderungen verstanden werden, die nicht durch Interventionswirkungen zustande kommen, aber kontrollierbar sind.

– Ergebnisse der PPA (Prä-Post 2, langfristig):

In der Abbildung 8.11 sind die Ergebnisse der PPA zunächst graphisch dargestellt.

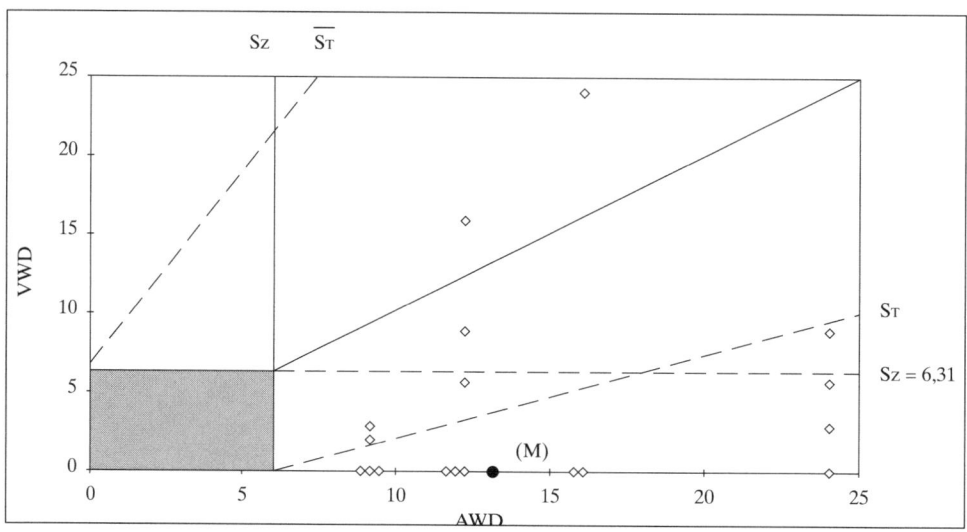

Abb. 8.11: Prä-Post 2-Veränderungen bei Prüfungsangst

Anmerkung: (M) kennzeichnet den Durchschnittseffekt der VG. Alle weiteren Abkürzungen s. Text.

Nach der Post 2-Messung wiesen 13 von 19 Vpn (68,42% bei Einbezug des Erwartungswertes M) sowohl einen Treatment- als auch einen Nachwirkungs-Effekt auf. Drei Vpn (15,79%) überschritten zwar die Zielschranke, hatten jedoch keinen Treatment-Effekt. Bei drei Vpn (15,79%) ergaben sich keine Treatment-Effekte bzw. Nachwirkungs-Effekte und keine Ziel-Effekte; zwei davon verhielten sich sogar gegenläufig.

Die Ergebnisse des Prä-Post 2-Vergleichs sind nachfolgend in der Tabelle 8.15 dargestellt:

Prüfungsangst		Ziel-Effekte				
Prä-Post 2		JA	P %	NEIN	P %	**Summe**
Treatment- und Nachwirkungs-Effekte	JA	12	63,16 **(M)**	1	5,26	68,42
	NEIN	3	15,79	3	15,79	31,58
Summe		15	78,95	4	21,05	100

Tabelle 8.15: Vierfelder-Schema zur Prä-Post 2-Veränderung bei Prüfungsangst

Die Verfahrenseffizienz beträgt $\eta_2 = .59$. Die Verbesserung der Verfahrenseffizienz im Post 2-Meßzeitpunkt gegenüber dem Post 1-Meßzeitpunkt beruht auf Nachwirkungs-Effekten. (Bei einem Übergang von zwei Vpn von Feld 3 nach Feld 1 im Vierfelder-Schema wäre das Schwellenkriterium $\eta_0 = .7$ erreicht worden.)

Interpretation der Ergebnisse:

– **Prüfungsangst** (Hypothese 7.2):

Die Effizienzwerte des Prä-Post 1- bzw. des Prä-Post 2-Vergleichs (im Rahmen der PPA) bzgl. der *Prüfungsangst* zeigen, daß der Schwellenwert der Verfahrenseffizienz jeweils nicht erreicht wurde. Die Gründe dafür sind sowohl im interventiven Bereich, als auch in der verwendeten Evaluationsmethodik zu suchen.

Hinsichtlich des Behandlungsansatzes ist festzustellen, daß das Üben von Yoga (sowie die Durchführung weiterer entspannender Elemente des Trainings) und das Erlernen von Selbstregulationsmethoden, die hauptsächlich körper- und atemorientiert sind (von der Selbstinstruktion abgesehen), offensichtlich nicht ausreichen, um Prüfungsängste effizient kurz- wie langfristig abzubauen. Das Training stellt somit kein spezielles Prüfungsangst-Reduktionstraining dar. Die im Kapitel 3.2.2 dargestellten Befunde von Krohner und Steinacker (1980) im Kinder-Bereich, aber auch die von Ricketts und Galloway (1984) bei Erwachsenen, in denen ein Prüfungsangst-Abbau infolge eines Entspannungstrainings nachgewiesen wurde, konnten in der vorliegenden Untersuchung nicht bestätigt werden. Da die ermittelten Effizienzwerte jedoch mittlere Güte aufweisen (Prä-Post 1-Vergleich) bzw. nur gering unter der geforderten Effektivitätsgrenze liegen (Prä-Post 2-Vergleich), ist bei einer Erweiterung des Trainings mit prüfungsangst-spezifischen Bausteinen ein Interventionseffekt zu vermuten. Das Trainingsprogramm müßte bzgl. der Problemanalyse, des Strategiewissens in Prüfungsangstsituationen und hinsichtlich der Vermittlung von Lerntechniken erweitert werden.

Das Nichterreichen einer höheren Verfahrenseffizienz hängt u. a. auch mit der Größe der Stichprobe zusammen. Der Stichprobenumfang ist ein wichtiger Einflußfaktor für die Effizienzbestimmung im Rahmen der PPA. Je kleiner die Stichprobe wird, desto mehr wirken sich alle im Post 1- und Post 2-Meßzeitpunkt unveränderten und gegenläufigen Fälle ungünstig auf die Bestimmung der Verfahrenseffizienz aus. Bei der Betrachtung der Stichprobengröße fällt dieser wichtige Einflußfaktor auf.
Diese Hypothese ließ sich deskriptiv nicht bestätigen (Effizienzmaß der PPA).

8.3 Ergebnisse zur Beantwortung der 3. Fragestellung

Bereitschaft zur Mitarbeit (Hypothese 7.3.1):

In der Vorbefragung zu jeder der 18 Sitzungen bzgl. des Interesses der Vpn für die Übungsstunde gab es folgende Ergebnisse:

Im Durchschnitt hatten 91,1% der Kinder in jeder Sitzung „großes bzw. sehr großes Interesse" für die Übungsstunde gezeigt (Minimum: 80%; Maximum: 100%). Durchschnittlich 6,9% der Kinder gaben an, daß sie sich nur „mittelmäßig" für die

Sitzungen interessieren (Minimum: 0%; Maximum: 15%). „Kein bzw. wenig Interesse" hatten im Durchschnitt 2% der Vpn (Minimum: 0%; Maximum: 5%). Die Ergebnisse sind in Abb. 8.12 dargestellt:

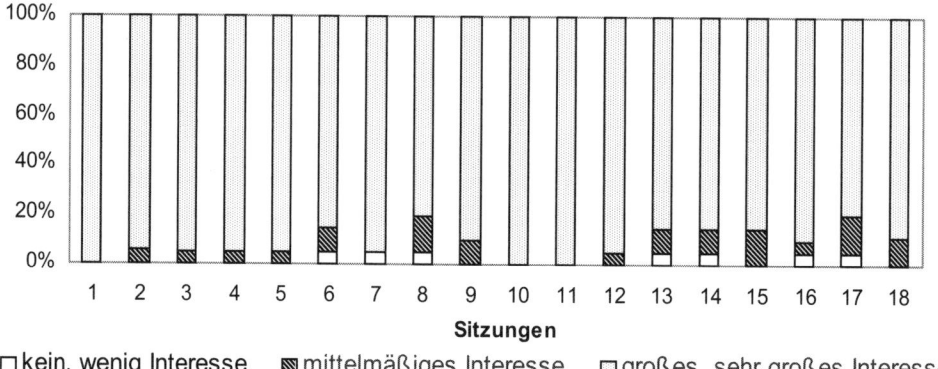

Abb. 8.12: Interesse für die Übungsstunden

Trainingsakzeptanz (Hypothese 7.3.2):

– Die Einschätzungen der Übungsstunden durch die Vpn ergaben, daß die Sitzungen den Teilnehmern durchschnittlich in 98% der Fälle „gut" und „sehr gut" gefallen haben (Minimum: 94%; Maximum 100%). Die Einschätzungen „befriedigend", „schlecht" und „sehr schlecht" traten durchschnittlich in 1% der Fälle auf.

– Alle 21 Vpn führten alle Sitzungen des Trainings bis zum Ende durch.

– Auf die Frage an die Vpn im Post 1-Interview: *„Was hat Dir an den Yogastunden gefallen, was hat Dir nicht so gefallen?"* gab es folgende Antworten (s. Tab. 8.16, S. 157).

– Auf die Frage an die Vpn im Post 1-Interview: *„Welche Übungen haben Dir am besten gefallen?"* gab es folgende Antworten mit den zugeordneten absoluten Häufigkeiten *h* der Nennungen (s. Tab. 8.17, S. 157).

– Hinsichtlich des Wunsches der Vpn nach einer Fortsetzung des Entspannungstrainings gab es folgende Ergebnisse: 15 Vpn (71%) hatten den Wunsch, nochmals einen solchen Kurs zu besuchen, 5 Vpn (24%) hatten keine Lust, und eine Vp wußte es nicht genau. Es gab bei den 15 Vpn, die sich wieder ein Training wünschten, auch schon Vorstellungen, wie oft sie in der Woche üben wollten. Sieben Vpn (47%) wollten, wie bisher, zweimal pro Woche das Training durchführen. Einmal pro Woche wollten sechs Vpn (40%) üben. Zwei Vpn (13%) hatten sogar den Wunsch nach dreimaligem wöchentlichen Üben.

– Die Eltern der Vpn äußerten sich ebenfalls positiv über eine Fortsetzung des Entspannungstrainings: 17 Eltern (81%) sprachen sich dafür aus. Zwei Eltern (9,5%) hatten keine Meinung dazu. Bei weiteren zwei Eltern (9,5%) lag eine Ablehnung zur Frage der Fortsetzung des Trainings vor. Gründe dafür waren die von den Eltern erwartete zunehmende Einschränkung des Zeit-Budgets ihrer Kinder

Tabelle 8.16: Verbale Trainingseinschätzung der Vpn im Post 1-Interview

Vpn	gefallen	nicht gefallen
1	alles	
2	alles	
3	Phantasiereisen	wünschte sich den Versuchsleiter lustiger
4	Spiele im Abschlußteil	Anfangsentspannung, Phantasiereise, Versuchsleiter lustiger
5	alles	
6	alles außer	Streit zwischen zwei Vpn
7	alles	
8	alles	
9	zusammen mit anderen sein	mehr Spiele im Abschlußteil, Versuchsleiter lustiger
10	alles	
11	bis zum 10. Mal abwechslungsreich	ab 10. Sitzung: Übungen haben sich wiederholt
12	alles	
13	alles außer	erste Mal war mir schwindlig, ich dachte: „Was willst Du hier?"
14	alles	
15	alles außer	Anfangsentspannung (zu eintönig)
16	alles außer	Kinder mehr auseinanderlegen (wegen Streit)
17	alles	
18	alles	
19	alles	
20	alles	
21	alles	

Tabelle 8.17: Interview-Aussagen der Vpn (Post 1) zur Beliebtheit der im Training erlernten Übungen

Übungen	h	Übungen	h	Übungen	h	Übungen	h
Kerze	11	alle	5	Alle außer Palme	1	Pflug	1
Krähe	11	G. Brücke	4	Alle außer Kopfstand	1	Panther	1
Spatz	7	Bogen	4	Alle Atemüb.	1	Anfangsentsp.	1
Löwe	6	Katze	4	Rhythmisches Atmen	1	Schildkröte	1
H. Kopfstand	6	Mond	3	Ujjayi	1	Heuschrecke	0
Kobra	6	Sternenhaltung	3	OM-Singen	1	H. Brücke	0
Fisch	5	Hund	3	Phantasiereisen	1	Palme	0
Baum	5	Yogareihen	3	Gr. Atemkreis	1	Rutschbahn	0
Sonnentanz	5	Stille	2	Kreuzspinne	1		
Blatt	5	Abschlußteil	2	Yogalehrer	1		

sowie die Verringerung der Freizeit aufgrund steigender schulischer und außerschulischer Anforderungen.

– Auf die Frage an die Eltern im Post 1-Interview: *Haben ihrem Kind die Yogastunden gefallen?* antworteten 20 Eltern (95,2%) mit „Ja". Ein Elternteil konnte es nicht beurteilen.

Interpretation der Ergebnisse:

– **Bereitschaft zur Mitarbeit** (Hypothese 7.3.1):

In Auswertung der Ergebnisse fällt die Konstanz der Werte bzgl. der „großen und sehr großen" Bereitschaft zur Mitarbeit über alle Sitzungen hinweg auf. Es kann somit auf ein anhaltendes Interesse der Teilnehmer für das Entspannungstraining gefolgert werden.
Diese Hypothese läßt sich deskriptiv bestätigen (Prozenthäufigkeiten).

– **Trainingsakzeptanz und Attraktivität** (Hypothese 7.3.2):

Die Ergebnisse zeigen, daß die Majorität der Vpn und der Eltern das Entspannungstraining mit Yogaelementen vollauf akzeptiert und als Methode angenommen hat. Bei der Einschätzung des Trainings durch die Vpn wurden lediglich Detail-Kritiken, jedoch keine grundlegenden Einwände geäußert. Mit der breiten Akzeptanz des Trainings durch die Vpn wurde eine wichtige Voraussetzung für die Durchführung dieser Methode als Entspannungstraining im Schulkontext erfüllt. Es zeigt sich, daß das Trainingskonzept sehr gut geeignet ist, um Mittelschülern in einer angemessenen Form die Grundlagen des Yoga zu vermitteln.
Diese Hypothese kann deskriptiv bestätigt werden (Prozenthäufigkeit).

9 Zusammenfassung und Schlußfolgerung

9.1 Zusammenfassung

Die körperlichen und psychischen Beanspruchungsfolgen bei Schülern, die sich aus der nicht gelingenden Bewältigung von Anforderungen ergeben, wurden im Rahmen der vorliegenden Arbeit mit den theoretischen Grundlagen des Konzeptes „Streß" thematisiert. Dabei wurden die vermittelnde Funktion von Streß zwischen Gesundheit und Krankheit sowie die Notwendigkeit des Einsatzes von Hilfen zur Bewältigung von Streßzuständen und Belastungen aufgezeigt. Als geeignete und praktikable Methoden wurden Entspannungsverfahren, wie z. B. Autogenes Training und Progressive Muskelrelaxation, und deren kurz- und langfristige Folgen vorgestellt. Diese Verfahren schätzten wir jedoch im Kontext der Mittelschule als zu unattraktiv ein. Unser Anliegen bestand darin, die indische Methode des Yoga, mit seinen phantasievollen und bewegungs- sowie erlebnisorientierten Körper- und Atemübungen, an Mittelschülern zu erproben. Yoga wurde dabei zusammen mit weiteren kindgemäßen Entspannungs- und Streßbewältigungstechniken in ein Entspannungstraining integriert, welches als Kursangebot nach der Schule durchgeführt wurde. Wie die Ergebnisse der Literaturrecherche zeigten, gibt es bisher wenige Untersuchungen zum Yoga mit Kindern und Jugendlichen. Somit stellt die Erprobung und Evaluation des auch als Entspannungstraining mit Yogaelementen bezeichneten Programms Neuland dar. Bei der Evaluation des Trainingsprogramms kamen sowohl psychologische als auch psychophysiologische Meßmethoden zum Einsatz. Nachfolgend sollen einige Hauptergebnisse der Untersuchung zusammengefaßt dargestellt werden:

a) *Es kann festgestellt werden, daß sich das Entspannungstraining mit Yogaelementen für den Einsatz als längerfristiges Kursangebot in der Schule eignet und für Schüler attraktiv ist.*

   Die Freude an den Übungen des Trainings wurde in einer aktiven Trainingsbeteiligung und einer hohen Trainingsmotivation der Schüler sichtbar, was auch von den Eltern bestätigt wurde. Yoga weist besondere Merkmale auf (u. a. Handlungsbezogenheit, Erlebnis- und Bewegungsorientiertheit), die diese Methode für Schüler attraktiv werden läßt. Diese Vorteile lassen Yoga zu einer Alternative zu den für Kinder passiv und abstrakt ausgerichteten Verfahren des Autogenen Trainings und der Progressiven Muskelrelaxation werden. Der Anklang, den Yoga bei den Schülern gefunden hat, war Voraussetzung für das Erreichen kurz- wie langfristiger Trainingseffekte.

b) *Die Tatsache, daß die Schüler mit den Übungen des Trainings ein „universelles Handwerkzeug" zur Selbstregulation erlernt haben, die Übungen annehmen und selbständig anwenden, gehört zu den wichtigen Ergebnissen, die erzielt wurden.*

   Wie nachgewiesen werden konnte, setzten die Vpn die erlernten Übungen auch über das Training hinaus selbständig fort und zur Selbstregulation ein. Die Übungen (Asana, Atemtechniken, Selbstinstruktion) wurden u. a. zum internalen Coping in Belastungssituationen, zur Ärgerkontrolle, als Konzentrationshilfe und zur Verbesserung des Wohlbefindens eingesetzt.

c) *Es konnten die unmittelbare Entspannungswirkung und Verbesserungen im Wohlbefinden infolge der Trainingssitzungen mit psychophysiologischen Meßmethoden (Messung der elektrodermalen Aktivität) und subjektiven Schätzskalen nachgewiesen werden.*

Damit konnten entsprechende Ergebnisse aus dem Erwachsenenbereich bestätigt werden, wonach Yoga kurz- und langfristige Entspannungseffekte auslöst (Arpita, 1983, zit. nach Unger & Hofmann, 1984; Ebert, 1986).

d) *Durch das Programm wurden verschiedene personelle Bedingungen verändert bzw. stabilisiert, die wir als Voraussetzung für das erfolgreiche Bewältigen von Streß ansehen.*

– Die nach dem Training verbesserte emotionale Ausgeglichenheit (Prä-Post 1, stabil zu Post 2), die verbesserte Selbstbeherrschung und internale Kontrolle über aggressive Impulse (Prä-Post 1), die Reduzierung der Impulsivität (Prä-Post 2) und die Verringerung der Ängstlichkeit (Prä-Post 1, stabil zu Post 2) zeigen eine Harmonisierung bzw. Ausbalancierung der Persönlichkeit an. Die Vpn sind infolge des Trainings ruhiger und ausgeglichener. Dieser Effekt wird durch den gefundenen Trend hinsichtlich einer verbesserten Emotionskontrolle, aber auch durch die Aussagen der Eltern, die ihre Kinder in 71% der Fälle als ruhiger und ausgeglichener und in 38% der Fälle als weniger aggressiv und aufbrausend schilderten, unterstützt. Die Verringerung der Ängstlichkeit sehen wir als wichtige personelle Ressource für die Streßbewältigung an. Damit wurde die Voraussetzung geschaffen, daß Situationen als weniger bedrohlich wahrgenommen werden.

– Im Streß-Entspannungs-Test (SET) wurde mit Hilfe der elektrodermalen Aktivität eine verbesserte Streßbelastbarkeit infolge des Trainings (Prä-Post 1) nachgewiesen. Die Vpn zeigten im SET, daß sie mit Streßzuständen emotional weniger erregt und entspannter umgehen können. Die Veränderung in diesem Test könnte mit der verbesserten emotionalen Ausgeglichenheit zusammenhängen, wie die gefundene Korrelation zeigt.

– Den Abbau der Hilflosigkeit in schulischen Anforderungssituationen führen wir auf die infolge des Trainings erreichten Stabilisierungseffekte der Persönlichkeit und auf den Einsatz der im Training erlernten Selbstregulationsmethoden in Anforderungssituationen in der Schule zurück.

– Die Vpn erlernten im Training, sich aufgabenbezogen zu konzentrieren und brachten sowohl im Konzentrationstest „d2" als auch im Motoriktest „Statische Balancefähigkeit" bessere Leistungen als die KG. In Übereinstimmung mit den Beobachtungen von Ebert (1996) zur psychophysiologischen Triade

(d. h. Entspannung trägt zur Senkung des vegetativen und motorischen Tonus bei und steigert gleichzeitig die Konzentration) ergab sich aus den vorliegenden Befunden eine Verbindung zwischen Entspannung und Konzentrationssteigerung.

– Wie die Verbesserung der statischen Balancefähigkeit beweist, trägt das regelmäßige Üben der Asana zu einer „sensomotorischen Regleroptimierung" bei. Die Vpn waren nach dem Training besser in der Lage, Ruhe in eine Haltung zu bringen. Dieser erwartete und bereits in anderen Yoga-Studien (u. a. Telles et. al., 1994) nachgewiesene Effekt zeigt aber auch im motorischen Bereich, daß die Schüler es gelernt haben, eine an sie gestellte Anforderung konzentriert auszuführen.

– Durch das Entspannungstraining wurde ein größeres Wohlbefinden erreicht, sowohl unmittelbar nach den Sitzungen, als auch im Alltag. Die Vpn der VG wiesen nach dem Training signifikant weniger körperliche Beschwerden auf, bei denen eine psychogene Beteiligung vermutet wird, als vor dem Training. Die Ergebnisse des Beschwerde-Fragebogens wurden durch die Post 1-Interviewaussagen sowohl von den Vpn als auch von den Eltern bestätigt. In den Befindlichkeits-Fragebögen (Lehrer- und Elterneinschätzung) wurden ebenfalls kurz- und langfristige Verbesserungen im Wohlbefinden bei den Trainingsteilnehmern sowohl durch die Eltern als auch durch die Lehrer eingeschätzt.

– Der signifikante Langzeit- bzw. Nachwirkungseffekt der Vpn der VG hinsichtlich der Verlagerung, der nach wie vor vorhandenen Außenorientierung in ihren Handlungen (extravertierte Aktivität) zur verstärkten Innenregulation läßt eine entsprechende Wirkung des Trainings vermuten.

– Die Annahme, daß durch die Selbsterfahrung im Entspannungstraining auch die Selbstaufmerksamkeit bei den Vpn auf die eigene Person (Selbstbeobachtung) gesteigert wurde, ließ sich nicht bestätigen.

– Obwohl die Vpn sich nach dem Training anderen gegenüber weniger unterlegen fühlten (Prä-Post 1, nicht stabil zu Post 2), ergaben sich keine kurz- und langfristigen Veränderungen bzgl. der Selbstüberzeugung (*Selbstvertrauen* nach Guilford, 1965, zit. nach Seitz & Rausche, 1992). Dieser Befund deutet darauf hin, daß das Training keinen Einfluß auf Selbstreflexionen bzw. kognitive Kontrollüberzeugungen hat. Die in Yogabüchern (u. a. Hannsz, 1992; Rückler-Vogler, 1995) beschriebenen, bisher jedoch in keiner wissenschaftlichen Studie nachgewiesenen Wirkungen von Yoga auf die Steigerung des Selbstvertrauens konnten hier nicht bestätigt werden.

– Ein in den Hypothesen vermutetes größeres aktives Engagement bei der Bewältigung täglicher Anforderungen blieb im Trainingszeitraum aus.

– Hinsichtlich der sozial relevanten Kontrollvariablen (Scheu und Zurückhaltung im Sozialkontakt, Bedürfnis nach Alleinsein, Akzeptanz bei Mitschülern) ergaben sich keine kurzfristigen Veränderungen infolge der gruppenorientierten Arbeit im Training. Die Scheu und Zurückhaltung im Sozialkontakt (Soziale Angst) konnte jedoch langfristig abgebaut werden.

e) *Yoga eignet sich nicht als spezifisches Training zum Prüfungsangstabbau.*

  – Hinsichtlich der in den Hypothesen angenommenen Prüfungsangst-Reduzierung infolge des Trainings konnte mit Hilfe der Verfahrens-Effizienzwerte der Prä-Posttest-Analyse nach Lander nachgewiesen werden, daß das alleinige Durchführen von Yoga und das Erlernen emotionsbezogener Selbstregulationstechniken (u. a. Selbstinstruktion, Atemtechniken) nicht ausreichen, um kurz- und langfristig Prüfungsängste effizient abzubauen. D. h. das Entspannungstraining mit Yogaelementen stellt kein spezifisches Prüfungsangstreduktions-Training dar. Da die Effizienzwerte jedoch mittlere Güte aufweisen (Prä-Post 1-Vergleich) bzw. nur gering unter der geforderten Effektivitätsgrenze liegen (Prä-Post 2-Vergleich), ist bei einer Erweiterung des Trainings mit prüfungsangstspezifischen Bausteinen ein Interventionseffekt möglich. Das Trainingsprogramm müßte u. a. bzgl. der Problemanalyse, des Strategiewissens in Prüfungsangstsituationen und hinsichtlich der Vermittlung von Lerntechniken erweitert werden. Die Annahme, daß diese spezifische Erweiterung sinnvoll ist, wird durch die persönlichkeitsstabilisierenden Wirkungen des Trainings unterstützt.

Beantwortung der Fragestellungen:

Aufgrund der vorliegenden Untersuchungsergebnisse lassen sich die Fragestellungen 1-4 wie folgt beantworten:

ad 1) *Das Entspannungstraining mit Yogaelementen ist geeignet, um kurz- wie langfristig persönlichkeitsstabilisierende Effekte zu erreichen und auf diesem Wege Schulstreß abzubauen.*

  Die Beantwortung dieser Fragestellung erfolgte unter Verwendung der gefundenen kurz- wie langfristigen Trainingseffekte, die unter den Punkten a–d zusammengefaßt dargestellt wurden. Im Ergebnis der Untersuchung konnten die Relaxationswirkung des Entspannungstrainings mit Yogaelementen sowie die Stabilisierung von streßbewältigungsrelevanten Bereichen der Persönlichkeit als Voraussetzung für erfolgreiches Agieren in Anforderungssituationen nachgewiesen werden. Auch die Tatsache, daß die Vpn die Übungen des Trainings zur Selbstregulation auch außerhalb des Trainings anwendeten, lassen eine positive Beantwortung dieser Frage zu.

ad 2) *Das Training ist nicht speziell dafür geeignet, Prüfungsängste abzubauen.*

  Hier liegen die Effektivitätsgrenzen des Trainings. Wie die Ergebnisse der Prä-Posttest-Analyse nach Lander (s. Punkt e) zeigen, können Prüfungsängste mit dem Entspannungstraining mit Yogaelementen nicht in dem Maße abgebaut werden, wie das von einem speziellen Prüfungsangstreduktionstraining verlangt wird. Bei einer potentiellen Erweiterung des Trainings sind in diesem Bereich Interventionseffekte möglich.

ad 3) *Die verwendete Methode erwies sich für die Schüler als attraktiv.*

Das Entspannungstraining mit Yogaelementen hat sich als Kursangebot nach der Schule bewährt. Es konnte anhand der Untersuchungsergebnisse gezeigt werden (s. Punkt a), daß die Inhalte des Trainings von den Mittelschülern als attraktiv eingeschätzt wurden und daß die Schüler eine sehr gute Bereitschaft zur Mitarbeit aufwiesen.

ad 4) *Auf der Basis der bisherigen Befunde ist festzustellen, daß sich das Entspannungstraining mit Yogaelementen positiv evaluieren ließ. Es wird erwartet, daß sich das vorliegende Programm durch seine weitere Anwendung unter vergleichbaren Bedingungen in der Praxis bewährt.*

Die Ergebnisse der positiven Evaluation des Trainings sollten durch weiterführende Untersuchungen mit dem Trainingsprogramm bestätigt werden. Hinsichtlich der praxisrelevanten Umsetzung des Entspannungstrainings sind bereits in der vorliegenden Untersuchung wichtige Erfahrungen gesammelt worden. Um endgültige Aussagen zur Praxisreife des Verfahrens machen zu können, sind noch weitere Anwendungen an verschiedenen Schulen unter vergleichbaren Bedingungen erforderlich.

9.2　Schlußfolgerung

Es kann festgestellt werden, daß das Training eine Bereicherung des Schulalltages der Vpn darstellte. Vor allem die Integration der bewegungsorientierten und erlebnisreichen sowie „exotischen" Methode des Yoga erwies sich dabei als gelungen. Die nachgewiesenen Übungseffekte zeigen, daß Yoga sich als Relaxationsmethode für Kinder eignet und die Palette der existierenden Entspannungsverfahren in diesem Altersbereich dadurch erweitert wird. Die darüber hinaus nachgewiesene selbständige Anwendung der erlernten Übungen zum „Ab- und Umschalten" zeigte den Wert der Übungen des Yoga zur Selbstregulation auf. Die kurz- wie langfristigen persönlichkeitsstabilisierenden Wirkungen des Trainings stellen eine wichtige Voraussetzung für das erfolgreiche externale Agieren in Streßsituationen dar. Mit der Untersuchung wurden zugleich die Grenzen des Wirkspektrums des Trainingsprogramms bestimmt und Hinweise zu möglichen Verbesserungen desselben gegeben.
Aus den Untersuchungsergebnissen läßt sich zusammenfassend schlußfolgern, daß das Entspannungstraining mit Yogaelementen als Bewältigungshilfe für Belastungen effektiv und praktikabel im Schulkontext eingesetzt werden kann.

Nach der insgesamt positiven Evaluierung des Trainings und der Bestimmung seines Wirkspektrums sollte nun eine längere praktische Anwendung in mehreren Mittelschulen erfolgen. Dafür ist die Weiterbildung von Kursleitern erforderlich.

Hinsichtlich weiterführender Forschungen auf dem Gebiet der Streßbewältigung unter Verwendung von Yoga können folgende Anregungen abgeleitet werden:

- In weiteren Untersuchungen sollten verstärkt geschlechtsspezifische Unterschiede hinsichtlich der Effekte von Yoga-Programmen untersucht werden (das erfordert größere Stichproben).
- Es ist zu prüfen, ob Kürzungen des Trainingsprogramms auf 10–12 Trainingssitzungen die Effizienz substantiell einschränken. Wenn es kürzere Angebote geben würde, könnten mehr Kinder einbezogen werden und der Kurs wäre von den Eltern finanzierbar (eine Kostenübernahme durch die Krankenkassen ist den gegenwärtigen Entwicklungen nach nicht zu erwarten).
- Es sollte geprüft werden, ob kleinere Programme mit 4 Asana und einer Atemübung sowie einer Selbstinstruktion mit den Kindern eingeübt werden können, die sie dann selbständig anwenden, wenn sie in Streßzustände gelangen. Diese einzuübenden Kurzprogramme sollten Bestandteil eines Yoga-Kurses sein, in welchem unter Anleitung die Grundlagen des Yoga erlernt werden. Entsprechende Vorversuche wurden im Rahmen von Projekttagen an einer Leipziger Schule bereits durchgeführt. Dort erlernten die teilnehmenden Schüler ein kleines Programm zum Selbstentspannen, das wie folgt aussah: Savasana, Krähe, Kerze, Kobra, Blatt, Krähe, Savasana (Entspannen, Rhythmisches Atmen).
- Ein weiterer Zugang zur Entspannungsvermittlung in der Schule ist in der Befähigung von Lehrern zu sehen. Zur Zeit bereiten wir für die Lehrer kindgemäße Entspannungstechniken vor, die in den Schulstunden einsetzbar sind (Atemmeditationen, Phantasiereisen; insgesamt 5 Minuten lang).

Verzeichnis der Tabellen, Tafeln und Abbildungen

a) Tabellen:

b) Tafeln:

c) Abbildungen

Literatur

Alexander, F. (1977). *Psychosomatische Medizin, Grundlagen und Anwendungsgebiete.* Berlin: de Gruyter.

Ananda, S. (1980). *The complete book of Yoga.* New Delhi: Orient Paperbacks.

Antonovsky, A. (1987). *Unraveling the mystery of health: How people manage stress and stay well.* San Francisco: Jossey-Bass.

Antonovsky, A. (1978). The salutogenic perspective toward a new view of health and illness. *Advances 4*, 47–55.

Baba Hari-Dass, B. (1989). *Kinder im Garten Yoga.* Zürich: Tanner und Staehlin.

Bäuerle, S., & Kury, H. (1980). Streß in der Schule. Eine experimentelle Untersuchung an 13- bis 16jährigen Schülern. *Praxis der Kinderpsychologie und Kinderpsychiatrie, 29,* 70–76.

Bäumler, B. (1985). *Die Wurzeln des Yoga* (5. Auflage). Weilheim: Otto Wilhelm Barth Verlag.

Bäumler, G. (1979). Psychovegetative Beschwerden und Persönlichkeitsstörungen bei Gymnasiasten. Eine vergleichende Untersuchung bei Schülern der Klassen 5 bis 13. *Psychologische Beiträge, 21,* 152–158.

Benson, H. (1975). *The relaxation response.* New York: Avon.

Bera, T. K., & Rajapurka, M. V. (1993). Body composition, cardiovascular endurance and anaerobic power of yogic practitioner. *Indian Journal of Physiology and Pharmacology, 37 (7),* 225–228.

Biermann, G. (1975). Das Autogene Training – seine Anwendung in Erziehungsberatung und Psychotherapie von Kindern und Jugendlichen. *Praxis Kinderpsychologie 24,* 246.

Blitz, G. (1989). *Der Yogaweg des Patanjali. Ein Leitfaden für Übende und Lehrende.* Petersberg: Via Nova.

Boucsein, W. (1988). *Elektrodermale Aktivität.* Berlin: Springer.

Brickenkamp, R. (1994). *Test d2 Aufmerksamkeits-Belastungstest.* (8. Aufl.). Göttingen: Hogrefe.

Bürmann, G. (1976). *Yoga in der Schule.* Unveröff. Diplomarbeit Universität Tübingen: Tübingen.

Catell, R. B., & Schreier, J. H. (1961*). The meaning and measurement of neuroticism and anxiety.* New York.

Clance, P. R., Mitchell, M., & Engelmann, S. R. (1980). Body cathexis in children as a function of awareness training and yoga. *Journal of Clinical Child Psychology 9 (1),* 82–85.

Clauß, G. (Hrsg.) (1985). *Wörterbuch der Psychologie.* Leipzig: Bibliographisches Institut.

Clauß, G. (Hrsg.) (1995). *Fachlexikon – Psychologie.* Frankfurt am Main: Verlag Harri Deutsch Thun.

Decker, T W., Williams, J. M., & Hall, D. (1982). Preventive training in management of stress for reduction of physiological symptoms through increased cognitive behavioural controls. *Psychological Reports 50,* 1327–1334.

Dhanaraj, V. H. (1974*). The effect of Yoga and the 5 BX fitness plan on selected physiological parameters.* Unpublished Dissertation University of Alberta: Alberta.

Dietel, B. (1984). *Schulangst und psychosomatische Beschwerden, Ursachen, Bedingungen und Konsequenzen. Eine empirische Untersuchung bei 9–16jährigen Schülern verschiedener Schultypen.* Frankfurt/M.: Lang.

Dörner, D. (1981). Über die Schwierigkeit menschlichen Umgangs. *Psychologische Rundschau, 32 (3),* 163–179.

Dorsch, F. (1994). *Psychologisches Wörterbuch.* Bern: Verlag Hans Huber.

Dostalek, C., & Lepicovska, V. (1982). Hatha-Yoga, a method for prevention of cardiovascular diseases. *Activ. Nerv. Sup 24 (3),* 444.

Ebert, D. (1986). *Physiologische Aspekte des Yoga.* Leipzig: Georg Thieme Verlag.

Ebert, D. (1991). Westliche Medizin und Yoga. In: Bund Deutscher Yogalehrer (Hrsg.), *Der Weg des Yoga*. Petersberg: Verlag Via Nova. 275–285.

Eberlein, G. (1972). Der Einsatz des Autogenen Trainings in der Volkshochschule. In: D. Langen (Hrsg.). *Hypnose und psychosomatische Medizin*. Stuttgart: Hippokrates. 135–140.

Engel, U., & Hurrelmann, K. (1989). *Psychosoziale Belastung im Jugendalter*. Berlin: de Gruyter.

Fend, H., & Prester, H.-G. (1986*). Dokumentation der Skalen des Projekts Entwicklung im Jugendalter, Bericht aus dem Projekt*. Sozialwissenschaftliche Fakultät der Universität Konstanz: Konstanz.

Filip, S.-H., Aymanns, P., & Braukmann, W. (1986). Coping with life events: When the self comes into play. In: R. Schwarzer (Ed.), *Self-related cognitions in anxiety and motivation*. Hillsdale: Erlbaum. 87–109.

Födisch, H., & Grimmeisen, B. (1992). *Möglichkeit einer Beschreibung von Adaptationstypen auf der Grundlage einer biorhythmometrischen Analyse von Zeitreihendaten verschiedener emotioneller Zustände*. Unveröffentl. Dissertation. Medizinische Fakultät der Humboldt-Universität Berlin: Berlin.

Franz, H. J. (1989). Psychosoziale Belastungen, Bewältigungsverhalten und Gesundheit. Ein Überblick über das Coping-Konzept. *Prävention, 1*, 10–15.

Frey, H. (1978). Förderung der Rechtschreibleistung von Legasthenikern durch Autogenes Training. *Zeitschrift für Entwicklungspsychologie und Pädagogische Psychologie, 10*, 258–264.

Friedman, M., & Rosenman, R. H. (1975). *Der A-Typ und der B-Typ*. Reinbek: Rowohlt.

Friedrich, S., & Friebel, V. (1993). *Entspannung für Kinder: Übungen zur Konzentration und gegen Ängste*. Hamburg: Reinbeck.

Fuchs, C. (1990). *Yoga in Deutschland*. Stuttgart: Kohlhammer.

Funderburk, J. (1977). *Science studies Yoga – A review of physiological data*. Himalajan International Institute of Yoga Science and Philosophy of USA.

Gangster, D. C., Mayes, B. T., Swime, W. E., & Tarp, G. D. (1982). Managing organizational stress: A field experiment. *Journal of Applied Psychology, 67*, 533–542.

Gärter-Harnach, V. (1972). *Angst und Leistung*. Weinheim: Beltz.

Gharote, M. L. (1976). Effect of Yoga exercises on failures on the Kraus-Weber tests. *Perceptual and Motor Skills, 43 (2)*, 654.

Gopal, K. S., Anantharaman, V., Balachander, N., & Nishit, S. O. (1973). The cardiorespiratory adjustment in „Pranayama", with and without „Bandhas" in „Vajrasana". *Indian Journal of Medical Science 27/9*.

Gräser, H., & Reinert, G. (1980). Entwicklungsstörungen. In: W. Wittling (Hrsg*.), Handbuch der Klinischen Psychologie, Bd. 4, Ätiologie gestörten Verhaltens*. Hamburg: Hoffmann und Campe.

Grof, S. (1987). *Das Abenteuer der Selbstentdeckung. Ein Leitfaden*. München: Kösel.

Hannsz, B. (1992). *Kinder mögen Yoga. Entspannung für Körper und Seele*. Reinbek bei Hamburg: Rowohlt.

Harvey, J. (1983). The Effects of Yogic Breathing Exercises on Mood. *Journal of the American Society of Psychosomatic Dentistry Medicine, 30 (2)*, 39–48.

Hauer, J. W. (1930). *Der Yoga im Lichte der Psychotherapie*. Leipzig: Sonderdruck.

Hecht, K., & Balzer, H. U. (1995). *Schema zur Reflexion von geistig-emotionalen Prozessen durch die elektrodermale Aktivität*. Unveröffentlichtes Material des Instituts für Streßforschung Berlin: Berlin.

Hecht, K., & Balzer, H. U. (1996). *Klassifizierung des psychophysiologischen Regulationsverhaltens*. Unveröff. Nutzerhandbuch zum Meßgerät des Instituts für Streßforschung Berlin: Berlin.

Hecht, K., & Balzer, H. U. (1996). *Klassifizierung psychophysiologischer Regulationszustände und Periodensprünge.* Institut für Streßforschung Berlin. Unveröffentlichtes Material: Berlin.

Hecht, K., & Baumann, R. (1974). In: R. Baumann: Streß, Sensibilität und Adaptation. Berlin: *Gesellschaft für Innere Medizin, 8,* 673.

Heide, F. H., & Borkovec, T. D. (1983). Relaxation induced anxiety: Paradoxical anxiety enhancement due to relaxation training. *Journal of Consulting and Clinical Psychology, 51,* 171–182.

Hirai, T. (1975). *Zen Meditation therapy.* Tokyo: Japan Publications.

Hochmuth, M. (1992). *Autogenes Training und Progressive Muskelrelaxation für Eltern-Kind-Gruppen: Untersuchung, Erfahrungsbericht, Anleitung zum Handeln.* Unveröff. Dissertation Universität Leipzig: Leipzig.

Holler-Nowitzki, B. (1994). *Psychosomatische Beschwerden im Jugendalter. Schulische Belastungen, Zukunftsangst und Streßreaktionen.* Weinheim: Juventa Verlag.

Hopkins, J. T., & Hopkins, L. J. (1979). A study of yoga and concentration. *Academic Therapy 14 (3),* 341–345.

Hopkins, L. J., & Hopkins, J. T. (1976). Yoga in psychomotor training. *Academic Therapy, 11 (4),* 461–465.

Hurrelmann, K. (1994). *Familienstreß, Schulstreß, Freizeitstreß.* Weinheim: Beltz Verlag.

Iyengar, B. K. S. (1969). *Licht auf Yoga.* Weinheim: Otto Wilhelm Barth.

Jacobs, B., & Strittmatter, P. (1979). *Der schulängstliche Schüler.* München: Urban Schwarzenberg.

Jahn, E. (1990). *Yoga – Ein Weg zur Gesundheit.* Jena: Gustav Fischer Verlag.

Jain, S. C., Rai, L., Valecha, A., Jha, U. K., Bhatnagar, S. O., & Ram, K. (1991). Effect of yoga training on exercise tolerance in adolescents with childhood asthma. *Journal of Asthma, 28 (6),* 437–442.

Jerusalem, M. (1990). *Persönliche Ressourcen, Vulnerabilität und Streßerleben.* Göttingen: Hogrefe

Jerusalem, M., & Schwarzer, R. (1989). Selbstkonzept und Ängstlichkeit als Einflußgrößen für Streßerleben und Bewältigungstendenzen. *Zeitschrift für Entwicklungspsychologie und Pädagogische Psychologie, 21, (4).* 307–324.

Jung, C. G. (1963). Yoga und der Westen. In: *Gesammelte Werke, Bd. 11.* Zürich.

Kalayil, J. A. (1989). A controlled comparison of Progressive Relaxation and Yoga Meditation as methods to relieve stress in middle grade school children. *Dissertation Abstracts International, 49 (12–A, Pt 1),* 3626.

Kanfer, F. H., Reinecker, H., & Schmelzer, D. (1996). *Selbstmanagement-Training.* Heidelberg: Springer.

Kastner, M. (1994). *Streßbewältigung: Leistung und Beanspruchung optimieren.* Wiesbaden: Gabler.

Kessel, W., & Göth, N. (1984). *Lern- und Verhaltensstörungen bei Schülern.* Berlin: Verlag Volk und Wissen.

Kiecolt-Glaser, J. (1985). Psychological enhancement of imunocompetence in a geriatric population. *Health psychology, 4,* 25–41.

King, N., Cranstoun, F., & Josephs, A. (1989). Emotive imagery and childrens night time fears: A multiple baseline design evaluation. *Journal of Behaviour Therapy and Experimental Psychiatry, 20,* 125–135.

Klingenberg, F. (1986). *Yoga.* Berlin: Verlag Volk und Gesundheit.

Kluge, P. A. (1977). Autogenes Training in Kursen an der VHS als psychotherapeutische Vorsorge. *Psychotherapie und Medizinische Psychologie, 27,* 64–66.

Knobloch, J., Niehues, Ch., & Walschek, R. (1995). *Streßfrei zum Examen – Ein Streßbewältigungsprogramm der TKK.* Köln: TKK und Psychologisches Institut der Deutschen Sporthochschule.

Kobasa, S. C. (1990). Stress resistant personality. In: R. E. Ornstein & C. Swencionis (Eds.), *The healing brain: a scientific reader*. Oxford: Pergamon Press.

Kohen, D. P., & Botts, P. (1987). Relaxation-imagery (self hypnosis) in Tourette syndrome: Experience with four children. *American Journal of Clinical Hypnosis, 29*, 227–237.

Kohen, D. P. (1984). The use of relaxation/mental imagery (self hypnosis) in the management of 505 pediatric behavioral encounters. *Journal of Developmental and Behavioural Pediatrics, 5*, 21–25.

König, W., & Schaeffer, G. (1979). *Autogenes Training*. Jena: Gustav Fischer Verlag.

Krampen, G. (1992). Effekte der Grundübungen des Autogenen Trainings im schulischen Anwendungskontext. *Psychologie in Erziehung und Unterricht, 39*, 33–41.

Krampen, G. (1992). *Einführungskurse zum Autogenen Training. Ein Lehr- und Übungsbuch für die psychosoziale Praxis*. Göttingen: Hogrefe.

Krohne, H. W. (1976). *Theorien der Angst*. Stuttgart: Kohlhammer.

Kröner, B., & Langenbruch, B. (1982). Untersuchungen zur Frage der Indikation von Autogenem Training bei kindlichen Konzentrationsstörungen. *Psychotherapie, Psychosomatik, Medizinische Psychologie, 32*, 157–161.

Kröner, B., & Steinacker, I. (1980). Autogenes Training bei Kindern: Auswirkungen auf verschiedene Persönlichkeitsvariablen. *Psychotherapie, Psychosomatik, Medizinische Psychologie, 30*, 180–184.

Kurth, E. (1985). *Motometrische Rostock-Oseretzky-Skala (ROS)*. Berlin: Psychodiagnostisches Zentrum.

Labhardt, F. (1982). Der Einfluß von Autogenem Training bzw. Betablockade auf Streß bei Chirurgen. In: P. Kielholz, W. Siegenthaler, W. Taggert & A. Zanchetti (Hrsg.), *Psychosomatische Herz-Kreislaufstörungen*. Bern: Huber. 194–196.

Lander, H. J. (1981). Modellansatz zu einer linearen Prä-Posttest-Analyse. *Zeitschrift für Psychologie 189*, 362–373.

Lander, H. J. (1990). Die Abschätzung von Interventionseffekten mittels einer linearen Prä-Posttest-Analyse. *Zeitschrift für Psychologie 198 (3)*, 381–389.

Lander, H. J., Huth, M., & Schack, T. (1996). Die Abschätzung von Interventionseffekten mittels einer linearen Prä-Posttest-Analyse. In: J. Krug (Hrsg.), *Zeitreihenanalyse und multiple statistische Verfahren in der Trainingswissenschaft*. Köln: Sport und Buch.

Langen, D. (1973). *Psychotherapie*. Stuttgart: Thieme.

Lazarus, A. A., & Mayne, T. J. (1990). Relaxation: Some limitations, side effects and proposed solutions. *Psychotherapie, 27*, 261–266.

Lazarus, R. S., & Folkman, S. (1984). *Stress, appraisal and coping*. New York: Springer.

Lazarus, R. S. (1974). Cognitive and coping processes in emotion. In: B. Weiner (Ed.), *Cognitive views of human motivation*. New York: Academic press.

Lehrer, P. M., Hochron, S., McCann, B., Swartzman, L., & Phyllis, R. (1986). Relaxation decreases large-airway but not small-air-way-asthma. *Journal of Psychosomatic Research, 30*, 13–25.

Levi, L., & Anderson, L. (1975). *Psychosocial stress. Population, enviroment and quality of life*. New York.

Liebert, R. M., & Morris, L. W. (1967). Cognitive and emotional components of test anxiety: A distinction and some initial data. *Psychological reports, 20*, 975–978.

Linneweh, K., & Haeberlin, P. (1993). *Streß ... !?*. DAK Hamburg: Triga Grafik Design.

Lotz, G. (1984). *Streß, Bewältigung und soziale Kompetenz bei Schülern*. Frankfurt/M: Peter Lang.

Luthe, W., & Schultz, H. J. (1969). Applications in psychotherapy. In: W. Luthe (Ed.), *Autogenic therapy, 3rd. ed*. New York: Grune & Stratton.

Lysbeth, A. von (1977). *Yoga für Menschen von heute*. München: Heyne Verlag.

Maheshwarananda, P. S. (1992). *Yoga mit Kindern*. München: Hugendubel.

Meixner, M. (1980). *Verhaltensänderung durch Yoga-Training.* Unveröff. Dissertation Universität Innsbruck: Innsbruck.

Michailow, M. C., Ebert, B., Neu, E., & Ebert U. (1980). On the psychophysiological effects of Yogatraining. Rroceed. IUPS Budapest. (14), 580.

Minsel, B., & Fittkau, B. (1971). Konstruktion eines Fragebogens zum Elternverhalten und Versuch einer Validierung. *Zeitschrift für Entwicklungspsychologie und Pädagogische Psychologie, 2,* 73–88.

Mukerji, C. S., & Spiegelhoff, N. (1971). *Yoga und unsere Medizin.* Stuttgart: Hippokrates.

Nagendra, H. R., & Nagarathna, R. (1986). An integrated approach of Yogatherapy for bronchial asthma: A months prospective study. *Journal of Asthma, 23 (3),* 123–137.

Nuernberger, P. (1981). Effects of breath training on personality test scores. *Research Bulletin, 2.* Himalayan International Institute.

Ohm, D. (1996). Entspannungstraining: Standards, Entwicklungen und Perspektiven unter präventivem und schulpsychologischem Aspekt. In: K. Reschke (Hrsg*.), Zur gesunden Schule unterwegs – Teil 2.* Regensburg: Roderer Verlag. 21–34.

Pathak, M. P., & Mishra, L. S. (1984). Rehabilitation of mentally retarded through Yoga Therapy. *Child Psychiatry Quarterly, 17 (4),* 153–158.

Pawlow, I. P. (1953). *Ausgewählte Werke, Bd. 3.* Berlin: Akademie-Verlag.

Pawlenko, S. M. (1973). Der Begriff Prämorbidität und Sanogenese in der Hypertonie. In: Der emotionelle Streß und die arterielle Hypertonie. Wissenschaftliche Materielien des wissenschaftlichen Rates der 1. Medizinischen Hochschule Moskau. Moskau: Akademie der Medizinischen Wissenschaften der UdSSR. 56–68.

Perez, M., & Baumann, U. (1991). *Klinische Psychologie – Intervention, Bd. 2.* Bern: Hans Huber Verlag.

Petermann, F., & Petermann, U. (1991). *Training mit aggressiven Kindern* (5. bearbeitete Auflage). Weinheim: Psychologie Verlags Union.

Petermann, U., & Petermann, F. (1993). Entspannungsverfahren bei Kindern und Jugendlichen. In: *Handbuch der Entspannungsverfahren, Bd. 1.* Weinheim: Psychologie Verlags Union. 316–330.

Polender, A. (1982). Entspannungs-Übungen. Eine Modifikation des Autogenen Trainings für geistig behinderte Kinder. *Praxis der Kinderpsychologie und Kinderpsychiatrie,* 31, 50–56.

Raju, P. S., Anil Kumar, K., Reddy, S. S., Madhavi, S., Gnanakumari, K., Bhaskaracharyulu, C., Reddy, M. V., Annapurna, N., Reddy, M. E., Girijakumari, D., Sahay, B. K., & Murthy, K. J. R. (1986). Effect of Yoga on Exercise Tolerance in Normal Healthy Volunteers. *Indian Journal of Physiology and Pharmacology, 30 (2).*

Raven, I. (1987). *Progressive Matrizen.* Deutsche Bearbeitung von H. Kratzmeier & R. Horn (2. Aufl.). Weinheim: Beltz Verlag.

Ray, U. S., Hedge, K. S., & Selvanmurthy, W. (1986). Improvement in Muscular Efficiency as Related to a Standard Task after yogic Exercise in Middle Aged Men. *Indian Journal of Medical Research, 3,* 343–348.

Reißig, B., & Petermann, H. (1996). Belastungserleben und Intention zum Suchtmittelgebrauch bei Leipziger Schülerinnen und Schülern. *Gesundheit Regional, 5 (2),* 21–22.

Ricketts, M. S., & Galloway, R. E. (1984). Effects of three different one hour single session treatments for test anxiety. *Psychological reports, 54,* 115–120.

Rieth, S. (1994). *Yoga für Kinder in Märchen erzählt.* Berlin: Ullstein.

Roldan, E., & Dostalek, C. (1983). Description of an EEG pattern evoked in central-parietal areas by the Hatha-Yogic exercise Agnisara. *Activ. Nerv. Sup., 24 (4),* 241.

Ross, A. O., & Petermann, F. (1987). *Verhaltenstherapie mit Kindern und Jugendlichen.* Stuttgart: Hippokrates.

Roßbach, G. (1995). *Erhöhte Aggressions- und Gewaltbereitschaft an ausgewählten Mittelschulen der Stadt Chemnitz.* Leipzig: Unveröff. Diplomarbeit, Universität Leipzig.

Rückler-Vogler, U. (1995). *Yoga und Autogenes Training mit Kindern: Anleitungen, Übungen, Märchen für Kindergarten und Grundschule.* München: Don Bosco.

Sahasi, G. (1984). A replicated study on the effects of yoga on cognitive functions. *Indian Psychological Review, 27 (1–4)*, 33–35.

Salgar, D. C., Bisen, V. S., & Jinturkar, M. J. (1975). Effect of Padmasana – A Yogic exercise on muscular efficiency. *Indian Journal of Medical Research, 63*, 6.

Savic, K., Pfau, J., Skoric, S., & Spasojevic, N. (1990). The effect of Hatha-Yoga on poor posture in children and the psychophysiologic condition in adults. *Med-Pregl, 43 (5–6)*, 268–272.

Schejbal, P. (1979). *Auswirkungen des Autogenen Trainings im psychischen Bereich, dargestellt anhand der Literatur und eigener Untersuchungen.* Essen: Unveröff. Dissertation, Universität Essen.

Schell, F.-J. (1995). *Psychologische, kardiovaskuläre und endokrine Wirkungen von Hatha-Yoga-Übungen.* Unveröff. Dissertation des Instituts für Psychosomatik und Psychotherapie der Universität Köln: Köln.

Scheuch, K., & Schröder, H. (1990). *Mensch unter Belastung.* Berlin: Deutscher Verlag der Wissenschaften.

Schnabel, K. (1996). *Motivationale Einflüsse auf schulische Leistungsentwicklung: Zur Rolle fachspezifischer Leistungsängstlichkeit (worry).* Unveröff. Dissertation, Freie Universität Berlin: Berlin.

Schröder, H., & Reschke, K. (1996). *Optimistisch den Streß meistern – Kursleiter-Handbuch des Streßbewältigungsprogramms.* Leipzig: TKK und Institut für Angewandte Psychologie der Universität Leipzig.

Schröder, H., & Schröder Ch. (1986). Persönlichkeitspsychologische Aspekte der Entwicklung einer Medizinischen Psychologie in der DDR. In: *Marxistische Studien. Jahrbuch der IMSF (10).* Frankfurt/Main. 295–320.

Schröder, H., Regel, H., & Rößler, H. D. (1988). Medizinische Psychologie, von einer „Psychologie der Krankheit" zu einer „Psychologie der Gesundheit". In: M. Feuser, & W. Jantzen (Hrsg.) (1988). *Jahrbuch für Psychopathologie und Psychotherapie (8).* 133–154.

Schröder, H. (1992). Emotionen, Persönlichkeit, Gesundheitsrisiko. *Psychomed 4 (75).* 81–85.

Schröder, H. (1996). Psychologische Interventionsmöglichkeiten bei Streßbelastungen. In: K. Reschke, *Intervention zur Gesundheitsförderung für Klinik und Alltag.* Regensburg: Roderer-Verlag. S. 7–26.

Schröder, H. (1997). Die Gefühle sind immer dabei: Emotionalität des Menschen als Regulations- und Interventionsziel bei Abhängigkeitserkrankungen. In: H. Petermann, K. Reschke, & M. Weyandt, *Von der Technoparty zur Sucht.* Regensburg: Roderer-Verlag. 149–169.

Schultz, J. H. (1931). Autogenes Training (Selbstbericht). *Yoga, 1*, 134.

Schultz, J. H. (1932). Oberstufe des Autogenen Trainings und Raya-Yoga. *Zeitschrift für die gesamte Neurologie und Psychiatrie, 139*, 1–34.

Schultz, J. H. (1936). *Das Autogene Training.* Leipzig: Georg Thieme Verlag.

Schultz, J. H. (1968). Autogenes Training und Yoga. In: W. Bitter (Hrsg.) *Abendländische Therapie und östliche Weisheit.* Stuttgart: Tagungsbericht.

Schultz, J. H. (1974). Autogenes Training und Yoga. *Übungsheft für das Autogene Training, 178.* Stuttgart.

Schwarz, A., & Schweppe, R. (1995). *Yogaschule für Kinder. Mit Spezialprogrammen gegen Fehlhaltungen, Prüfungsangst, Schlafstörungen und Hyperaktivität.* Zürich: BLV.

Schwarzer, R. (1993). *Streß, Angst und Handlungsregulation.* Stuttgart: Kohlhammer.

Seitz, W., & Rausche, A. (1992). *Handbuch zum Persönlichkeitsfragebogen für Kinder zwischen 9 und 14 Jahren.* Göttingen: Hogrefe Verlag für Psychologie.

Selye, H. (1946). The general adaptation syndrome and the diseases of adaptation. *Journal of Clinical Endocrinology, 6*, 117–230.

Selye, H. (1976). The stress of life. New York: Mc Graw Hill.

Sharma, S. (1983). Yoga Therapy and autogenic training – A comperative study. *International Journal of Eclectic-Psychotherapy 2 (3)*, 36–49.

Sivananda-Yogazentrum (1994). *Yoga in allen Lebensstufen.* München: Gräfe und Unzer.

Smith, T. P. (1984). *An evaluation of the psychological effects of physical exercise on children.* Dissertation Abstract International, 44, 2260.

Spielberger, C. D. (1966). Theory and research on anxiety. In: C. D. Spielberger (Ed.), *Anxiety and behaviour.* New York: Academic Press.

Stegmann, J. (1971). *Leistungsphysiologie.* Stuttgart: Thieme.

Strittmatter, P. (1993). *Schulangstreduktion. Praxishilfen Schule.* Neuwied: Hermann Luchterhand Verlag.

Stück, M. (1993). *Der Einfluß östlicher Traditionen auf die Psychologie des Westens.* Unveröffentl. Diplomarbeit Universität Leipzig: Leipzig.

Sudhoff, K. (1922). *R. Virchow und die Deutschen Naturforscherversammlungen.* Leipzig: Akademische Verlagsgesellschaft.

Telles, S., Hanumanthaiah, B., Nagarathna, R., & Nagendra, H. R. (1994). Improvement in static motor performance following yoga training of school children. *Perception-Motoric-Skills, 76*, 1264–1266.

Telles, S., Hanumanthaiah, B., Nagarathna, R., & Nagendra, H. R. (1994). Plasticity of motor control systems demonstrated by yoga training. *Indian Journal of Physiology and Pharmacology, 38 (2)*, 143–144.

Telles, S., Nagarathna, R., & Nagendra, H. R. (1995). Improvement in visual perception following yoga training. *Journal of Indian Psychology, 13 (1)*, 30–32.

Teml, H., & Teml, H. (1988). *Komm mit zum Regenbogen.* Linz: Veritas.

Timmons, B., Salamy, J., Kamiya, J., & Girton, D. (1972). Abdominal thoratic respiratory movements and level of arousal. *Psychological Science, 27*, 173.

Udupa, K. N., Singh, R. H., & Adav, R. A. (1973). Certain studies on psychological and biochemical responses to the practice of Hatha-Yoga. *Indian Journal of Medical Research. 61 (2)*.

Udupa, K. N., Singh, R. H., & Settiwar, R. M. (1971). Studies on physiological, endocrine and metabolic response on practica of yoga in young, normal volunteers. *Indian Journal of Medical Research, 6.*

Uexküll, Th. von (1990). Über die Notwendigkeit einer Reform des Medizinstudiums. *Berliner Ärtzte, 27*, 11–17.

Ulich, E. (1991). *Arbeitspsychologie.* Zürich: Verlag C. E. Poeschel.

Uma, K., Nagendra, H. R., Nagarathna, R., Vaidehi, S., & Seethalakshmi, R. (1989). The integrated approach of yoga: a therapeutic tool for mentally retarded children – a one-year controlled study. *Journal Mental Deficiency Research, 33*, 415–421.

Unger, C., & Hofmann, K. (1984). *Yoga mit Jugendlichen – Erlebnisse einer Schülergruppe.* Hamburg: Unveröff. Diplomarbeit, Universität Hamburg.

Vaitl, D., & Petermann, F. (Hrsg.) (1993). *Handbuch der Entspannungsverfahren, Bd. 1.* Weinheim: Psychologie Verlags Union.

Vijayalakshmi, S., Satyanarayana, M., Krishna-Rao, P. V., & Prakash, V. (1988). Combined effect of yoga and psychotherapy on management of asthma: A preliminary study. *Journal of Indian Psychology, 7 (2)*, 32–39.

Wieczerkowski, W. (1974). *Handanweisung für die Durchführung, Auswertung und Interpretation des AFS.* Braunschweig: Westermann.

Wine, J. (1981). Evaluation anxiety: A cognitive-attentional construct. In: H. W. Krohne & L. Laux (Eds.), *Achievement, stress and anxiety.* Washington: Wiley.

Wolpe, J. (1958). *Psychotherapy by reciprocal inhibition.* Stanford: University Press.

Wood, J. W., & Frith, G. H. (1984). Drug Therapy? Let's take a closer look. *Academic Therapy, 20 (2)*, 149–157.

Wundt,W. (1914). *Grundriß der Psychologie*. Leipzig: Engelmann.

Wuttke, W. (1987). Endokrinologie. In: R. F. Schmidt, & G. Tews (Hrsg.). *Physiologie des Menschen*. Berlin: Springer Verlag.

Zipkin, D. (1985). Relaxation techniques for handicapped children: A review of literature. *Journal of Special Education, 19 (3)*, 283–289.

Anhang

Die Daten und Analyseergebnisse sowie die Sitzungsprotokolle zu den Trainingssitzungen liegen beim Autor vor und können dort angefordert und eingesehen werden.

Im Anhang sind folgende Inhalte enthalten:

Inhalt des Anhangs

1 Abkürzungsverzeichnis

Abkürzung	Bedeutung
↵	Befehl: Enter-Taste betätigen am PC
AA	Ausatmung
AFS	Autokorrelation
AT	Autogenes Training
BSS	Berliner Streßskala
EA	Einatmung
EDA	elektrodermale Aktivität
EEG	Elektro-Encephalogramm
EKG	Elektro-Kardiogramm
eta (η)	Effizienzmaß der PPA
Fb	Fragebogen
KG	Kontrollgruppe
LED	Leuchtdiode (Light Emitted Diode)
M	Erwartungswert
nc	Norton Commander
p %	Überschreitungswahrscheinlichkeit
P %	Prozenthäufigkeit
PC	Personalcomputer
PMR	Progressive Muskelrelaxation
PPA	Prä-Posttest-Analyse nach Lander
PPD	Prä-Posttest-Differenz
PS	Leistungsdichtespektrum
SET	Streß-Entspannungs-Test
S_T	Treatment-Schranke
S_Z	Ziel-Schranke
Sj.	Schuljahr
T-Effekt	Treatment-Effekt
VG	Versuchsgruppe
Vor-Nach-Fb	Vor- Nachsitzungsfragebogen
Vp(n)	Versuchsperson(en)
Y0	Zielgröße
Z-Effekt	Ziel-Effekt

2 Kurzdarstellung der Sitzungen des Entspannungstrainings mit Yogaelementen

Im folgenden wird die Strukturierung des Trainings in einer Übersichtstabelle vorgestellt. Das Trainingsprogramm mit der ausführlichen Beschreibung der Inhalte liegt beim Autor vor und kann dort eingesehen werden.

Überblick zu den Sitzungsinhalten des Entspannungstrainings mit Yogaelementen

Nr.	Sitzung	Inhalte (Anfangsentspannung, Yogateil, Abschlußteil)
1	Goldene Regeln des Yoga	Kennenlernen, 1. SET (20 Minuten)
		Was ist Yoga?, Goldene Regeln des Yoga, Krähe, Kerze, Stille, Savasana, Halbe Brücke, Yoga-Reihe „Kerze"
		Abklopfen des Körpers mit Tönen
2	Kerze, Pflug und Kobra	2. SET (20 Minuten)
		Krähe, Kerze, Pflug, Stille, Halbe Brücke, Halbe Kobra, Yoga-Reihe „Kobra"
		Vertrauensspiel, OM-Singen
3	Hund und Katze	Reise durch den Körper → Atmung: Atemwippe, Hinweis: Atem = Lebensenergie
		Kerze, Pflug, Halbe Kobra, Königskobra, Blatt, Katzenhaltungen, Hund, Yoga-Reihe „Ko-Hu-Ka" Hinweis: Kopplung Atem und Bewegung beim Yoga
		Abklopfen des Körpers mit Tönen, Vertrauensspiel, OM-Singen im Kreis
4	Sonnentanz	Reise durch den Körper → Atmung: Nase, Hände auf Brust, Bauch → Ballon aufblasen, Hinweis: Ausatmen ist wichtig zur Beruhigung
		Yoga-Reihe „Ko-Hu-Ka", Blatt, Sonnentanz, Mond, Katzenhaltungen, Krähe
		Regen-Massage, OM-Singen
5	Mond- und Sternen-haltung	Reise durch den Körper → Atmung: Nase, Brust, Bauch → Ballon aufblasen, Hinweis: Ausatmen ist wichtig zur Beruhigung
		Sonnentanz, Mondhaltung, Sternhaltung, Elefanten-Ohren, Schmetterlingsflügel, Blatt, Yoga-Reihe „Ko-Hu-Ka" mit MA-Tönen, Krähe
		Blumentest, Vertrauensspiel, Springende Lotusblüte

Nr.	Sitzung	Inhalte (Anfangsentspannung, Yogateil, Abschlußteil)
6	Ein Baum wächst	Reise durch den Körper → Atmung: Nase, Brust, Bauch → Rhythmisches Atmen
		Sonnentanz, Sternhaltung, Baum, Elefanten-Ohren, Schmetterlingsflügel, Palme, Löwe
		Phantasiereise „Reise zum Regenbogen" (Mädchen), „Reise in eine Unterwasserwelt" (Jungen), Vertrauensspiel
7	Kerze und Fisch	Reise durch den Körper → Atmung: Nase, Brust, Bauch → Rhythmisches Atmen
		Halbe Brücke, Kerze, Fisch, Yoga-Reihe „Fisch", Baum, Palme, Großer Atemkreis, Abklopfen des Körpers mit Tönen, Löwe, Krähe
		Ball-Massage
8	Halber Kopfstand	Phantasiereise „Der Springbrunnen" (Einführung und Besprechung der Selbstinstruktion)
		Sonnentanz, Halber Kopfstand-Ritual (Delphin, Halber Kopfstand, Blatt, Kerze), Fisch, Gleichgewichtshaltung freier Wahl (Krähe oder Baum), Savasana (Indische Geheimtechnik „Ujjayi" zeigen)
		Wellen-Massage, OM-Singen, Selbstinstruktion sprechen und ins Gesicht malen (s. Kap. 6.1.3)
9	Schildkröte, Kreuzspinne und Großer Atemkreis	Reise durch den Körper (Veränderung des Ablaufs) → Atmung: Nase, Brust, Bauch → Indische Geheimtechnik „Ujjayi"
		Großer Atemkreis, Sonnentanz, Halber Kopfstand-Ritual (Delphin, Halber Kopfstand, Blatt, Kerze), Fisch, Schildkröte, Kreuzspinne, Schiefe Ebene, Krähe, Löwe
		Abklopfen des Körpers mit Tönen, Geruchsspiel, Die Welle, Springende Lotusblüte
10	Was ich schon kann	Reise durch den Körper → Über halbe Rückenseite streichen (dadurch Körperhälften im Ungleichgewicht) → Balance wiederherstellen, durch Atmung: Nase, Brust, Bauch → Indische Geheimtechnik „Ujjayi"
		Krähe, Katzenhaltungen, Blatt, Kobra, Yoga-Reihe „Ko-Hu-Ka", Halber Kopfstand-Ritual (Delphin, Halber Kopfstand, Blatt, Kerze), Schildkröte, Kreuzspinne, Schildkröte, Schiefe Ebene
		Phantasiereise „Waldspaziergang", Vertrauensspiel, Springende Lotusblüte

Nr.	Sitzung	Inhalte (Anfangsentspannung, Yogateil, Abschlußteil)
11	Heuschrecke	Reise durch den Körper → Über halbe Rückenseite streichen (dadurch Körperhälften im Ungleichgewicht) → Balance durch Atmung: Nase, Brust, Bauch → Rhythmisches Atmen
		Großer Atemkreis, Palme, Sonnentanz, Mondhaltung, Sternhaltung, Kobra, Heuschrecke, Blatt, Krähe, 1. Kind: Eigene Yoga-Reihe vorstellen
		Tastspiel, Springende Lotusblüte
12	Bogen	Reise durch den Körper → Atmung: Nase, Brust, Bauch → Ballon aufblasen
		Halbe Brücke, Kerze, Pflug, Yoga-Reihe „Kerze", Heuschrecke, Blatt, Bogen, Schildkröte, Kreuzspinne, Baum, Palme
		Abklopfen des Körpers mit Tönen, Phantasiereise „Schule unter Wasser" (Selbstinstruktion, Merkkarten für die Federtasche), OM-Singen, Springende Lotusblüte
13	Brücken über den Ganghes	Reise durch den Körper → Atmung: Nase, Brust, Bauch → Indische Geheimtechnik „Ujjayi" (danach kurze Phantasiereise: „Brücken über den Ganghes", Kraft holen aus dem Wasser, Brücken, Sonnenaufgang vorstellen, Inder machen Sonnentanz)
		Großer Atemkreis, Palme, Sonnentanz, Kerze, Pflug, Savasana, Halbe und Ganze Brücke, Bogen, Krähe, 2. Kind: Eigene Yoga-Reihe vorstellen, Savasana (Nadi-Shodana zeigen)
		Geruchsspiel, Springende Lotusblüte
14	Stille-Reihe	Anfangsentspannung: Reise durch den Körper → Atmung: Nase, Brust, Bauch → Nadhi-Shodana (danach in der Phantasie Vorstellung des Ganghes, Menschen, Boote und eine Brücke, die dann bei den Asana gebaut werden soll)
		Kerze, Halbe und Ganze Brücke, „Stille-Reihe" vorstellen und selbständig üben lassen (Baum, Kerze, Stille, Pflug, Fisch, Heuschrecke, Bogen, Blatt), Spatz
		Sonne-Mond-und-Sterne-Meditation, Welle, OM-Singen
15	Sonnen-Reihe	Reise durch den Körper (Veränderter Ablauf), → Atmung: Nase, Brust, Bauch → Atemübung freier Wahl (soll sich vor der Anfangsentspannung ausgedacht werden)
		Kerzen-Meditation, „Sonnen-Reihe" vorstellen und selbständig üben lassen (Sonnentanz, Halber Kopfstand, Blatt, Kerze, Ganze Brücke, Schildkröte, Kreuzspinne) 3. Kind: Eigene Yoga-Reihe vorstellen, Spatz, Löwe
		Regen-Massage

Nr.	Sitzung	Inhalte (Anfangsentspannung, Yogateil, Abschlußteil)
16	Mond-Reihe	Reise durch den Körper (Veränderter Ablauf), → Atmung: Nase, Brust, Bauch → Atemübung freier Wahl (soll sich vor der Anfangsentspannung ausgedacht werden)
		Kerzen-Meditation, „Mond-Reihe" vorstellen und selbständig üben lassen (Großer Atemkreis, Palme, Mondhaltung, Kobra, Katzenhaltungen, Sternhaltung, Krähe o. Baum, Blatt), 4. Kind: Eigene Yoga-Reihe vorstellen, Spatz
		Gegenstände ertasten
17	Alle Übungen auf einen Blick	3. SET (20 Minuten)
		Selbständiges Üben nach der „Übersicht über sämtliche Yogaübungen" (s. Kap. 6.1.2), 5. Kind: Eigene Yoga-Reihe vorstellen
		Ball-Massage, Springende Lotusblüte
18	Abschied	Sonne-Mond-und-Sterne-Meditation
		Selbstständiges Üben nach der „Übersicht über sämtliche Yogaübungen" (s. Kap. 6.1.2, Tafel 6.5), 6. Kind: Eigene Yoga-Reihe vorstellen
		Abschlußrunde (Abschied nehmen), Springende Lotusblüte

Anmerkung: In jeder Sitzung werden die Ruhehaltungen (Savasana, Ruhender Tiger) zum Nachspüren nach den Asana durchgeführt. Sie sind in der Übersicht nicht näher ausgeführt.

3 Frage- und Testbögen, Interviewfragen und Elternbriefe

Es werden hier lediglich die Fragebögen dargestellt, die weniger bekannt sind. Bei den Erhebungsmethoden PFK, AFS, „d2"-Test und Raven-Intelligenztest wird auf die entsprechenden Testhandbücher im Literaturverzeichnis verwiesen.

Elternbrief zum Beginn des Entspannungstrainings

Werte Eltern,   Leipzig, den . . . .

ich bin sehr froh, einen Diplom-Psychologen gewonnen zu haben, der mit den Schülern unserer Klasse (in Abstimmung mit der Direktorin) ein Entspannungstraining zur Streßbewältigung durchführt. Das Training wurde an der Universität Leipzig/Fachbereich Pädagogische Psychologie entwickelt und enthält u. a. Körper- und Atemübungen, die dem Yoga angelehnt sind, sowie Phantasiegeschichten. Das Training umfaßt 18 Sitzungen und es wird zweimal pro Woche durchgeführt.

Beginn des Trainings: . . . .   Übungstage/Uhrzeit: . . . .

Parallel zu den Übungsstunden wird eine begleitende Untersuchung zur Wirksamkeit des Trainings durchgeführt. Ich bitte Sie, einige Fragebögen, die ihrem Kind mitgegeben werden, auszufüllen und Sie ihrem Kind in die Schule wieder mitzugeben. Alle Informationen werden vertraulich behandelt und unterliegen der Schweigepflicht. Sollten Sie Fragen zum Training haben, so stehe ich bzw. der Dipl.-Psych. Marcus Stück Ihnen gern zur Verfügung.
Ich bitte Sie, der Teilnahme Ihres Kindes an dem Training zuzustimmen und die Teilnahmebestätigung mit in die Schule zu schicken.

Mit freundlichen Grüßen

Klassenlehrerin

Dipl.-Psych. Marcus Stück
Universität Leipzig / Abteilung Pädagogische Psychologie

✂--

Ja, ich bin mit der Teilnahme meines Kindes . . . .
an dem Streßbewältigungs- und Entspannungstraining einverstanden.

. . . .
Unterschrift der Eltern   Datum

Fend-Skalen

Inwieweit treffen folgende Aussagen auf Dich zu!

	trifft völlig zu	trifft eher zu	trifft eher nicht zu	trifft überhaupt nicht zu
Es gibt viele Proleme, vor denen ich ratlos stehe.				
Auch wenn ich mich auf eine Klassenarbeit vorbereitet habe, gehöre ich doch immer wieder zu den weniger guten Schülern.				
Wenn ich aufgerufen werde, ohne daß ich mich gemeldet habe, ist mein Kopf wie leergefegt.				
Es lohnt sich nicht, für eine Klassenarbeit zu üben, weil ich doch eine schlechte Note schreibe.				
Ob ich für eine Klassenarbeit übe oder nicht, macht keinen Unterschied, weil ich doch nicht weiß, was drankommt.				
Wenn ein Lehrer mich überraschend aufruft, kann ich auch die einfachsten Fragen nicht mehr beantworten.				
Egal, ob ich mich anstrenge oder nicht, meine Noten werden davon auch nicht besser.				
Auch wenn ich genau weiß, wann wir eine Arbeit schreiben, weiß ich nicht, wie ich eine gute Note erreichen soll.				
Wenn andere in den Pausen etwas zusammen machen, werde ich häufig nicht beachtet.				
Bei meinen Mitschülern bin ich ziemlich angesehen.				
Ich kann machen, was ich will, irgendwie komme ich bei meinen Klassenkameraden nicht an.				
Ich fühle mich in der Klasse manchmal ein bißchen als Außenseiter.				
Ich kann noch so gute Ideen haben, die anderen in der Klasse hören sowieso nicht auf mich.				
Ich spüre sehr schnell, wenn sich meine Stimmung ändert.				
Ich merke manchmal, wie ich mich selbst beobachte.				
Ich beschäftige mich in Gedanken oft mit mir selbst.				
Manchmal versuche ich, über mich selbst etwas herauszufinden.				
Ich würde sehr gerne mehr über mich wissen.				
Ich achte häufig auf meine innersten Gefühle.				
Ich rege mich manchmal über jede Kleinigkeit auf.				
Gegen meine Launen komme ich manchmal kaum an.				
Ich gehöre zu denen, die sich vor Wut manchmal nicht beherrschen können.				
Manchmal weiß ich gar nicht, was mit mir los ist.				
Es gibt Tage, an denen mir jeder auf die Nerven geht.				
Manchmal bin ich ohne wichtigen Grund sehr betrübt.				
Wenn mich etwas ärgert, kann ich mich manchmal völlig vergessen.				

Anmerkung: *Items 1–8*: Hilflosigkeit in schulischen Anforderungssituationen / *Items 9–13:* Akzeptanz bei Mitschülern / *Items 14–19:* Selbstaufmerksamkeit / *Items 20–28:* Emotionskontrolle

Fragenbogen – Körperliche Befindlichkeit

Im folgenden sind eine Anzahl körperlicher Beschwerden aufgeführt. Schätze bitte ein, wie oft die Beschwerden in letzter Zeit bei Dir auftraten.

	nie	selten	manchmal	öfter
Schwächegefühl, schlapp				
Herzklopfen, Herzstolpern, Herzjagen				
Schwindelgefühl				
Kreuz- oder Rückenschmerzen				
Nacken- oder Schulterschmerzen				
Kloßgefühl, Enge oder Würgen im Hals				
Kopfschmerzen				
Schlafstörungen				
Müdigkeit auch über den Tag				
Verstopfung				
Durchfall				
Halsschmerzen				
Magenschmerzen, Magenkrämpfe				
Allgemeine Nervosität				

Test zur Erfassung der Statischen Balancefähigkeit

Nr.	Aufgabe	Bild	geschafft bzw. Zeit in Sek.
1	*Zehenspitzen*, Arme nach oben gestreckt **offene Augen**		
2	*Zehenspitzen*, Arme nach oben gestreckt **geschlosssene Augen**	s. o.	
3	*Zehen-Fersenstand* auf dem rechten Bein, das andere Bein ist rechtwinklig nach hinten gebeugt und wird mit der gleichseitigen Hand umfaßt. Die andere Hand ist nach oben weggestreckt. **rechts / offene Augen**		
4	*Zehen-Fersenstand* auf dem linken Bein, das andere Bein ist rechtwinklig nach hinten gebeugt und wird mit der gleichseitigen Hand umfaßt. Die andere Hand ist nach oben weggestreckt. **links / offene Augen**	s. o.	
5	*Zehen-Fersenstand* auf dem rechten Bein, das andere Bein ist rechtwinklig nach hinten gebeugt und wird mit der gleichseitigen Hand umfaßt. Die andere Hand ist nach oben weggestreckt. **rechts / geschlossene Augen**	s. o.	
6	*Zehen-Fersenstand* auf dem linken Bein, das andere Bein ist rechtwinklig nach hinten gebeugt und wird mit der gleichseitigen Hand umfaßt. Die andere Hand ist nach oben weggestreckt. **links / geschlossene Augen**	s. o.	
7	*Zehenspitzenstand* auf dem rechten Bein, das andere Bein ist rechtwinklig nach hinten gebeugt und wird mit der gleichseitigen Hand umfaßt. Die andere Hand ist nach oben weggestreckt. **rechts / offene Augen**		
8	*Zehenspitzenstand* auf dem linken Bein, das andere Bein ist rechtwinklig nach hinten gebeugt und wird mit der gleichseitigen Hand umfaßt. Die andere Hand ist nach oben weggestreckt. **links / offene Augen**	s. o.	
9	Baum: *Zehen-Fersenstand* auf dem rechten Bein, der linke Fuß wird in die rechte Leiste gelegt und mit der rechten Hand festgehalten. Der linke Arm ist nach oben weggestreckt. **rechts / offene Augen**		
10	Baum (s. Nr. 9) **links / offene Augen**	s. o.	
11	Baum (s. Nr. 9) **links / geschlossene Augen**	s. o.	
12	Baum (s. Nr. 9) **rechts / geschlossene Augen**	s. o.	
13	*Zehensspitzenstand* Baum (s. Nr. 9) **rechts / offene Augen**		
14	*Zehensspitzenstand* Baum (s. Nr. 9) **links / offene Augen**	s. o.	

Elternbefragung zur allgemeinen Befindlichkeit der Schüler

NAME:............................   DATUM:................................

sehr	ziemlich	etwas	halb/halb	etwas	ziemlich	sehr
3	2	1	0	1	2	3

Mein Kind ist zur Zeit...

konzentriert (bei Aufgaben, die es nicht mag)	3	2	1	0	1	2	3	**unkonzentriert (bei Aufgaben, die es nicht mag)**
konzentriert (bei Aufgaben, die es mag)	3	2	1	0	1	2	3	**unkonzentriert (bei Aufgaben, die es mag)**
selbstbewußt	3	2	1	0	1	2	3	**nicht selbstbewußt**
ausgeglichen; ruhig	3	2	1	0	1	2	3	**nervös; unruhig**
lernfreudig	3	2	1	0	1	2	3	**lernfaul**
fröhlich; lustig	3	2	1	0	1	2	3	**traurig; betrübt**
nicht ängstlich	3	2	1	0	1	2	3	**ängstlich**

Lehrerbefragung zur allgemeinen Befindlichkeit der Schüler

NAME:............................... DATUM:...............................

sehr	ziemlich	etwas	halb/halb	etwas	ziemlich	sehr
3	2	1	0	1	2	3

Der Schüler ist im Unterricht meistens…

konzentriert	3	2	1	0	1	2	3	unkonzentriert
selbstbewußt	3	2	1	0	1	2	3	nicht selbstbewußt
ausgeglichen; ruhig	3	2	1	0	1	2	3	nervös; unruhig; zappelig
lernfreudig	3	2	1	0	1	2	3	lernfaul
fröhlich; lustig	3	2	1	0	1	2	3	traurig; betrübt
nicht ängstlich	3	2	1	0	1	2	3	ängstlich
keine Angst vor Klassenarbeiten	3	2	1	0	1	2	3	Angst vor Klassenarbeiten

Elternbrief zum Eltern-Fragebogen zu den verschiedenen Meßzeitpunkten

Liebe Eltern! Leipzig, den ....

Im Rahmen des Projekts „Streßbewältigung in der Schule", an dem ihr Kind teilnimmt, möchte ich Sie bitten, den beiliegenden Fragebogen auszufüllen. Sie haben bereits am (Datum: ......) diesen Fragebogen ausgefüllt. Mich interessiert, was sich bei Ihrem Kind bzgl. der einzelnen Merkmale seitdem getan hat. Hat sich etwas verschlechtert, verbessert oder ist es so geblieben? Kreuzen sie bitte an, wie Sie ihr Kind zur Zeit erleben. Die bereits vorhandenen Kreuze haben Sie das letzte Mal gemacht und sollen Ihnen als Anhaltspunkt dienen.

Vielen Dank
Ihr Dipl.-Psych. M. Stück

PS. Bitte geben Sie den Fragebogen ihrem Kind in die Schule mit (bei Frau Meier im Sekretariat abgeben)!

Elternfragebogen zur allgemeinen Befindlichkeit der Schüler

Bemerkungen:

Fragebogen zum Entspannungsempfinden und Wohlbefinden infolge der Sitzungen sowie zu weiteren Trainingsaspekten

<u>Vor-Fb</u>   NAME:.......................   DATUM:........................

Wie fühlst Du Dich im Augenblick?   Zutreffendes bitte ankreuzen!

	sehr	ziemlich	etwas	halb/halb	etwas	ziemlich	sehr	
	3	2	1	0	1	2	3	
fröhlich; lustig	3	2	1	0	1	2	3	traurig; betrübt
schwungvoll; aktiv	3	2	1	0	1	2	3	erschöpft; abgekämpft
ruhig; ausgeglichen	3	2	1	0	1	2	3	unruhig; nicht ausgeglichen
ich bin zufrieden mit mir	3	2	1	0	1	2	3	ich bin unzufrieden mit mir
nicht ängstlich; keine Sorgen	3	2	1	0	1	2	3	ängstlich; besorgt
ich fühle mich entspannt und locker	3	2	1	0	1	2	3	ich fühle mich verspannt; verkrampft

Hast Du Dich auf die Übungsstunde gefreut?

überhaupt keine Lust	wenig Lust	halb/halb	große Lust	sehr große Lust

Hast Du zu Hause geübt?

oft geübt	manchmal; ab und zu	nicht geübt

Gab es heute etwas, worüber Du Dich sehr geärgert hast?
Gab es etwas, worüber Du Dich heute sehr gefreut hast?

Fragebogen zum Entspannungsempfinden und Wohlbefinden infolge der Sitzungen sowie zu weiteren Trainingsaspekten

Nach-Fb NAME:...................... DATUM:........................

Wie fühlst Du Dich im Augenblick? Zutreffendes bitte ankreuzen!

sehr	ziemlich	etwas	halb/halb	etwas	ziemlich	sehr
3	2	1	0	1	2	3

	sehr 3	ziemlich 2	etwas 1	halb/halb 0	etwas 1	ziemlich 2	sehr 3	
fröhlich; lustig	3	2	1	0	1	2	3	traurig; betrübt
schwungvoll; aktiv	3	2	1	0	1	2	3	erschöpft; abgekämpft
ruhig; ausgeglichen	3	2	1	0	1	2	3	unruhig; nicht ausgeglichen
ich bin zufrieden mit mir	3	2	1	0	1	2	3	ich bin unzufrieden mit mir
nicht ängstlich; keine Sorgen	3	2	1	0	1	2	3	ängstlich; besorgt
ich fühle mich entspannt und locker	3	2	1	0	1	2	3	ich fühle mich verspannt; verkrampft

Wie hat dir die Übungsstunde gefallen? Verteile Zensuren von 1–5!

sehr gut 1	gut 2	befriedigend 3	schlecht 4	sehr schlecht 5

Was hat Dir nicht gefallen?

Was hat Dir gefallen?

Blumentest (Phantasiereise zur Prüfung der Vorstellungskraft)

Anfangsentspannung

Stell dir eine Blume vor.
Stell dir vor, wie die Blüten der Blume aussehen könnten.
Stell dir vor, welche Blätter die Blume hat.
Stell dir auch die Wurzeln der Blume vor.
Überlege dir, wo die Blume stehen könnte;
ob sie allein steht oder mit anderen Blumen zusammen.
Vielleicht kannst du den Duft der Blume wahrnehmen.
Versuche, die Blume auch mal zu berühren.
Stell dir die Blume in Gedanken so vor, wie sie auch in Wirklichkeit aussieht.

Rücknahme

Fragebogen zum Blumentest (im Anschluß an die Phantasiereise)

Konntest Du der Handlung während der Phantasiereise folgen?

Ja	teilweise	Nein (bin eingeschlafen)

Wie klar und lebhaft konntest Du die Bilder während der Phantasiereise sehen. Vergleiche mit einem Fernsehbild!

sehr	ziemlich	etwas	halb/halb	etwas	ziemlich	sehr
3	2	1	0	1	2	3

klar   3   2   1   0   1   2   3   unklar

Wie hat dir die Phantasiereise gefallen? Verteile Zensuren von 1–5!

sehr gut 1	gut 2	befriedigend 3	schlecht 4	sehr schlecht 5

Schreibe bitte Übungen auf, die Dir am besten gefallen haben!

Was hat sich für Dich verändert, seitdem Du Yoga übst? (Was bringt Dir Yoga?)

Hast Du einige Yogaübungen schon mal angewendet, um Dich zu beruhigen?

+   —

JA   **NEIN**

In welchen Situationen war das?

Hast Du Deinen Atem in den letzten Wochen schon mal verwendet, um Dich zu beruhigen bzw. zu entspannen?

+   —

JA   **NEIN**

In welchen Situationen war das?

Würdest Du wieder an einem Yogakurs teilnehmen?

+   —   ?

JA   **NEIN**   **WEISS ICH NICHT**

Was hat Dir in den Yogastunden gefallen, was hat Dir nicht so gefallen?

Bemerkungen:

Interview mit den Vpn (Post 2)

Hast Du Yoga für Dich weiter geübt?

+   —

JA   **NEIN**

Wie oft hast Du weiter geübt?

+	+	+	+
sehr oft (fast täglich)	manchmal, ab und zu (ein- bis zweimal pro Woche.	fast nie, sporadisch (einmal pro Monat)	gar nicht

Welche Übungen hast Du durchgeführt? (Vormachen lassen)

Warum hast Du weiter geübt? (Was hat es Dir gebracht?)

Hast Du Deinen Atem (Atemtechniken) angewendet, um Dich zu beruhigen bzw. zu entspannen?

+   —

JA   **NEIN**

In welchen Situationen war das?

Bemerkungen:

Interview mit den Eltern (Post 1)

Inwiefern haben die Veränderungen im Verhalten Ihres Kindes etwas mit Yoga zu tun?

Was fallen Ihnen noch für Veränderungen im Verhalten Ihres Kindes ein?

Wie oft übt Ihr Kind zu Hause?

1	2	3	4	5
täglich	mehrmals, wöchentlich, nicht täglich (mehr als 2mal in der Woche)	machmal, ab und zu (2mal oder weniger in der Woche)	sporadisch	überhaupt nicht

+   DAS KANN ICH NICHT BEURTEILEN

Hat Ihr Kind einen ruhigen Platz zu Hause, wo es üben kann?

+   —

JA   NEIN

Erzählt Ihr Kind von sich aus von der Yogastunde? (Was wird erzählt?)

+   —

JA   NEIN

Erzählt Ihr Kind Ihnen, daß es bei den Übungen den Atem benutzen soll?

+   —

JA   NEIN

Haben Sie mit Ihrem Kind zusammmen mitgeübt?

+   —

JA   NEIN

Wie oft hat Ihr Kind zu Hause geübt?

+	+	+	+
sehr oft (fast täglich) (ein- bis zweimal pro Woche)	manchmal, ab und zu (einmal pro Monat)	fast nie, sporadisch	überhaupt nicht

+ **KANN ICH NICHT BEURTEILEN**

Würden Sie sich wünschen, daß Ihr Kind wieder an einem Yogakurs teilnimmt?

+	—	?
JA	**NEIN**	**KEINE MEINUNG DAZU**

Wenn JA, wie oft sollte der Yogakurs in der Woche stattfinden?

+	+
einmal pro Woche	zweimal pro Woche

Bemerkungen:

Fragebogen (Fb) zum Elternverhalten

Mutter-Fb:

Wie verstehst Du Dich mit Deiner Mutter?
Bitte kreuze an, inwieweit folgende Aussagen für Deine Mutter zutreffen!

	fast nie	selten	manch-mal	öfter	fast immer
Wenn ich mich für etwas interessiere, dann versucht sie, sich auch dafür zu interessieren und spricht mit mir darüber.					
Sie tut einem gern einen Gefallen.					
Sie legt großen Wert darauf, daß man viel arbeitet.					
Sie will wissen, was wir in der Schule gerade durchnehmen.					
Sie bemüht sich zu verstehen, wie die heutige Jugend denkt.					
Ihr Ton mir gegenüber ist taktlos und unhöflich.					
Sie verlangt, daß ich abends zu einer bestimmten Zeit zu Hause bin.					
Wenn wir eine Arbeit zurückbekommen haben, will sie wissen, ob andere Kinder bessere Zensuren haben.					
In wichtigen Dingen (z. B. wohin wir verreisen wollen) darf ich mitbestimmen.					
Wenn ich mal keine Lust habe, irgend etwas zu tun, bringt sie mich durch ihre gute Laune und Aktivität wieder in Schwung.					
Sie will ganz genau wissen, was ich gerade tue.					
Über ein schlechtes Zeugnis ist sie traurig.					
Wenn ich mal Ärger habe, kann ich es mit ihr besprechen.					
Wenn ich Probleme habe, nimmt sie sich genügend Zeit, um mit mir darüber zu reden.					
Wenn ich eine schlechte Zensur bekommen habe, sagt sie: „Streng Dich das nächstemal mehr an."					
Auch wenn ich mal etwas schlecht mache, bleibt sie freundlich.					
Sie bemüht sich, für meine persönlichen Probleme Verständnis zu haben.					
Sie hält gute Schulleistungen für wichtig.					
Sie möchte, daß ich in der Schule besser bin als andere Kinder.					
Sie behandelt mich, ohne meine Gefühle zu berücksichtigen.					
Wenn meine Mutter sich über andere ärgert, dann läßt sie das an mir aus.					
Sie lobt mich, wenn ich eine gute Arbeit gemacht habe.					
Auch wenn ich eine schlechte Zensur nach Hause bringe, bleibt sie freundlich.					

Anm.: *Items 3, 4, 7, 8, 11, 12, 15, 18, 19:* Kontrolle und Leistungserwartung der Mutter bzgl. der Schule; *alle anderen Items:* Aufgeschlossenheit und Verständnis der Mutter für die Probleme ihres Kindes.

Fragebogen (Fb) zum Elternverhalten

Vater-Fb:

Wie verstehst Du Dich mit Deinem Vater?
Bitte kreuze an, inwieweit folgende Aussagen für Deinen Vater zutreffen!

	fast nie	selten	manch-mal	öfter	fast immer
Wenn ich mich für etwas interessiere, dann versucht er, sich auch dafür zu interessieren und spricht mit mir darüber.					
Er tut einem gern einen Gefallen.					
Er legt großen Wert darauf, daß man viel arbeitet.					
Er will wissen, was wir in der Schule gerade durchnehmen.					
Er bemüht sich zu verstehen, wie die heutige Jugend denkt.					
Sein Ton mir gegenüber ist taktlos und unhöflich.					
Er verlangt, daß ich abends zu einer bestimmten Zeit zu Hause bin.					
Wenn wir eine Arbeit zurückbekommen haben, will er wissen, ob andere Kinder bessere Zensuren haben.					
In wichtigen Dingen (z. B. wohin wir verreisen wollen) darf ich mitbestimmen.					
Wenn ich mal keine Lust habe, irgend etwas zu tun, bringt er mich durch seine gute Laune und Aktivität wieder in Schwung.					
Er will ganz genau wissen, was ich gerade tue.					
Über ein schlechtes Zeugnis ist er traurig.					
Wenn ich mal Ärger habe, kann ich es mit ihm besprechen.					
Wenn ich Probleme habe, nimmt er sich genügend Zeit, um mit mir darüber zu reden.					
Wenn ich eine schlechte Zensur bekommen habe, sagt er: „Streng Dich das nächstemal mehr an."					
Auch wenn ich mal etwas schlecht mache, bleibt er freundlich.					
Er bemüht sich, für meine persönlichen Probleme Verständnis zu haben.					
Er hält gute Schulleistungen für wichtig.					
Er möchte, daß ich in der Schule besser bin als andere Kinder.					
Er behandelt mich, ohne meine Gefühle zu berücksichtigen.					
Wenn mein Vater sich über andere ärgert, dann läßt er das an mir aus.					
Er lobt mich, wenn ich eine gute Arbeit gemacht habe.					
Auch wenn ich eine schlechte Zensur nach Hause bringe, bleibt er freundlich.					

Anm.: *Items 3, 4, 7, 8, 11, 12, 15, 18, 19:* Kontrolle und Leistungserwartung des Vaters bzgl. der Schule; *alle anderen Items:* Aufgeschlossenheit und Verständnis des Vaters für die Probleme seines Kindes.

Fragebogen zur Vorerfahrung mit Entspannungsübungen und Yoga sowie zur Trainingsmotivation

Welche Erfahrungen mit den Übungen, die wir machen, hast Du bereits?

	JA	NEIN
Hast Du schon mal von Yoga gehört?		
Hast Du schon mal Yogaübungen durchgeführt?		
Hat mit Dir schon mal jemand Entspannungsübungen durchgeführt (Autogenes Training; Phantasiereisen o. ä.)?		
Haben Deine Eltern Dir in der Vergangenheit Einschlafgeschichten vorgelesen?		
Hast Du schon mal Gymnastikübungen, z. B. im Sportunterricht, durchgeführt?		
Machen Dir Gymnastikübungen Spaß?		

Hast Du Lust, an dem Training teilzunehmen?

Meine Lust ist:

sehr groß	groß	mittelmäßig	klein	sehr klein

4 Ergebnisse der Ausgangswert-Homogenitätsprüfung

Hypothesen	Homogenität VG/KG p %
7.1.1 Aggressive Ichdurchsetzung	91,2
7.1.2 Aktives Engagement	39,8
7.1.3 Bedürfnis nach Alleinsein	50,2
7.1.4 Emotionskontrolle	22,2
7.1.5 Hilflosigkeit in schulischen Anforderungssituationen	86,6
7.1.6 Selbstaufmerksamkeit	5,9
7.1.7 Akzeptanz bei Mitschülern	46,9
7.1.8 Fähigkeit zur statischen Balance	30,5
7.1.9 Körperliche Beschwerden	59,1
7.1.11 Allgemeine Angst (PFK) Manifeste Angst (AFS)	6,1 6,1
7.1.12 Scheu im Sozialkontakt	68,8
7.1.13 Extravertierte Aktivität	10,1
7.1.14 Gefühl der Unterlegenheit	6,6
7.1.15 Selbstüberzeugung	44
7.1.16 Emotionale Ausgeglichenheit	15,2
7.1.17 Impulsivität	69,7
7.1.18 Schulunlust	62,8
7.1.19 Konzentrationsfähigkeit	14,6
7.1.20 Allgemeine Befindlichkeit (Elterneinschätzung)	53,7
7.1.21 Allgemeine Befindlichkeit (Lehrereinschätzung)	94,7
Kovariablen	**Homogenität VG/KG p %**
Intelligenz	8,2
Aufgeschlossenheit und Verständnis Mutter	45,5
Aufgeschlossenheit und Verständnis Vater	69,5
Kontrolle und Leistungserwartung Mutter	12,1
Kontrolle und Leistungserwartung Vater	16,1
Vorerfahrung mit Entspannungsübungen	7,3
Isolierte Bedingungsvariablen	**Homogenität VG/KG p %**
Alter	75,8

Anmerkung: p % ist die prozentuale Überschreitungswahrscheinlichkeit; für die Signifikanz-Entscheidung wurde ein allg. Signifikanzniveau von $\alpha = 5\,\%$ zugrunde gelegt.

5 Beschreibung zum Meßgerät „Himem"

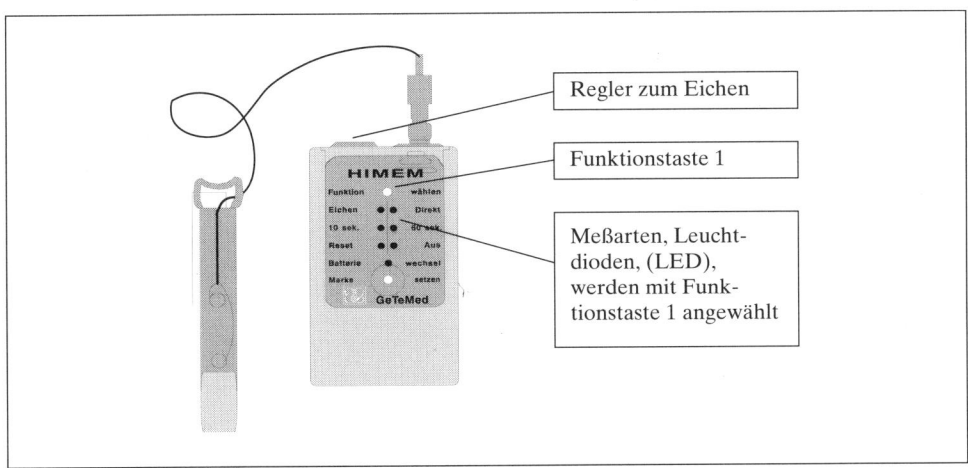

	Regler zum Eichen
	Funktionstaste 1
	Meßarten, Leucht- dioden, (LED), werden mit Funk- tionstaste 1 angewählt

5.1 Informationen zum Gerät

Meßprinzip:	aktive Messung des Hautwiderstandes mit Gleichstrom (Stromstärke 1–5 γA)
Meßort:	Unterarm Innenseite, Nähe Handgelenk
Stromversorgung:	Batterie 9 V (wenn möglich Duracell); Betriebsdauer mit einer Batterie ca. 4 Wochen
Gewicht:	150 g
Abmessungen:	60 mm $\times$ 25 mm $\times$ 115 mm
Elektroden:	Knopfelektroden (Chrom), am Armband, Elektrodenabstand 2–3 cm
Elektrodenkabel:	Länge ca. 1 Meter
Datenspeicherung:	Kapazität = 120 kByte, Festwertspeicher
Meßarten:	– „Eichen" (Nutzung als Biofeedback-Gerät möglich. Dabei entspricht eine hohe Anzahl von Impulsen pro Zeiteinheit einem Streßzustand und eine niedrige Anzahl von Impulsen/Zeiteinheit einem entspannten Zustand)
	– „Direkt". Alle Meßwerte werden direkt in den Speicher eingelesen (Speicherzeit: ca. 1–8 Stunden). Diese Meßart wurde bei vorliegender Untersuchung verwendet.
	– „10 Sek": Alle Meßwerte werden im 10-Sekunden-Takt eingelesen; die 10-Sek-Funktion speichert die Impulse und bildet aller 10 Sekunden einen Mittelwert der Impulsabstände, der dann im Gerät gespeichert wird (Speicherzeit: 72 h)
	– „60 Sek": Alle Werte werden im 60-Sekunden-Takt gespeichert (Speicherzeit: 23 Tage).
Zubehör:	Verbindungskabel zwischen Gerät und PC, Software-Programme zur Datenanalyse

5.2 Vorbereitung des Gerätes zur Messung

Funktionstests am Gerät:

- *Batterietest:* Batterie 9 V (möglichst Duracell) einlegen; wenn rote LED „Batteriewechsel" nicht periodisch aufleuchtet, dann ist die Batterie in Ordnung
- *Test auf Bereichsumschaltung:* Funktionstaste 1 (oben) kurz mehrmals hintereinander betätigen, die LED-Anzeige muß dabei vom Zustand „Aus" über „Eichen", „Direkt" usw. wieder bis „Aus" wechseln.

Vorbereitungen am PC:

Exakte Zeit einstellen (im Norton Commander/nc: mit Befehl „time").
Mouse-Funktion in *autoexec.bat* ändern (mit F4-Taste im nc) ⌐ (Enter),
schreibe „rem mouse", Esc, Befehl: Speichern ⌐; danach PC neu starten.

Zeit im Gerät neu einstellen und alte Datei, falls vorhanden, im Gerät löschen:

Gerät über Verbindungskabel mit dem PC verbinden und *„himem.exe"* starten. ⌐⌐
Alt + H(imem), Befehl: Zeit einstellen ⌐

5.3 Messung mit dem Gerät „Himem"

Ablauf:

a) Anlegen der Elektroden

Das Armband des Gerätes wird am Handgelenk der Nichtschreibhand wie eine Armbanduhr bei den Vpn, nicht zu straff, aber auch nicht zu locker, befestigt. Die beiden Elektroden liegen an der Innenseite auf der Haut. Das Aufbringen von Elektrodenpaste gewährleistet einen sicheren Kontakt zwischen der Haut und den Elektroden. Nach dem Anlegen des Armbandes wird ca. 1 Min. gewartet, bis sich das Mikroklima im Haut-Elektrodenbereich stabilisiert hat.

b) Betriebsart „Eichen"

Dabei mittels der Funktionstaste 1 Betriebsart „Eichen" anwählen, Funktionstaste festhalten bis eingestellte Betriebsart durch Tonsignal quittiert wird (wird durch ein Pipsen nach 2–3 Sekunden bestätigt; Nachkontrolle durch kurzes Drücken der Funktionstaste, entsprechende LED leuchtet kurz auf). Die EDA-Impulse der Vpn werden hörbar. Der Regler (Knopf an der Oberseite des Gerätes) wird so lange gestellt, bis etwa 1 Sekunde Pause zwischen den Impulsen vorliegen.

c) Hautwiderstandsmessung

Nach dem „Eichen" mittels Funktionstaste 1 Betriebsart „Direkt" anwählen (richtige Ausführung wird ebenfalls durch ein Pipsen und durch das Aufleuchten der LED bestätigt). Die Messungen beginnen.

d) Betriebsart „Aus":

Mit Funktionstaste 1 wird die Funktion „Aus" angewählt, die Funktionstaste bei Aufleuchten der LED „Aus" solange festhalten, bis Tonsignal ertönt (Gerät verliert im AUS-Zustand keine Speicherinformationen).

5.4   Abspeichern der Daten

Vorbereitungen am PC:

Mouse-Funktion in *autoexec.bat* ändern (mit F4-Taste im nc) ↵ (Enter), schreibe „rem mouse", Esc, Befehl: Speichern ↵; danach PC neu starten. Hinweis: Bei Windows 97-Betriebssystem kann es zu Problemen bzgl. Kompatibilität kommen. In diesem Falle sollte Windows 3.11 benutzt werden.

Abspeichern der Daten mit der Software „himem.exe":

● Gerät über Verbindungskabel mit dem PC verbinden und *„himem.exe"* starten. ↵ ↵

Alt + H(imem), Befehl: Directory lesen ↵
(Ansicht der Meßzeiten und des Datenvolumens, s. Abbildung) ↵

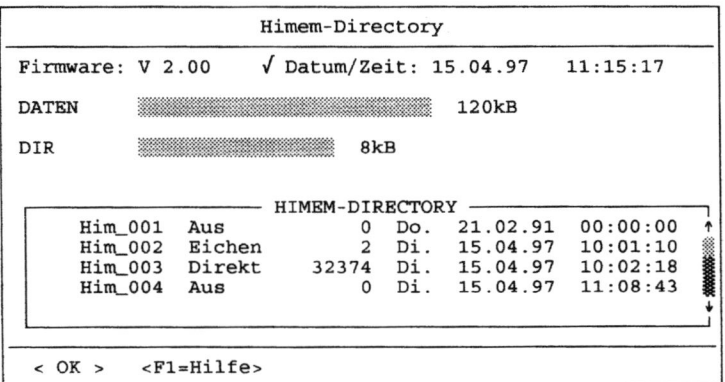

```
                         Himem-Directory

   Firmware: V 2.00    √ Datum/Zeit: 15.04.97   11:15:17

   DATEN     ▒▒▒▒▒▒▒▒▒▒▒▒▒▒▒▒▒▒▒▒▒▒     120kB

   DIR       ▒▒▒▒▒▒▒▒▒▒▒▒▒▒▒▒       8kB

           ─────────── HIMEM-DIRECTORY ───────────┐
       Him_001  Aus           0  Do.  21.02.91  00:00:00  ↑
       Him_002  Eichen        2  Di.  15.04.97  10:01:10  ▒
       Him_003  Direkt    32374  Di.  15.04.97  10:02:18  ▒
       Him_004  Aus           0  Di.  15.04.97  11:08:43  ↓


    < OK >    <F1=Hilfe>
```

Alt + H(imem), Befehl: Daten lesen ↵
Alt + D(atei), Befehl: Speichern unter ↵ (.....dat) ↵
Alt + D(atei), Befehl: Beenden ↵

5.5 Analyse des SET (Software-Anwendung)

5.5.1 Daten wandeln mit der Software „datana 23.exe"

● Software „*datana 23.exe*" starten ↵

Filename: cca0171.dat (cca0171.dat)   ↵

Index alt = 1; Index neu = 2; Index ?   2 ↵   5mal

  1 sec 1
10 sec 10
30 sec 30
60 sec 60

                 10   ↵

...nummer 119 Wert 491.90 (s. Abbildung)

Anzahl der Daten   120

Datenausgabe   **Y** / N ↵   Filename für output?   ca10171.dat   ↵

Anmerkung: (erste Datei mit 120 Daten = 20 Minuten, Länge des SET; sollte der SET etwas später begonnen worden sein, müssen die ersten Daten der zweiten Datei ca20171.dat in die erste eingearbeitet werden)

5.5.2 Auswertung des SET

● Software „*byznz 462 exe*" starten   ↵

Data output
2 ... input o.k. (**Y** / N)   ↵

Ergebnistabelle:

Name der Datei	Anzahl der Periodenwechsel in einem SET-Abschnitt		Bewertung der Periodenwechsel	Bewertung nach Periodenlängen (Krit. 60 Sek.)	BBS-Wert aus Tab. 6.7 (s. Kap. 6.5.2.5) raussuchen z. B. BW kk = BSS-Wert 11

```
file name  diff-data      stable   sign-per     typ
 CA10171   24    5   14   0   1   0   k   k   k   BW   kk
```

end ...G   (**Y** / N)   ↵

204

5.6 Analyse der Entspannungsverläufe (Software-Anwendung)

5.6.1 Daten wandeln mit der Software „datana 23.exe"

```
● „datana 23.exe" starten     ↵

Filename:  cca0953.dat     ↵
Index alt = 1; Index neu = 2; Index ?   2 ↵   5mal

 1 sec .................  1
10 sec ................. 10
30 sec ................. 30
60 sec ................. 60
                            10        ↵

...nummer 119  Wert 582,94

Anzahl der Daten          120
Datenausgabe              Y / N      ↵
Filename für output?                 1      (jede volle Datei hat 120 Daten)    ↵
Datenausgabe              Y / N      ↵
Filename für output?                 2      (jede volle Datei hat 120 Daten)    ↵
Datenausgabe              Y / N      ↵
Filename für output?                 3      (jede volle Datei hat 120 Daten)    ↵
Datenausgabe              Y / N      ↵
Filename für output?                 4      (jede volle Datei hat 120 Daten)    ↵
                                            Achtung Beginn neuer Datenfile!     ↵
```

● Ergebnis: Folgende 4 Dateien wurden im nc erstellt:

„1" (0.–20. Minute; 1–120 Daten))
„2" (21.–40.Minute; 121–240 Daten)
„3" (41.–60. Minute; 241–360 Daten)
„4" (61.–80. Minute; 361–420 Daten)

● Files addieren im nc

Befehl im nc: *copy_1 + 2 + 3 + 4*

– an den ersten File werden durch diesen Befehl alle anderen Files angefügt (ist im nc sichtbar an den aufsummierten bite-Zahlen im ersten File)
– der erste File bekommt mit der F6-Taste im nc einen neuen File-Namen (zca0953.dat; diese Dateien wurden im c unter dem File „*zusdat*" gespeichert)

5.6.2 Analyse der Änderung der Perioden über die Zeit

```
● aida 05 exe   starten   ↵
start of analysis....5   5 input o. k. (Y / N)
↵   input file name? ZCA0953.DAT   ↵
length of analysing intervall?   20 / Fenster mit 20 Daten wird durch Zeitreihe geschoben
G.........end   ↵       G input o. k. (Y / N)   ↵   ↵
```

Ergebnis:

- Im nc ist eine d-Datei zu finden (z. B. dzca0953.asc); darin enthalten sind die Änderung der Periode über die Zeit.
- Nullen aus d-Dateien rausnehmen (mit F4) – Files, die länger als 419 Daten (80 min) waren, wurden auf diese Länge (419) gekürzt, **Grund:** das *„orion 03.exe"*- Programm rechnet nur bis 419 Daten (0 Minuten–79:50 Minuten), die Sitzung war spätestens nach 70 min beendet.
- ***asc**-File in ***dat**-File umwandeln (Grund: *„orion 03.exe"* rechnet nur mit *.**dat**-Files)

5.6.3 Berechnung der Rangwerte mit der Software „orion 03.exe"

```
●  „Orion 03.exe" starten   ↵

start of analysing?..... 5   5 input o. k. (Y / N)   ↵
analysing intervall?....20*↵   input file name DZCA0953.DAT   ↵
(Im Datenfenster mit 20 Daten wird die Häufigkeit der vorkommenden Perioden aus-
gezählt)

Anzahl der Untersuchungsintervalle?.......8  (bis max. 8 möglich)

 1. Startwert 0    ↵    Anmerkung: es wurden immer 10 Minuten untersucht
 2. Startwert 60   ↵    8 Datenfenster mit 20 Daten durch Dynamik-Analyse geschoben
 3. Startwert 120  ↵
 4. Startwert 180  ↵
 5. Startwert 240  ↵
 6. Startwert 300  ↵
 7. Startwert 360  ↵
 8. Startwert 420  ↵
 Rangwerte         ↵
 end ....G         ↵   G input (Y / N)   ↵   ↵
```

* In weiteren Untersuchungen sollte ein analysing intervall von 30 (5 min) verwendet werden (Balzer, persönliche Mitteilung 2/98)

Ergebnis:

- Im nc ist eine dd-Datei (z. B. ddzca 095.asc) gespeichert. Sie enthält die berechneten Rangwerte (3er-, 9er-, 15er-Zustände. Die dd-Dateien der Vpn wurden im nc unter dem File *„wandzus"* gespeichert).
- Im nc sind p-Dateien abgespeichert, mit den Periodenverteilungen:

  pca09531.asc (Periodenverteilung 10. Minute + 20 Daten (Daten 60–79)
  pcb09532.asc (Periodenverteilung 20. Minute + 20 Daten (Daten 120–139)
  pcb09533.asc (Periodenverteilung 30. Minute + 20 Daten (Daten 180–199)
  pcb09536.asc (Periodenverteilung 60. Minute + 20 Daten (Daten 360–379)

5.6.4 Bestimmung der Entspannungsverlaufs-Typen

Auszählung der Entspannungszustände in den drei Zeitabschnitten:

● Excel laden

Befehl: Datei öffnen [Dateityp: *Alle Dateien (*.*)], dd-Datei laden (z. B. ddzca095.asc)

Rangwerte der Sitzung in drei gleiche Teile aufteilen, die Rangwerte eines jeden Teils in das Zählprogramm „*Geie 05.xls*" kopieren, 3er-Zustände für jeden Teilabschnitt auszählen und die Prozenthäufigkeiten der 3er-Zustände in Auswertungsbogen eintragen. Danach Vergleich der 3 Sitzungsteile (s. Kap. 6.5.2.6) und Bestimmung der Entspannungsverläufe.

Rangwerte	Rangwert-Klassen	kumulierte Häufigkeiten	absolute Häufigkeiten	P %
3.359	4 000	10	10	50,00%
3.215	11 000	15	5	25,00%
3.244	16 000	20	5	25,00%
3.244				
3.244		**Kontrollsumme**	20	100,00%
3.354				
3.447				
3.569	Rangwertklassen:			
3.627	4 000 = 3-er-Zustände			
3.676	11 000 = 9er-Zustände			
3.447	16 000 = 15er-Zustände			
9.636				
9.674				
9.977				
10.012				
10.075				
15.338				
15.308				
15.308				
15.308				
15.338				

Abb.: Beispiel für die Auszählung der Rangwerte in Excel-Datei „*geie05.exe*"

6 Psychobiologische Regulationszustände

Im folgenden werden die von Hecht und Balzer nachgewiesenen und klassifizierten biologischen Regulationszustände und eine Übersicht über mögliche Regulationssprünge vorgestellt. Dadurch sollen die in Kapitel 2.2.1.2 und 6.5.2.6 dargestellten Ausführungen zum psychophysiologischen Aspekt von Streß und zur Analyse der EDA-Sitzungsverlaufs-Messung unterstützt werden.

Psychobiologische Regulationszustände

Mittels der Periodenvariabilität lassen sich Regulationszustände (in der Medizin auch als Funktionszustände bezeichnet) von psychobiologischen Prozessen nachweisen. In der Schlafmedizin werden schon seit Jahrzehnten anhand der Periodenvariabilität der EEG-Wellen Vigilanzzustände definiert:
Betawellen > 13 Hz = Wachheit; Alphawellen 7–12 Hz = relaxierter Wachzustand; Thetawellen 4–6 Hz = Übergangszustände vom Wach- zum Schlafzustand und umgekehrt sowie REM-Schlaf; Deltawellen 2–4 Hz = Tiefschlaf; Wellen < 2 Hz = pathologischer Zustand (z. B. Koma).
Die Periodenvariabilität des EEG wird entweder visuell oder durch Frequenzspektralanalysen bestimmt. Von Hecht und Balzer (1996) wurde ein ähnliches Verfahren, nämlich das der Perioden-Häufigkeitsverteilung über einen bestimmten Zeitabschnitt von gemessenen Zeitreihendaten entwickelt. Diese Methode läßt sich an Perioden verschiedener Dauer (von 1 Minute bis zu einer Woche) anwenden. Erforderlich ist, daß genügende Daten einer Zeitreihe vorhanden sind. Grundlage ist die sogenannte Dynamikanalyse des biorhythmometrischen Analyseverfahrens nach Hecht und Balzer. Auf der Basis von praktischen Erfahrungen wurden 9 verschiedene Klassen von Regulationszuständen definiert (mit Unterklassen, s. Abbildung nächste Seite). Dabei werden, analog zur Funktionszustandsbestimmung des EEG-Wellen-Spektrums, kurze Perioden eines beliebigen Periodenspektrums als Aktivierung/Hyperaktivierung bzw. beanspruchte/überbeanspruchte Regulation, lange Perioden dagegen als Deaktivierung/Hyperdeaktivierung bzw. optimale/entkoppelte Regulation (Überbelastungshemmung nach Pawlow, 1953) charakterisiert. In unseren Diagrammen bzw. Periodenspektren sind kurze Perioden immer in linker Richtung, lange immer in rechter Richtung angeordnet.

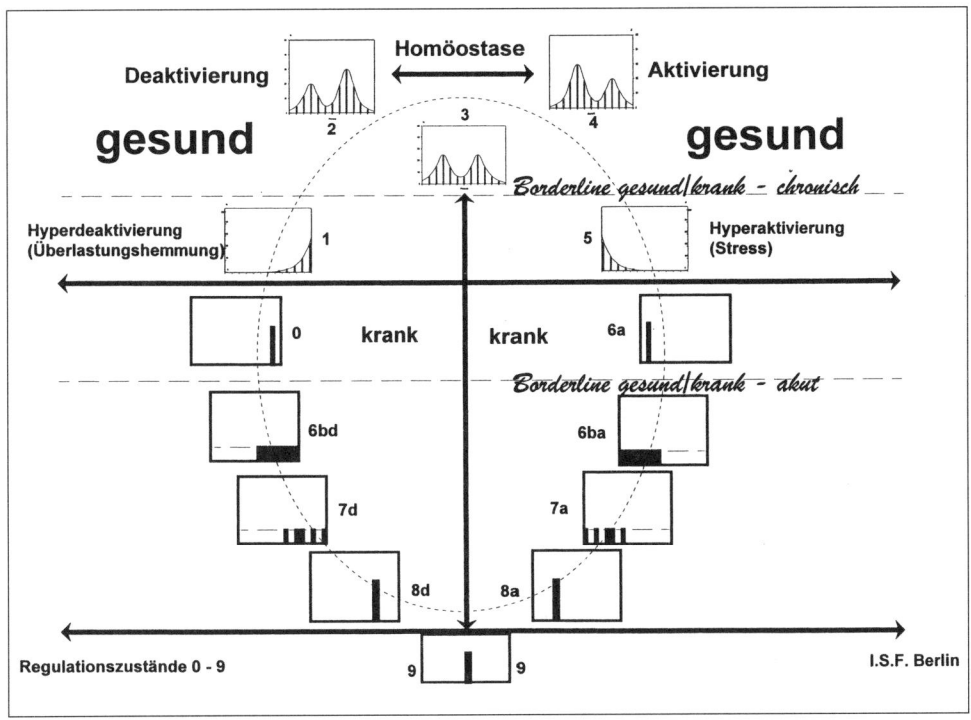

Beschreibung der Regulationszustände

Regulationszustand 1:

Hyperdeaktivierung bzw. entkoppelte Regulation (Überlastungshemmung im Sinne einer Schutzfunktion.) Die Häufigkeitsverteilung der Perioden weist im langperiodischen Bereich exponentiell ansteigend ein Maximum von langen Perioden aus.

Dieser Zustand zeigt sich beim Übergang von Wach- zum Schlafzustand z. B. Hypnagogen, Mikroträumen, Mikroschlaf, Absencen, Wachträumen, Meditation, Yoga, und beim sogenannten geistigen „Abschalten" in akuten Fällen. Chronisch tritt dieser Regulationszustand u. a. im Trance, bei Absencen und Depressionen auf.

Regulationszustand 2:

Deaktivierung bzw. optimale Regulation.
Die Häufigkeitsverteilung der Perioden zeigt ein Maximum im langperiodischen Teil und ein zweites geringes Maximum im kurzperiodischen Bereich. Zwischen beiden Maxima bestehen gewöhnlich ganzzahlige multiplikative bzw. demultiplikative Verhältnisse z. B. 3:6.

Dieser Regulationszustand reflektiert relaxierten Wachzustand bzw. geistige und körperliche Ruhe sowie Gesundheit und Adaptation.

Regulationszustand 3:

Übergang Deaktivierung – Aktivierung oder umgekehrt bzw. Übergangsregulation. Die Häufigkeitsverteilung der Perioden weist zwei etwa gleichgroße Maxima im lang- und kurzperiodischen Spektrum aus. Gewöhnlich bestehen zwischen beiden Maxima ganzzahlige multiplikative bzw. demultiplikative Verhältnisse, z. B. 3,5 : 7.

Bei diesem Zustand handelt es sich um einen Übergangszustand. Er konnte bisher relativ selten nachgewiesen werden.

Regulationszustand 4:

Aktivierung bzw. beanspruchte Regulation. Die Häufigkeitsverteilung der Perioden ist durch ein Maximum im kurzperiodischen Bereich und durch ein zweites geringeres Maximum im langperiodischen Bereich gekennzeichnet.

Das ist die Widerspiegelung Eustress (chronischer oder akuter), Aktivität, Leistungsbereitschaft, Leistungsfähigkeit und somit Gesundheit.

Regulationszustand 5:

Hyperaktivierung bzw. überbeanspruchte Regulation. Die Häufigkeitsverteilung der Perioden weist im kurzperiodischen Bereich exponentiell ansteigend ein Maximum von langen Perioden auf.

In diesem Fall liegt starker Stress vor, der im chronischen Zustand als Disstress zu bewerten ist. Die Adaptation erreicht die Borderline und kann diese überschreiten womit prämorbide Prozesse sich entwickeln können. Im chronischen Zustand kann der Mensch zwischen noch gesund sein und noch nicht krank sein, schwanken.

Regulationszustand 6 a:

Stereotype Hyperaktivierung. Im kurzperiodischen Teil ist nur eine dominante Periode nachweisbar.

Z. B. bei Affektverhalten, starker innerer Erregung, Hyperkinesie, hysterischer Anfälle, akuter Schmerz, chronische Schmerzanfälle, Migräne.

Regulationszustand 6 b a:

Dysregulation im aktivierten bzw. hyperaktivierten Zustand.
In der Häufigkeitsverteilung sind alle Perioden im kurzperiodischen Abschnitt gleich verteilt. Es gibt keine Maxima und Minima. Im akuten Fall besteht Reversibilität.

Derartige Regulationszustände finden wir akut bei Schreck, Panik, Reaktionen bei plötzlichen Schallereignissen, besonders nachts, vor. Die chronische Form dieses Regulationszustandes zeigt sich z. B. bei psychosomatischen Regulationsstörungen, Migräne, Schmerzsyndrom, Arzneimittelmißbrauch und bei Neurotizismus. In diesem Fall liegt schon Krankheit vor. Die Adaptationsgrenze wird überschritten.

Regulationszustand 6 b d:

Dysregulation im deaktivierten bzw. hyperdeaktivierten Zustand. Keine Periodendominanz. Gleichverteilung von Perioden im langperiodischen Teil.
Z. B. bei Depressionen, Narkolepsie, arterieller Hypertonie, vegetative Erschöpfung, Burnout-Syndrom.

Regulationszustand 7 a:

Starke Dysregulation im aktivierten bzw. hyperaktivierten Zustand mit Verlust der Perioden. Keine Periodendominanz. Gleichverteilung mit „Ausfällen" oder reduziertem Vorkommen von Perioden im kurzperiodischen Teil.
Die Beanspruchungsgrenze wird überschritten und die Maladaption wird erreicht (Verlust der Fähigkeit zur Adaption), womit Krankheit oder schwere Krankheit vorliegen. Akut ist dieser Regulationszustand z. B. bei Tachykardien und Extrasystolen, chronisch bei Schlafapnoe, stenokardischen Anfällen, Phobien, vegetativer Erschöpfung, Neurosen, psychosomatischen Erkrankungen, Schmerzsyndrom, Burnoutsyndrom.

Regulationszustand 7 d:

Starke Dysregulation im deaktivierten bzw. hyperdeaktivierten Zustand mit Verlust der Perioden. Keine Periodendominanz. Gleichverteilung mit „Ausfällen" oder reduziertem Vorkommen von Perioden im langperiodischen Teil.
Z. B. bei Depressionen, Narkolepsie, Schlafapnoe.

Regulationszustand 8 a:

Auftreten einer stereotypen dominanten Periode im kurzperiodischen Teil im aktivierten bzw. hyperaktivierten Zustand. Maladaption und schweres Kranksein liegt vor.
Dieser Regulationszustand wurde z. B. bei Arzneimittelabhängigkeit und -entzug, bei strukturellen Veränderungen nach Gehirntrauma beobachtet. In diesem Stadium ist dem Betroffenen jede Kontrollmöglichkeit über seine Selbstregulation verloren gegangen.

Regulationszustand 8 d:

Auftreten einer stereotypen dominanten Periode im langperiodischen Teil im deaktivierten bzw. hyperdeaktivierten Zustand.
Maladaption und schweres Kranksein liegen vor, z. B. Koma, Alzheimer, Zerebralsklerose.

Regulationszustand 9:

Zum Erliegen kommende oder keine Aktivierung bzw. Regulation. Vorliegen des Sterbevorganges bzw. des Todes.
Für die Zuordnung weiterer bestimmter Gesundheits- bzw. Krankheitszustände, zu den von uns definierten Klassen der Regulationszustände, sind weitere entsprechende Untersuchungen erforderlich.

Mögliche Regulationssprünge zwischen den psychobiologischen Regulationszuständen

Wie bereits aus der physikalischen Regulationstheorie bekannt ist, so zeigen auch psychobiologische Regulationen sprunghaftes Verhalten in den regulatorischen bzw. selbstregulatorischen Prozessen. Ein im alltäglichen Leben häufig vorkommender Regulationssprung ist jener von Regulationszustand 5 (Hyperaktivierung, stark beanspruchte Regulation, starker/chronischer Streß) in den Regulationszustand 1 (Überbelastungshemmung, Hyperdeaktivierung, entkoppelte Regulation). Die meisten Lebensprozesse werden durch die Sprünge zwischen dem Regulationszustand 2 (Deaktivierung, optimale Regulation) bis 4 (Aktivierung, beanspruchte Regulation, akuter Streß) bestimmt. Bei den Regulationszuständen 1 bis 6 besteht Reversibilität. Bei den Regulationszuständen 6 bis 9 nur noch Irreversibilität. Mögliche Regulationssprünge sind in der folgenden Abbildung zu sehen:

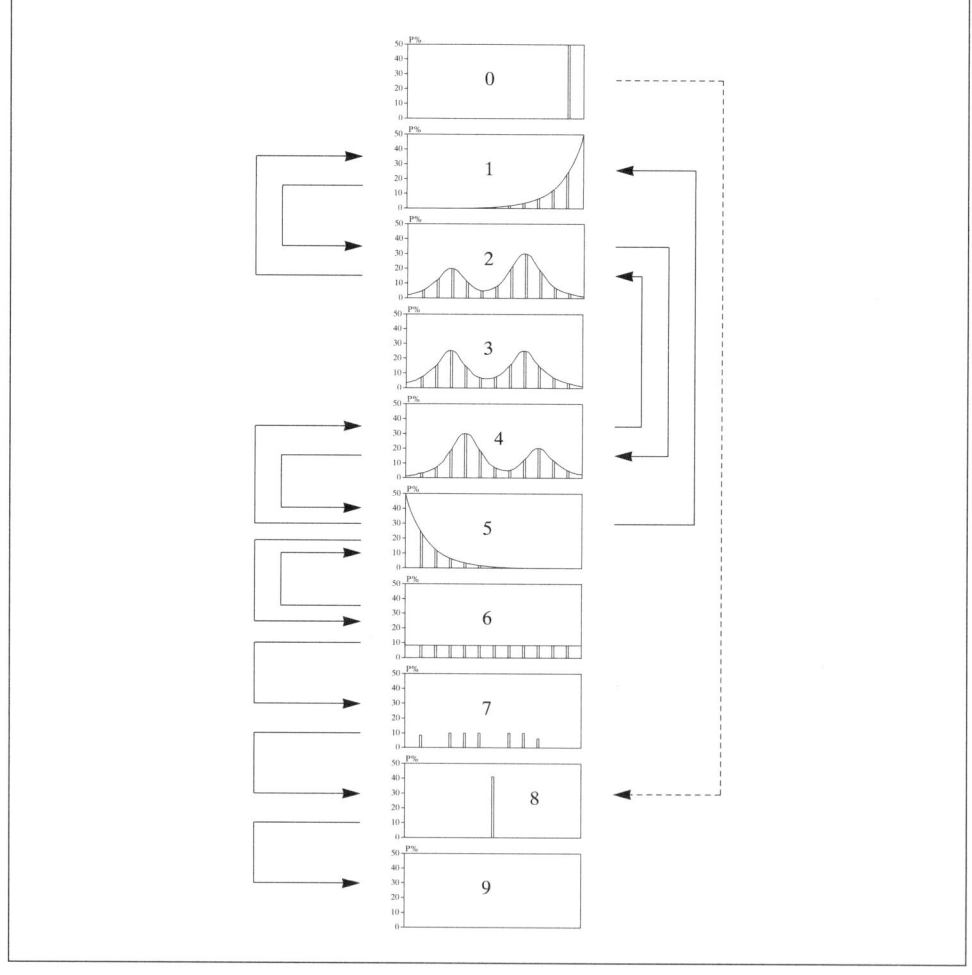

Anleitung zur Praktischen Umsetzung der Erfahrungen

Marcus Stück

Handbuch zum Entspannungstraining mit Yogaelementen in der Schule

Ca. 112 Seiten, DIN A4, kartoniert
ISBN 3-403-03106-3

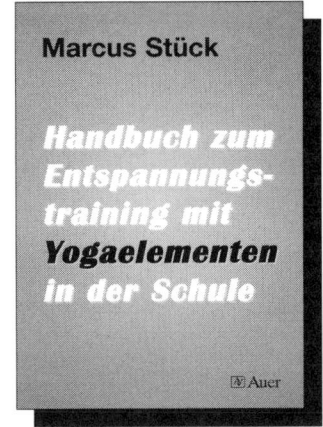

Dieses Handbuch stellt in 15 Kapiteln die Konzeption des Entspannungstrainings dar und macht es erlernbar.

Ziel ist es, Lehrerinnen und Lehrer zu befähigen, das Training mit Kindern im Rahmen eines Kursangebots selbständig durchzuführen.

Einzelne Elemente des Trainings können auch problemlos herausgelöst werden und im Schulalltag angewendet werden. Zum besseren Verständnis der angezielten Wirkrichtungen der Trainingselemente gibt das Buch eine knappe theoretische Einführung.

Der Ablauf der Trainingsstunden wird an Übersichten leicht faßlich dargestellt und durch Fotos veranschaulicht.

Auf 29 Arbeitsblättern werden den Lehrerinnen und Lehrern Texte und Anweisungen gebrauchsfertig vorgegeben.

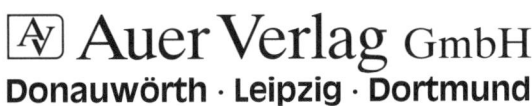 Auer Verlag GmbH
Donauwörth · Leipzig · Dortmund

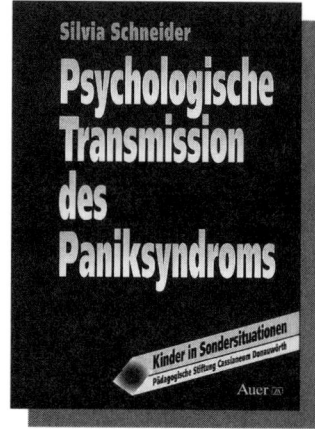
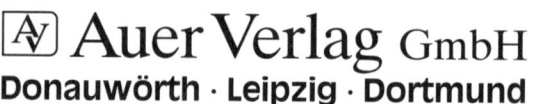

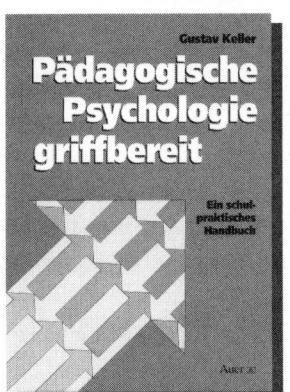
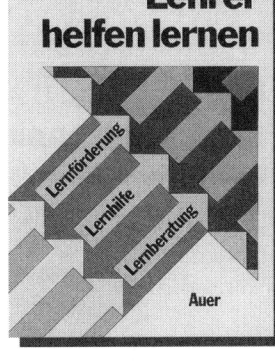
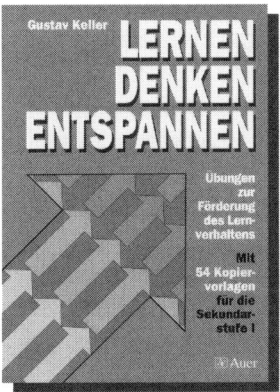
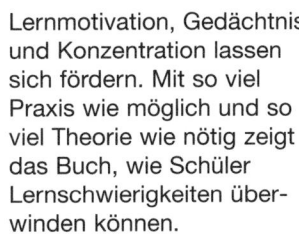
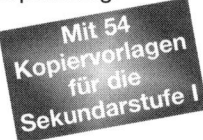

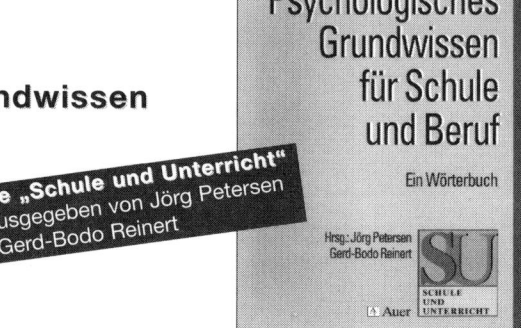
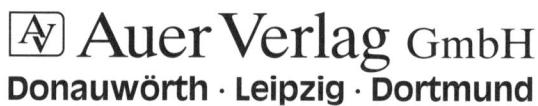